W0246381

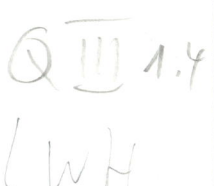
Q III 1.4

LWH

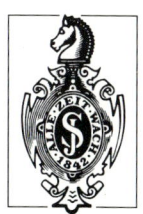

Torsten Kruse   Harald Wagner (Hrsg.)

Ethik und Berufsverständnis der Pflegeberufe

Mit 14 farbigen Abbildungen

Springer-Verlag
Berlin Heidelberg New York
London Paris Tokyo
Hong Kong Barcelona
Budapest

Dr. Torsten Kruse
Klinikum der Philipps-Universität
Zentrum für Innere Medizin – Kardiologie
Baldinger Straße
D-35043 Marburg

Prof. Dr. Harald Wagner
Katholisch-Theologisches Seminar, Universität Marburg
Deutschhausstraße 24
D-35037 Marburg

ISBN 3-540-57466-2 Springer-Verlag Berlin Heidelberg New York

Die Deutsche Bibliothek – CIP-Einheitsaufnahme

Ethik und Berufsverständnis der Pflegeberufe / Torsten Kruse ; Harald Wagner. – Berlin ;
Heidelberg ; New York ; London ; Paris ; Tokyo ; Hong Kong ; Barcelona ; Budapest :
Springer, 1994
    ISBN 3-540-57466-2
NE: Kruse, Torsten; Wagner, Harald

Umschlaggestaltung: Struve & Partner, Heidelberg
Satzherstellung: Mitterweger Satz GmbH, Plankstadt
Zeichnungen: Bodentien, Neckargemünd
Herstellung: ProEdit GmbH, Heidelberg
SPIN: 10124979   23/3130-5 4 3 2 1 0 – Gedruckt auf säurefreiem Papier

Vorwort

Das heutige Geschehen im Bereich der Medizin wird von verschiedenen Fragen und Vorgängen bestimmt. Darf die Medizin alles, was sie kann? Allein hinter dieser Frage tut sich eine Fülle von schwerwiegenden Problemen auf: Lebensverlängerung „um jeden Preis", Einsatz von hochtechnischen Therapien auch beim sehr alten Menschen, Klonen, Gen- und Embryonenforschung, um nur einige konkret zu bennnen.

Eine andere Hauptfrage betrifft die wirtschaftliche Situation: Wieviel kann, darf, soll unsere Gesellschaft in den gesundheitlichen Bereich, Vorsorge eingeschlossen, investieren? Sind hier nicht sozusagen natürliche Grenzen gezogen, die sich ganz unmittelbar etwa auf einen Krankenhausbetrieb auswirken müssen (Stichwort: „Gesundheitsstrukturreform")? Die Hauptfrage jedoch, um die sich die anderen eher herumlagern, bezieht sich darauf, wie die Menschen in den Heil- und Pflegeberufen diesen ihren Beruf verstehen bzw. wie sich angesichts vielfacher Rahmenbedingungen das Feld ihrer beruflichen Praxis darstellt, wie dieses Feld ausgefüllt werden kann.

Solchen Fragen und Problemen stellt man sich heute im Rahmen medizinischer Ausbildung nur ansatzweise, im Rahmen ärztlicher Fortbildung in begrenztem Umfang. Für die Pflegeberufe ist ebenfalls in hohem Maße „Fehlanzeige" zu melden. Hier möchte das vorliegende Buch ansetzen. Hervorgegangen aus interdisziplinärem Bemühen und fachübergreifenden Gesprächen, meist unter direkter Einbeziehung von Angehörigen der Pflegeberufe, möchte es eine realistische, auch aus der Geschichte zu verstehende Beschreibung des pflegerischen Praxisfeldes geben und von daher sowohl Ansätze aufzeigen, welche Art von *Selbstverständnis* heute in dieser Berufsgruppe möglich ist, als auch konkrete Hilfestellungen für den beruflichen Alltag vermitteln. Beim Nachdenken um das *Ethos* der Pflegeberufe geht es darum, wie die hier Tätigen in ihrer je spezifischen Position Anteil haben und Anteil haben müssen an Entscheidungen über „Richtig" und „Falsch", „Gut" und „Böse" heilend-pflegerischen Handelns. Daß die Ärzte in solchen Zusammenhängen eine gewichtige Stimme haben, ergibt sich aus der Sache. Aber auch andere Perspektiven – Soziologie, Theologie, Seelsorge, Geschichte usw. – sind eingebracht.

Die Herausgeber würden sich freuen, wenn das Buch den Angehörigen der Pflegeberufe zahlreiche Anstöße und Hilfestellungen geben würde.

Daß es nicht um eine vollständige Darstellung aller Aspekte bzw. um abschließende Antworten geht, versteht sich bei der Thematik dieses Buches von selbst!

Wir danken dem Springer-Verlag für die engagierte Betreuung. Der Robert Bosch Stiftung (Stuttgart), die durch jahrelange Förderung unserer Arbeit wesentlich zum Entstehen dieses Buches beigetragen hat, sei an dieser Stelle ebenfalls ein herzlicher Dank ausgesprochen.

Marburg, im Sommer 1994
Torsten Kruse   Harald Wagner

Autorenverzeichnis

BAUER, BERNHARD L., Prof. Dr.
Klinikum der Philipps-Universität
Neurochirurgie
Baldinger Straße, 35043 Marburg

EID, VOLKER, Prof. Dr.
Universität Bamberg
An der Universität 2, 96047 Bamberg

KANZOW, WALTER T., Dr.
Psychiatrisches Krankenhaus
Cappeler Straße 98, 35039 Marburg

KILLMER, CHRISTEL, Dipl.-Soz., Dipl.-Krankenschwester
Fachgebiet für Medizinische Soziologie
Fachbereich Humanmedizin der Universität Marburg
Bunsenstraße 2, 35033 Marburg

KRUSE, TORSTEN, Dr.
Klinikum der Philipps-Universität
Zentrum für Innere Medizin/Kardiologie
Baldinger Straße, 35043 Marburg

MÜLLER, MARIE LUISE
Dr.-Horst-Schmidt-Kliniken
Ludwig-Erhard-Straße 100, 65199 Wiesbaden

SCHORBERGER, GREGOR
Kath. Klinikseelsorge
Ludwig-Rehn-Straße 7, 60596 Frankfurt

Siegrist, Johannes, Prof. Dr.
Institut für medizinische Soziologie
Universität Düsseldorf
Moorenstraße 5, 40225 Düsseldorf

Wagner, Harald, Prof. Dr.
Kath.-Theol. Seminar, Universität Marburg
Deutschhausstraße 24, 35037 Marburg

Weber, Thomas, Dr.
Dr.-Horst-Schmidt-Kliniken
Ludwig-Erhard-Straße 100, 65199 Wiesbaden

Inhaltsverzeichnis

Ethik und Moral der Pflegeberufe

V. Eid

Moralische und ethische Bedeutung des Pflegeberufs

> *Ethik* betreiben wir, weil wir über unsere Verantwortung für eine gerechte Lebensgestaltung und v.a. darüber nachdenken müssen, wie wir diese richtig vollziehen und wie wir falsches und schädliches Verhalten vermeiden können.

Dies gilt natürlich allgemein, denn alle Menschen sind für ihr Leben und Zusammenleben verantwortlich. Allgemein gilt auch, daß wir aus der Erfahrung heraus, wie wir unserer Verantwortung jeweils am besten genügen können, Regeln und Normen entwickeln; zugleich geht es darum, Werte und entsprechende Werthaltungen zu erkennen und festzulegen, die beim praktischen Vollzug unserer Verantwortung wichtig sind, Gerechtigkeit zum Beispiel, oder auch Wahrhaftigkeit, Respekt vor dem Leben und der Menschenwürde, Respekt vor der Eigenart und dem Selbstbestimmungsrecht eines anderen Menschen.

> Während wir mit *„Ethik"* die wissenschaftlich-methodische Reflexion über das moralisch richtige Verhalten bezeichnen, gelten die Begriffe *„Moral"* und *„Ethos"* den gelebten sittlichen Überzeugungen, den gelebten Werten und Normen. Nun sprechen wir aber auch von *„Berufsethos"*; wir meinen damit, daß es je nach Berufsaufgabe auch eine spezifische moralische Verantwortung gibt.

Diese Verantwortung ist dann besonders dringlich, wenn sie menschliche Lebensschicksale betrifft, *wenn Menschen in kritischen Situationen auf Hilfe angewiesen sind.* Denn hier geht es darum, daß durch Hilfe das ergänzt oder so gut wie möglich ersetzt wird, was Menschen im Moment oder auf Dauer für sich selbst nicht (mehr) zu tun vermögen. Sie brauchen Beratung und Begleitung bei der Auseinandersetzung mit ihren Problemen, sie brauchen nicht selten ärztliche Hilfe und eine gute Pflege. In diesem Sinne sprechen wir von berufsbezogener „Pflegemoral" („Pflegeethos").

Weil wir uns in einer vielgestaltigen und „komplizierten" Gesellschaft wie der unseren die Arbeitsaufgaben teilen müssen und weil die Arbeitsaufgaben in vielen Fällen auch ein hohes Maß an Fachkompetenz erfordern, bedarf es nämlich der speziellen Berufsaufgabe der Pflege der kranken, der behinderten, der physisch und psychisch schwachen Menschen. Es bedarf der Pflege in Kliniken und Heimen, der ambulanten Pflege usw. Selbstverständlich ist es, daß jemand, der oder die den Pflegeberuf wählt, dazu auch Neigung und grundsätzliche Fähigkeit hat. Selbstverständlich ist es, daß man die für den Beruf wichtigen Kenntnisse und Fähigkeiten sorgfältig erwirbt. Daß man dann sorgfältig „arbeitet", geht die moralische Verantwortung an, weil man ja andernfalls dem Menschen, der die Pflege braucht, schadet oder jedenfalls nicht besonders gut hilft. Nun gilt die Forderung einer sorgfältigen Berufsausübung durchaus allgemein. Was aber ist das Spezifische einer *Moral* des Pflegeberufs, also auch einer *Ethik,* die diese Moral genauer untersucht, darstellt und fördert?

Das Spezifische ist nur zu erkennen, wenn wir nicht nur in eingeengter Weise an das jeweilige medizinische Problem denken, wenn wir Pflege nicht als medizinisch-technische Aufgabe auffassen, sondern als Aufgabe, dem Menschen zu helfen, der krank ist. Gewiß gibt es Unterschiede: Manche Erkrankungen stellen für den betroffenen Menschen keine allzu große körperliche und seelische Belastung dar, z. B. eine Blinddarmoperation. Andere Erkrankungen, v. a. auch Behinderungen, können einen Menschen in jeder Hinsicht sehr belasten. *Immer hängt es aber von der Gesamtsituation eines Menschen ab, ob er durch seine*

Erkrankung auch in eine seelische Krise gerät, ob beispielsweise ein Kind durch die Trennung von der Familie gequält wird, ob ein Mensch so verletzt wurde, daß er von nun an behindert sein wird, ob ein alter Mensch in Schwäche und Hilflosigkeit geraten ist, in eine tödliche Krankheit oder in einen Zustand dauernder Pflegebedürftigkeit.

> Pflege kann freilich nicht alle Probleme lösen, sie kann nicht mehr sein als Unterstützung, sie soll aber wenigstens dazu beitragen, daß ein Mensch nicht noch zusätzlich belastet, daß er vielmehr gestützt wird.

Wenn diese Aufgabe die Pflegerin/den Pfleger nicht überfordern soll, ist jeweils gewissenhaft auszumachen, was möglich ist und was nicht. Es ist also auch notwendig, daß sich Pflegerinnen/ Pfleger darüber klar werden, worin ihre jeweilige Pflegeverantwortung gegenüber einem bestimmten Menschen konkret besteht, wie sie diesem Menschen gerecht werden können. Diese Frage ist nicht nur im Blick auf den jeweiligen Patienten sehr wichtig, sondern auch für die Pflegerin/den Pfleger selbst. Denn die Verantwortung dem anderen Menschen gegenüber ist zugleich auch Verantwortung der Pflegerin/des Pflegers sich selbst gegenüber. Gewissenhaftigkeit betrifft nämlich auch die eigene moralische Lebensqualität: Kann ich zu dem stehen, was ich tue und wie ich es tue? Dies ist zunächst sicher eine Rückfrage an die eigene Kompetenz, an die sachliche Richtigkeit der Pflege, aber eben auch an die Art, wie ich zu meiner Verantwortung stehe, wie konsequent ich dem Menschen begegne, dem gegenüber ich jetzt pflegerische Verantwortung habe.

Es ist wichtig, daß Pflegerinnen/Pfleger die nötige Anleitung erhalten haben zu diesem verantwortlichen moralischen Nachdenken. Es ist wichtig, daß sie auch wissen, mit welcher Art von Krankheit ein Mensch belastet ist, wie also in etwa seine physische und psychische Situation aussieht. Sie müssen deshalb auch etwas von den grundsätzlichen *ethischen Problemen* der Medizin wissen, v. a. dann, wenn es sich um schwerwiegende Probleme handelt. Insbesondere brauchen sie Basiskenntnisse von der psychischen Situation schwerstkranker, dauernd behinderter, pflegebedürftiger, alter und sterbender Menschen. Dabei hat die Pflege wesentlich auch mit den Angehörigen zu tun, überhaupt mit der Lebenssituation eines Menschen. Dazu ist auch die Frage von großer moralischer Bedeutung, wie die Pflege insgesamt organisiert wird: Ob genug Zeit und Raum zur Verfügung stehen, ob im Team gearbeitet wird, ob die Pflegemöglichkeiten den eigenen Kräften und zugleich den Bedürfnissen der kranken Menschen gerecht werden.

Die **berufliche Moral** und die **Ethik** der Pflegeberufe ist an der Aufgabe zu messen und auszurichten, Menschen in Krankheit die nötige Unterstützung zur Gesundung zu gewährleisten, Menschen in dauernder Belastung, Schwäche, Behinderung und im Sterben „richtig" und solidarisch zu helfen. Es kommt zuallererst auf die grundsätzliche Eignung und Bereitschaft an. Es bedarf aber auch der Fähigkeit, über das „richtige" verantwortliche Verhalten nachzudenken und es in menschlich sensibler und fürsorglicher Weise, v.a. auch in guter Kommunikation!, zu verwirklichen. Die Befähigung zu medizinisch-sachlicher und hilfreich-solidarischer Pflege bedarf der Ausbildung, der Erfahrung und des stetigen Lernens.

Gesellschaftliche Stellung und persönliche Motivation der Pflegenden

Wenn wir mit „Moral" nicht nur die Befolgung oder auch Nichtbefolgung von Normen, wenn wir damit nicht nur die Frage meinen, wie wir zu „normrichtigen" Entscheidungen kommen, geht es darum, Moral vorrangig als innere Einstellung und Überzeugung zu verstehen, die das menschlich richtige, moralisch richtige Verhalten erst ermöglichen. Hierbei müssen wir zunächst darauf schauen, welche gesellschaftliche Bedeutung dem Pflegeberuf zukommt, um dann auch auszumachen, welche konkrete Motivation und moralische Gesinnung der Pflegeberuf braucht.

Es gibt in unserer Gesellschaft sehr beachtliche sozialpolitische Wohlfahrtsbemühungen, an denen Verbände, auch die Kirchen wesentlich mitwirken. Institutionalisierung und Professionalisierung, so unausweichlich sie in einer modernen Gesellschaft sein mögen, führen aber, zusammen mit einer alle Lebensbereiche bestimmenden Technisierung und Rationalisierung, zur „Entsorgung" der unmittelbaren und konkreten mitmenschlichen Erfahrung von Hilfsbedürftigkeit. Für alles „Problematische" ist nämlich in der Industriegesellschaft verwaltungsmäßig vorgesorgt. Es gibt gewiß das Gefühl von Betroffenheit und Mitleid. Das Bewußtsein persönlicher und konkret-tätiger Haftung (Verantwortung) für den hilfebedürftigen Mitmenschen aber nimmt in der Folge der Entsorgung durch Verwaltung und Organisation ab. Es kommt zu einer merklichen Desensibilisierung, zum Bewußtsein des „Nichtzuständigseins". Als Mentalität prägt sich ein: Es gibt ja spezielle Vorkehrungen. Der Staat, die Wohlfahrtseinrichtungen, die Kirchen sind zuständig; ich zahle ja mit meinen Steuergeldern die medizinische und pflegerische Versorgung; ich bin entlastet und brauche mich eigentlich nicht zu kümmern. Wenn ich mich kümmere, dann geschieht dies völlig „freiwillig". Auf diese Weise wird *Hilfe* letzten Endes zu einer Managementaufgabe: Wenn wir schon den Brüchen und Reibungen, dem Leid, der seelischen, geistigen, körperlichen Krankheit nicht entgehen können, dann sei doch wenigstens dafür gesorgt, daß all dies so wenig Komplikationen und Reibungsverluste wie möglich verursacht.

Natürlich treffen für die allermeisten Menschen, die pflegerische Arbeit tun, diese Effekte der Wohlfahrtsgesellschaft motivational nicht zu; denn sie wollen helfen, zuhören, sich zuwenden. Es ist aber bezeichnend, daß bei aller Beratung und Unterstützung ein großer Teil an Zeit und Energie dafür aufgewendet werden muß, jene Belastung erst einmal abzubauen, die durch die Anonymisierung in der durchtechnisierten Gesellschaft hervorgerufen wird. Denn diese führt zu schmerzlichen Erlebnissen der Einsamkeit, des Allein-gelassen-werdens und der u.U. abgründigen Hoffnungslosigkeit. Nicht die ohne Frage heilsame moderne Apparatemedizin ist z.B. die wirkliche Ursache der vielberedeten Patientenangst, sondern die Kälte und Seelenlosigkeit in unserer Gesellschaft, als deren Signale oder Symbole die Medizintechnik und ihre Apparate erscheinen.

Um so wichtiger ist es, sich jenes Helfens zu erinnern und zu vergewissern, das nicht als „Be"handlung, sondern als hilfreiche Zuwendung Kraft besitzt. Gewiß dürfen wir uns nicht auf bloße Utopien einlassen, die nur zu folgenlosen Postulaten führen:

> Ohne eine soziale Organisation des Helfens kommt unsere Gesellschaft nicht aus, ohne sozialpolitische Vorkehrungen auch nicht, keineswegs auch ohne die kompetenten „Spezialistinnen" und „Spezialisten" für die Bearbeitung oft sehr komplexer Ursachen von Hilflosigkeit und Hilfsbedürftigkeit.

Nur: Symptombehandlung allein sowie ein technisch einigermaßen gut funktionierender Sozialservice genügen keinesfalls, um der existentiellen Not zu begegnen, die einen Menschen, der sich selbst nicht (mehr) helfen kann, belastet und die nur in der Erfahrung von *Zuwendung* und wohlwollendem Interesse über alle Spezialkompetenz hinaus gelindert werden kann. Es ist aber ein ebenso bezeichnender wie gefährlicher Irrtum, zu glauben, Zuwendung sei allein eine Sache des persönlichen „Charismas", des Good-will oder der sittlichen „Anstrengung" von Pflegerinnen und Pflegern. Es ist ein bezeichnender und gefährlicher Irrtum, die Kultur der Hilfe, die Kultur der Solidarität allein jener „Eigeninitiative" zu überlassen und zuzulasten, die – wie man sagt – als freiwillige hochmoralische Bemühung gar nicht verordnet werden könne und also auch nicht verordnet werden dürfe. Dieser Irrtum ist bezeichnend; denn er geht Hand in Hand mit jener einseitigen Institutionalisierung und Spezialisierung des Helfens, die mit dem an sich richtigen Argument „Solidargemeinschaft" versehen wird, das aber – wie die Dinge tatsächlich stehen – die immer drohende Marginalisierung und

Anonymisierung der Hilfsbedürftigen kaum verdecken kann. Dieser Irrtum ist gefährlich, weil er das Sicherheitsgefühl erzeugt, alles „Notwendige" werde getan, tatsächlich aber das Gespür für die Aufgabe verdrängt, Solidaritätsfähigkeit und solidarische Hilfsbereitschaft als sehr persönliche herauszufordern, sie aber zugleich durch gezielte Ausbildung in eine eindeutige Kompetenz hineinzuführen. Gewiß ist es so, daß man eine persönliche moralische Haltung, Entscheidung und Handlung nicht befehlen und anordnen kann. Man kann und muß aber die Fähigkeit und Bereitschaft dazu fördern. Die sozialen Qualitätschancen hängen ab von der Qualität der Solidarität der gesellschaftlich miteinander Lebenden.

> Pflegekräfte handeln im Sinne gesellschaftlicher Arbeitsteilung im Auftrag und unter der Voraussetzung der gemeinsamen Verantwortung, sie nehmen einen hervorragenden Dienst der Solidarität wahr; sie dürfen sich auf keinen Fall als Lückenbüßer der Problementsorgung empfinden müssen.

Wahrscheinlich neigen wir in unserem Alltagsverständnis aber doch dazu, das *Pflegen* als einen „irgendwie" notwendigen, von unserem Gewissen gegebenenfalls eingeforderten Akt der Großmut, der Rücksichtnahme, auf jeden Fall aber als ein Verhalten zu verstehen, das im Sinne der Menschlichkeit zwar geboten, aber letztlich doch ein Akt freiwilliger Zuwendung ist. Es geht indessen darum, *Pflege und Hilfe* als gemeinsame Verantwortungs-Pflichten zu begreifen. In der Basistatsache, daß wir alle auf gegenseitigen Austausch, auf Ergänzung und Unterstützung angewiesen sind, um überhaupt unser Leben individuell und sozial entfalten zu können, ist die moralische Pflichtqualität von *Pflege und Hilfe* begründet.

> In dem Maße, in dem ein Mensch schwach ist und sich selbst nicht oder nur eingeschränkt helfen kann, hat er ein Recht auf helfende Unterstützung, und diesem Recht entspricht die Hilfspflicht derer, die ihm jetzt Pflege erweisen können.

Selbstverständlich sind die Begriffe „Recht" und „Pflicht" hier nicht juristisch verstanden, sondern moralisch: Es geht um die Erkenntnis, daß meine Verantwortung nicht beliebig ist, sondern mich um der Wahrung der Humanität willen in die Pflicht nimmt. In Situationen der Krankheit und Schwäche hat sich die Erkenntnis des Menschenrechtes auf ergänzende und unterstützende Pflege und Hilfe besonders zu bewähren.

> Der Wertbegriff der menschlichen Würde ist Ausdruck unserer Überzeugung, daß jeder einzelne Mensch in seinem Personsein, in seiner Mitmenschlichkeit, in seiner Selbstentfaltung und der Freiheit der Lebensgestaltung zu achten, zu fördern und gegebenenfalls zu stützen ist.

Zu dieser Erkenntnis und zum entsprechenden verantwortlichen Verhalten führt uns die Erfahrung, daß wir Menschen die fundamentale Notwendigkeit und Fähigkeit zu eigenverantwortlicher, immer auch mitmenschlich bestimmter Lebensgestaltung besitzen, und daß wir dabei zugleich eine ebenso fundamentale Verantwortung für das Gelingen unseres Lebens haben. Diese Verantwortung wird natürlich dann besonders dringlich, wenn das Gelingen des Lebens durch Krankheit und Schwäche oder Hilflosigkeit gefährdet ist. *„Menschenwürde"* bezeichnet die der Person eigene unbedingte Wertqualität und verlangt nach Respekt, Solidarität und, wenn nötig, Unterstützung.

> Der in schwerer Krankheit oder im Sterben schwach und hilflos gewordene Mensch hat daher um seiner Würde willen ein selbstverständliches moralisches Recht auf den pflegerisch-fürsorglichen Ausgleich alles dessen, was er selbst nicht oder nicht mehr leisten kann, insbesondere auf fachkundige Versorgung, Körperpflege, aber auch auf Kommunikation, Trost, gemeinsames Schweigen, auch gemeinsames Gebet.

Über die grundsätzliche Neigung zur Pflege, über die durch Lernen und praktische Erfahrung erworbene Kompetenz, auch über das Bewußtsein moralischer Verantwortung hinaus, ja, geradezu in all dem kommt es auf die innere Motivation, die grundsätzliche Einstellung an. Diese wird und muß immer subjektiv bestimmt sein. Wir können uns aber, wegen und jenseits aller „weltanschaulichen" Verschiedenheiten, über das gemeinsam Notwendige und die zugrundeliegende Gesinnung verständigen.

Daher soll die christliche Motivation als Beispiel dargestellt werden. Jesu universales Verständnis des Nächsten zielt darauf ab, die Nächstenliebe weder als eine Frage von Sympathie oder Antipathie, noch überhaupt als eine Angelegenheit besonderer affektiver Zuwendung erscheinen zu lassen. Nächstenliebe ist eine Frage der grundsätzlichen Entscheidung, jedem anderen Menschen mit Respekt zu begegnen und ihm dann, wenn er in einer konkreten Situation als Hilfsbedürftiger begegnet, ganz selbstverständlich zu helfen; und zwar ohne jedes Wenn- und Aber-Kriterium der Volks-, Rasse-, Religions- oder Geschlechtszugehörigkeit usw. Jesu Aufdeckung des Gottes, der jedem Menschen nahe ist und jeden liebt (und zwar nicht trotz, sondern wegen unseres Bedürfnisses nach Befreiung aus Leid, Schwäche, Schuld und Sterben), ist weit mehr als eine „besinnliche" und „schöne" Anmutung, die man „leider" im praktischen Leben ja so oft nicht verwirklichen kann. Sie ist die entscheidende Proklamation: Gott, auf den Menschen ihre intensivste Lebenshoffnung richten, der für sie das Letztaussagbare der Existenz darstellt, steht für jeden Menschen ein. In dieser existentiellen Verdichtung des Glaubens, der als tragende Lebensentscheidung und nicht als irgendein „Weltanschauungshobby", genauso wenig aber als „Moralglaube" zu verstehen ist, wird jeder andere Mensch als Nächster, als „Schwester" und „Bruder" erkannt, jenseits alles Trennenden, unabhängig von allen unumgänglichen Konflikten, unabhängig auch von der nötigen Distanz, die wir gegenseitig wahren müssen. Und alles spitzt sich hierauf zu: An diesen Gott als Garanten meiner tiefsten Hoffnung zu glauben, kann nicht sein ohne sehr konkrete Zuwendung, ohne einen Respekt, der jederzeit bereit ist, das Mögliche zu tun, um Lebens- und Überlebenschancen zu sichern bzw. wiederherzustellen. Und: Das ist für mich selbst ja genauso heilsam wie für den Nächsten, dem ich helfe. *Denn auch ich werde auf Hilfe und Pflege, auf den Erweis der Nächstenliebe angewiesen sein,* und zwar ohne jede lastende Angst, ich könne zurückgewiesen, mißachtet oder vernachlässigt werden. Spezifisch christlich ist hieran die radikale Verklammerung von Gottes-Aussage, mitmenschlicher Nähe, eigener Verpflichtung sowie eigener Hoffnung. Allgemeinmenschlich ist hieran die fundamentale Erkenntnis, daß wir nur existieren können in der Bereitschaft zum Respekt und zur solidarischen Ergänzung dessen, was einem Mitmenschen gerade nottut. Es geht um menschliches Schicksal.

Literatur

Combs AW, Avila DL, Purkey WW (1975) Die helfenden Berufe. Stuttgart
Herschbach P (1991) Psychische Belastung von Ärzten und Krankenpflegekräften. Weinheim

Geschichte, Theorie und Praxis der Pflegeberufe

M. L. Müller

Vom sog. Pflegenotstand, der in den Jahren 1989–1991 eine so große öffentliche Beachtung gefunden hat, ist kaum noch die Rede. Nur noch sporadisch in den Schlagzeilen taucht der Begriff auf, ist es doch unbestreitbar, daß der *soziale Tatbestand,* der mit diesem Begriff bezeichnet worden ist, weiter fortbesteht.

Beim Pflegepersonal hat man vor einigen Jahren zur Kennzeichnung der Situation den Begriff „Pflegenotstand" verwendet. Er war insofern irreführend, als er einen allgemein vorhandenen Zustand zu beschreiben vorgab, obwohl es große regionale, fach- und abteilungsabhängige, trägerabhängige Unterschiede gab und gibt.

Mit Sicherheit aber hatte die Beschreibung der Krise mit dem Begriff „Pflegenotstand" für das Gesamtsystem eine kontraproduktive Wirkung, denn wer möchte schon gerne einen Beruf ergreifen oder ausüben, über den so viel Negatives berichtet, dargestellt wird.

Im Jahresgutachten 1990 des Sachverständigenrates wurde bereits darauf hingewiesen, daß der Pflegenotstand nicht zu qualifizieren sei. Das gilt auch heute noch.

Wir haben uns alle mit dem allgemeinen Begriff des Pflegekräftenotstandes sehr stark identifiziert, dabei erkennen müssen, daß die Krise, in der sich Pflege befindet, ein Bild mit vielschichtigen, vielseitigen Fragen darstellt. Es heißt zunächst einmal, zu analysieren, zu strukturieren und dringend notwendige Klärungsprozesse und Reformschritte auf unterschiedlichen Ebenen einzuleiten.

> Krisen, wenn sie erst einmal als solche erkannt worden
> sind, erfordern sinnvolles, jedoch wohlüberlegtes Handeln.
> (Robert-Bosch-Stiftung 1982).
> Für die Pflege gibt es gegenwärtig keine zufriedenstellen-
> den Antworten auf ethische Fragestellungen, die sich aus
> dem gesellschaftlichen Wertewandel, medizinischem Fort-
> schritt, Individualisierung, Strukturwandel der Pflegeein-
> heiten und Aus-/Weiterbildung ergeben.
> Ethische Probleme in der Pflege wahrzunehmen, begrifflich
> zu erläutern und einer fach- und sachgerechten Diskussion
> zuzuführen, dient dieser Beitrag.

Geschichte

Leitbild und Definition der Pflege in Zeitepochen

Der heutige Zustand der Krankenpflege ist noch weitgehend
von den historisch gewachsenen Strukturen geprägt. Ohne eine
Deutungsmöglichkeit aus dem Kontext der Geschichte können
die gespaltenen Traditionslinien der *Krankenpflege* und ihre
festgeschriebene Funktion als *Heilhilfsberuf,* der ihre verspätete
Anerkennung als Fachberuf begründet, nicht verstanden werden (Robert Bosch Stiftung 1992).

Pflege vor dem 19. Jahrhundert

Durch die Reformation und die Säkularisation und die damit
verbundene Auflösung der Klöster wandelte sich die Pflege.
  Während im Mittelalter alte und kranke Menschen in klöster-
lichen Hospitälern oder von freien religiösen Gemeinschaften,
wie z.B. den Beginen, gepflegt wurden, wurde im 18. und
beginnenden 19. Jahrhundert die Krankenpflege armer Perso-

nen immer mehr eine kommunale Aufgabe. Die *Pflege* war organisatorisch mit der Armenfürsorge, den Arbeitshäusern und später auch den Gefängnissen verbunden. Die Pflege wurde „Wärtern" übertragen, die z.T. selbst arbeitsfähige Insassen der Spitäler und Armenhäusern waren. Der Ruf der dort tätigen Wärter und Wärterinnen war im 18. und der ersten Hälfte des 19. Jahrhunderts so schlecht, daß die Einrichtungen von bürgerlichen Schichten strikt gemieden und sie immer mehr zu Hospitälern der Armen wurden. *Leitbild der Pflege war dazu ein ausgeprägtes „Wärtertum".* Aus der Not heraus entwickelte sich neben der ambulanten Pflege durch kirchliche Einrichtungen die Pflege der Kranken in den Familien selbst. Man kann davon ausgehen, daß es sich hier um eine ganzheitliche Versorgung ohne eine besondere Professionalität (Laienpflege) gehandelt hat.

Bereits 1784 gab es Ansätze zur Ausbildung der Wärter und Wärterinnen durch die Initiative von Franz-Anton May, Prof. für Geburtshilfe, der 1784 ein erstes Pflegelehrbuch vorlegte (Robert Bosch Stiftung 1992).

Zunehmend wurde von Ärzten für die in städtischen Hospitälern in der Pflege tätigen Lohnwärter und -wärterinnen eine Ausbildung und sittliche Belehrung gefordert. Die ersten von diesen, von Ärzten verfaßten Pflegelehrbüchern spiegeln den Stellenwert, den Ärzte damals einer sorgfältigen und kundigen Pflege als Heilmittel für den Kranken einräumten. Alle Bemühungen, einen besseren Pflegestandard zu erreichen und die Kranken nicht nur „ab-zu-warten" scheiterten jedoch an den schlechten Lebens- und Arbeitsbedingungen der Bediensteten und den entsprechenden Verhältnissen der Hospitäler.

Nicht zu Unrecht wird auch von einer *Pflegemedizin* in dieser Zeitepoche gesprochen. 1869 forderte Virchow bereits eine staatliche Krankenpflegeausbildung. Im gleichen Jahr zeigte er mit einem Vortrag vor der Konferenz bürgerlicher Frauenvereine in Berlin auf, daß es ihm vor allem auch darum ging, eine völlig neue Schicht als Pflegepersonen zu gewinnen. Diese sollte nicht um des Geldes, sondern um einer *inneren Befriedigung* willen helfen wollen; neben einer besseren Bildung sollen sie sich auch in dieser Hinsicht von dem Lohnpersonal deutlich unterscheiden (Robert Bosch Stiftung 1992).

Im 19. Jahrhundert

Mit der naturwissenschaftlich-technischen Wende im 19. Jahrhundert vollzog sich der fundamentale Wandel der Medizin in eine Naturwissenschaft. Als deren wichtigste, unmittelbare praktische Konsequenz entstand der Zweig einer klinischen Medizin. Die Kliniken mit ihrer großen Patientenzahl wurden zu Orten, an denen alle Ärzte sich nunmehr in systematischer Untersuchung und Diagnosestellung ausbilden und wo zunächst v.a. die Chirurgen aufgrund des Fortschritts auf den Gebieten von anatomischem Wissen, Hygiene (Asepsis) und Anatomie immer beeindruckendere Erfolge erzielten. Der medizinische Fortschritt nimmt das Stigma des armen Wesens zum gewandelten Hospital und als Klinik wird daraus eine Institution mit zunehmendem öffentlichen Ansehen, die von allen Schichten aufgesucht wird.

Parallel dazu machte auch die Ärzteschaft einen Prozeß der Professionalisierung und Abgrenzung von allem „Kurpfuschertum" durch. Mit dem Gesetz zur „Vereinheitlichung des Ärztestandes" aus dem Jahre 1852 wurde dieser Prozeß endgültig besiegelt und die führende Stellung des akademisch gebildeten Ärztestandes, in den inzwischen die Chirurgen integriert waren, begründet. Die Ärzte hatten damit auch das Monopol. Alle anderen Berufe des Gesundheitswesens wurden als „Heilhilfsberufe" kategorisiert und damit prinzipiell nachgeordnet. Diese Entwicklung in der Ärzteschaft mit zunehmender Verwissenschaftlichung und damit Akademisierung blieb nicht ohne Auswirkungen auf die Entwicklung und Inhalte der Krankenpflege im 19. Jahrhundert. Es wird ein Berufsbild ausschließlich aus der Sicht des Arztstandes des 19. Jahrhunderts entworfen.

> Der Arzt vermag aber nicht selbst bei jedem einzelnen Kranken die Beobachtung seiner in allen diesen Beziehungen getroffenen Anordnungen zu überwachen. Er bedarf dazu einer zuverlässigen Beihilfe und diese findet er in der kundigen Krankenpflegerin. Die gute Krankenpflegerin ist die rechte Hand, die treue Verbündete und Helferin des Arztes. Dieser schreibt die erforderlichen Maßnahmen vor – die Pflegerin übernimmt die Exekutive der ärztlichen Verordnungen (Robert Bosch Stiftung 1992).

Die Zuweisung der Aufgaben erfolgt unter dem Aspekt einer strikten Trennung zwischen *männlicher Wissenschaft (Akademisierung)* nur für das männliche Geschlecht bestimmt und *weiblicher Zuarbeit (Hilfstätigkeit)* und ist damit in jeder Hinsicht nach dem damaligen bürgerlichen Verständnis als ein neuer idealer Frauenberuf entworfen.

Die Reform der deutschen Krankenpflege vollzog sich fortan und konsequent nach der ihr von dem Ärztestand zugewiesenen neuen Funktion, jedoch eingebettet in das bürgerliche christliche Frauenbild des 19. Jahrhunderts. Das pflegerische Erfahrungswissen, das anfangs gebildete Mädchen und Frauen aus ihren zumeist gut bürgerlichen und adeligen Familien mitbrachten, wurde als ein weitgehend eigenständiger Bereich der Pflege kultiviert. Damit trugen diese Frauen entscheidend dazu bei, daß in den Kliniken des 19. Jahrhunderts bis heute die Befriedigung des Grundbedürfnisses der Kranken neben der medizinischen Behandlung nicht aus dem Blick verloren wurde. In der Zeit der religiösen Erweckungsbewegungen zu Beginn des vorigen Jahrhunderts fühlten sich viele Christen von den sozialen Mißständen ihrer Zeit, v.a. aber von der Not der Kranken, besonders herausgefordert. In evangelischen Kreisen tauchte an mehreren Stellen gleichzeitig der Gedanke auf, die Form des altkirchlichen Diakonissenamtes neu zu beleben, um damit die Begabung von Frauen für den Dienst am Nächsten in der Gemeinde nutzbar zu machen. Das vorbildlich empfundene Wirken der barmherzigen Schwestern in katholischen Hospitälern, die die Säkularisation überstanden hatten, regte zur Nachahmung an. So verzeichnete das 19. Jahrhundert in großer Zahl die Neugründung von Diakonissenmutterhäusern und die diesen nachgebildeten Schwesternschaften des Roten Kreuzes. Zugleich kommt es zu einem Aufblühen der Ordenskrankenpflege im katholischen Raum. Das Mutterhaussystem ist dazu prädestiniert, v.a. einer gebildeten unverheirateten Frau aus bewußt christlichem Selbstverständnis oder aus bürgerlichen und adeligen Kreisen einen geschützten Wirkungsraum und dazu einen angemessenen gesellschaftlichen Rahmen zu geben. Zu bedenken ist dabei die damals quasi unmündige Stellung von ledigen Frauen aus dem Bürgerstand, für die zudem eine

Berufstätigkeit im öffentlichen Raum als nicht standesgemäß galt. Eine besondere Schwesterntracht als würdige Erscheinung und notwendiger Schutz in der Öffentlichkeit prägte das neue Bild der Krankenpflege. Nicht zuletzt garantierten die Mutterhäuser eine Versorgung ihrer Mitglieder im Alter und bei Krankheit (Robert Bosch Stiftung 1992).

Die Ausbildung der Pflege erfolgte in Krankenpflegeschulen, die den Krankenhäusern angegliedert waren. Bis zum ersten staatlichen Krankenpflegegesetz im Jahre 1907 erfolgte sie nach hauseigenen Anforderungen. Das praktische Ausüben der Pflege wurde im täglichen Mitvollzug am Krankenbett gelehrt. Dieses Ausbildungssystem, das in seiner Grundstruktur bis heute erhalten geblieben ist, wird als Sackgasse erkannt und bedarf immer mehr der Reform (vor allem der Angliederung an das allgemeine Bildungssystem).

Es konnte dennoch nicht ausbleiben, daß die sog. *Grundpflege* auch im Spektrum der pflegerischen Tätigkeiten zunehmend ein Schattendasein fristete. Der zugewiesene Komplex der *medizinischen Behandlungspflege* und die Delegation *medizintechnischer Verrichtungen* weitete sich unaufhaltsam aus. Stets war es aber so, daß die medizinisch-fachlichen Gebiete ausschließlich von (Chef-) Ärzten unterrichtet wurden und Oberinnen für die Ausbildung der pflegerischen Haltung und Gesinnung, also für die ethischen Werte und Normen für die tägliche Arbeit zuständig waren. Die bis heute erhaltene offizielle Berufsbezeichnung *„Krankenschwester"* weist noch unmittelbar auf die historischen Wurzeln der Krankenpflege in Deutschland hin. Auf dem Hintergrund eines christlichen Menschenbildes werden mit der Anrede „Schwester" sowohl die Nähe und Verantwortung gegenüber dem Hilfsbedürftigen wie auch die Beziehungen zwischen den Frauen einer Gemeinschaft zum Ausdruck gebracht (Robert Bosch Stiftung 1992).

Im 20. Jahrhundert

Als sich im Jahre 1903, verbunden mit dem Wirken von Agnes Karll, die erste Berufsorganisation freier Krankenschwestern gründete, waren dem heftige Kontroversen um die Gefahr von

„wilden Schwestern" vorausgegangen. Dies hat damals tiefgreifende, erst allmählich überwundene Verständigungsschwierigkeiten in die Berufsgruppe hineingetragen. Zu Anfang des 20. Jahrhunderts sind von ca. 75 000 in der Krankenpflege tätigen Frauen knapp 50 000 in das Mutterhaussystem integriert. Die Anzahl der männlichen Pflegepersonen wird mit 20 % (15 000) angegeben, ein Anteil, wie er in etwa auch heute noch zu verzeichnen ist. Die Zahlen unterstreichen deutlich die historischen Wurzeln der heutigen Krankenpflege in Deutschland als Frauenberuf(ung) und Schwesternschaft (Robert Bosch Stiftung 1992). Das Berufsbild wird in stark idealisierter Form dargestellt. „Unser schöner Beruf fordert den Einsatz der ganzen Persönlichkeit und ist allein deshalb der vornehmste aller menschlichen Berufe" (Mitteilung des Verbandes der diplomierten Krankenpflegerinnen Österreichs 1/1935, Seite 1; Walther 1991, S. 128). Der eigentliche und wichtigste Schulungsort der Krankenschwester – auch für die ethischen Aufgaben – ist und bleibt die Pflegeschule. Sie ist für gewöhnlich grundlegend und entscheidend – auch für die Einstellung der Schwester zu den ethischen Problemen (R. Svoboda 1937, S. 86).

Bewerberinnen für die Krankenpflegeschulen gegenüber wird die Besonderheit des Pflegeberufs betont... „Nein, sagten die jungen Erstsemestrigen, als wir im Gespräch die Frage des 8-Stunden-Tages streiften", heißt es in der Werbebroschüre des Schweizerischen Roten Kreuzes von 1953, „Nein, betonten sie, dann sind wir keine richtigen Schwestern mehr, wenn wir unsere Kranken immer wieder in andere Hände geben sollen (wie schön das klang: unsere Kranken!) – schließlich haben wir doch diesen Beruf gewählt, weil wir wissen, daß er mehr von uns verlangt, als ein anderer" (Schweiz. Rotes Kreuz 1953, S. 8).

Die geforderte ethisch hochstehende Haltung wurde verbunden mit ganz konkreten Forderungen, die die Krankenpflege bis heute tiefgreifend charakterisiert, ob vom Berufsstand selbst, den anderen Berufsgruppen, aber auch von der Gesellschaft im besonderen:

„Krankenpflege muß um ihrer selbst willen geleistet werden. Sie verlangt den ganzen Menschen. Jederzeit sind höchste Ansprüche zu erfüllen" (Walther 1991, S. 128).

Der Weltbund für Krankenschwestern hat auf seinem 13. Kongreß 1965 in Frankfurt/Main die Grundregeln der Berufsethik aus dem Jahre 1953 revidiert. Dennoch lautet dort die 3. Regel: „In der Pflege und in ihrem beruflichen Verhalten soll die Krankenschwester jederzeit höchste Anforderungen an sich stellen."

Erst 1973 wird dieser Grundsatz neu formuliert: „Die Krankenschwester hält die Pflege auf dem höchsten Stand, der in einer gegebenen Situation möglich ist" (Tschudin 1988, S. 61). Um eine Formulierung der genannten Grundregel aus der Berufsethik im Jahre 1953 zu ermöglichen, zeigt die hohe Akzeptanz der Pflegenden zu dieser recht unrealistischen Forderung innerhalb der Berufsgruppe noch in der Mitte des 20. Jahrhunderts.

Es wird der Hinweis gegeben, daß unter bestimmten Voraussetzungen diese geforderten Höchstleistungen erbracht werden können, wenn z. B. die Pflege in jedem Kranken ein Mitglied der eigenen Familie sieht (wie man im Kloster erwartet, in jedem Kranken Christus zu sehen).

Antje Grauhan schreibt 1985 unter dem Titel *„Berufsethische Normen in der Krankenpflege":*

> Das letzte Erbstück aus unseren Gründungsjahren, das es zu überdenken gilt, ist das *Familienmodell* in der Krankenpflege. Es fordert, daß man seine Patienten so pflegen soll, als seien es die eigenen Angehörigen. Auch ich habe dieses Modell früher gelegentlich vertreten und bitte alle meine ehemaligen Schüler/-innen deswegen um Verzeihung. Es taugt nicht! (Grauhan 1985, S. 463).

„Zum Wohle des Patienten", ist das ein magisches Wort, das als Machtmittel eingesetzt und bis heute seine Gültigkeit nicht verloren hat. In diesem Licht erhält jede Tätigkeit überhöhten Wert. Es betont, daß sich die Schwester nichts vergibt, wenn sie „die mit der Pflege Kranker untrennbar verbundenen Dienstleistungen, die im gewöhnlichen Leben von Dienstboten verrichtet werden, versieht" (Walther 1991, S. 134). Diese Auflagen, Vorgaben und Erziehungsmechanismen sind so fest verankert, daß die Diskussion um die kritische Aufgabenwürdigung pflegerischer Tätigkeit, was Pflegetätigkeiten und berufsfremde Tätigkeiten ausmacht, besonders schwierig ist.

Die schriftliche Fassung ethischer Regeln in Form eines Ethikcodex wurde zum ersten Mal von der Berufsgruppe selbst im Jahre 1953 erstellt. Diese Grundregeln der Berufsethik wurde vom Weltbund der Krankenschwestern und Krankenpfleger (ICN) in Sao Paulo – Brasilien – als gemeinsame Verhaltensnorm angenommen und 1965 in Frankfurt das erste Mal, 1973 in Mexico-City das zweite Mal revidiert. Die standespolitische Verpflichtung lag für die Krankenschwestern darin, durch ihr Auftreten und ihr Verhalten das Ansehen des Berufes durch jeden und alles zu vermeiden, was ihm schaden könnte. Dies bedeutete zugleich eine doppelte Verantwortung:

> Nach ethischen Grundsätzen zu handeln, auch im Bereich des privaten Lebens, um damit zugleich dem Standesethos ihres Berufes zu dienen.

Deutlich kommt dies in der 12. Regel des Weltbundes der Krankenschwestern/Krankenpfleger zum Ausdruck (Grundregeln der Berufsethik):

„Die Krankenschwester richtet sich nach ethischen Grundsätzen, die das Ansehen ihres Berufes stärken."

In der Grundregel der Berufsethik Nr. 9 wird ausgeführt: „Die Krankenschwester hat Anspruch auf ein angemessenes Gehalt." Daraus ist abzuleiten die ethische Verpflichtung, keinerlei Trinkgeld oder Geschenke anzunehmen.

Die Forderung des Standesethos macht vor dem Privatleben nicht Halt. Erst in den „Ethikregeln" von 1973 gibt es keine Hinweise mehr auf das Privatleben der Krankenschwestern. Wenn wir den Vergleich ziehen zwischen dem Florence-Nightingale-Gelübde von 1893:

(„Ich verspreche, ein reines Leben zu führen"), über die Formulierung von 1953: („Das Privatleben der Schwester soll dem Beruf zur Ehre gereichen") und der Fassung von 1973 („Die Krankenschwester soll in ihrem beruflichen Handeln jederzeit auf ein persönliches Verhalten achten, das dem Ansehen des Berufes dient"), so können wir erkennen, daß man nicht länger von uns verlangt, Tag und Nacht an 7 Tagen in der Woche im Berufsleben zu dienen.

Antje Grauhan scheibt 1981, S. 592: „Es wird uns gestattet, zu Hause als gewöhnlicher Mensch zu leben und uns von den gewaltigen Forderungen des Über-Ichs der Krankenpflege zu erholen."

Es wird immer wieder deutlich, daß das sachliche Können nicht ausreicht, wenn nicht diese humanitäre Haltung gepflegt würde, die die Schwestern erst zu ihrem Beruf befähigt.

In der ersten Hälfte des 20. Jahrhunderts wird Krankenpflege bereits kritisch beurteilt, wenn festgestellt wird, daß die Krankheit im Vordergrund steht und nicht der Patient bzw. die Person.

Ausgedrückt wird dieses Verhalten z. B. durch die Kennzeichnung „Blinddarm" oder „Magengeschwür", ohne den Namen des Patienten zu gebrauchen! Damit bleibt die Individualität des einzelnen berücksichtigt.

„Die Pflegerin, die Mitgefühl hat, betrachtet den Kranken nicht nur als einen Fall, sondern als einen leidenden Mitmenschen. .. Es ist schwer, in einem großen Krankenhaus, wo immer neue Patienten kommen und gehen, die Pflege zu individualisieren und die Kranken nicht als Nummer anzusehen" (Rohde 1939, S. 37).

Die jahrzehntelang ausgeübten, einstudierten und vorgelegten Wertvorstellungen für die Angehörigen der Pflegeberufe wie

- Selbstdisziplin,
- Gehorsam,
- Barmherzigkeit,
- häubchentragende Verfügbarkeit,
- zurückhaltende Genügsamkeit,
- emsige Präsenz und
- zuverlässige Zuarbeitsbereitschaft,
- Übernahme jedweder Tätigkeit nach Dienstschluß anderer Berufsgruppen,
- dem Arzt untergeordnet sein – Mädchen für Alles –

erfahren durch die Reformschritte seit den 70er Jahren grundlegende Änderungen, die mit der Erneuerung von Wertvorstellungen wie

- Selbstbestimmung,
- Partizipation,

● Eigenständigkeit,
● Partnerin und Partner im beruflichen Alltag zu werden,
aufgrund der gesellschaftlichen Veränderung (Individualismus,
Leistungs- und Freizeitgesellschaft) und beruflichen Neuorientierung einhergehen.

In der 2. Hälfte des 20. Jahrhunderts

Die traditionelle Stärke der Pflegeberufe in Deutschland mit
ihren Wurzeln im diakonisch-caritativen Aufbruch des 19. Jahrhunderts hat unter den Bedingungen der Gegenwart zu einer
strukturellen Schwäche geführt. Sie spiegeln sich im Fehlen
eines auf modernen Bildungsvoraussetzungen aufgebauten Pflegeleitbildes wider. Die Pflege ist noch wesentlich geprägt von
Heilhilfsberuf oder Assistenzberuf für die ärztliche Tätigkeit.
Ferner wird die Pflege noch beeinflußt von genossenschaftlichen
Strukturen sowohl kirchlicher als auch freier Schwesternschaften mit der Organisation über Mutterhäuser, mit Gestellungsverträgen, dem Oberinnenprinzip und einer christlich oder
humanistisch orientierten Dienstauffassung und einer eher deutlichen Ablehnung säkularer Berufsmotive. Wenn das Pflegewesen als reformbedürftig angesehen wird, so liegt dies an den
erheblichen Veränderungen des Umfeldes und den Rahmenbedingungen, auf die stationäre und insbesondere ambulante
Pflege einwirken.

> Die Verschiebung der Aufgaben und die Gewichtung zwischen
> den *präventiven, kurativen und rehabilitativen* Aspekten der
> Pflege stellen eine neue Herausforderung an das Gesundheitswesen, auch das Verhältnis zu den anderen Berufsgruppen im
> therapeutischen Team dar.

Es ist daher unerläßlich, daß die Pflege zu einem neuen Berufsbild und Selbstverständnis und damit zu einem neuen Standort
innerhalb des Gesundheitswesens finden muß. Dies bedeutet
wiederum, daß, wenn die Tendenz der modernen Pflege, die
Patienten als mündige, eigenverantwortliche Menschen zu

betrachten, Erfolg haben soll, sämtliche Elemente der traditionellen Berufsideologie grundlegend überdacht und auf den Wertewandel sowie auf die Strukturveränderungen im Gesundheitswesen überarbeitet werden müssen.

Zu allen Zeiten haben Pflegende dasselbe Grundanliegen „dem hilfsbedürftigen Menschen helfen". Wesentliche Einflußfaktoren aus dem gesellschaftlichen Wertewandel wie

- moderne Arbeitszeitstrukturen, in denen Familien- und Berufsrollen sowie Freizeitansprüche realisiert werden können;
- Vergütungsstrukturen, welche qualifikations- und leistungsgerechte Entlohnungsmaßstäbe ermöglichen und damit Konkurrenzfähigkeit bieten;
- Qualifizierungsprogramme;
- Berufsfelder der Pflegenden mit mehr Eigenständigkeit, Kreativität und Verantwortung ausgestalten, dies fordert Innovation für neue Konzepte und Instrumente zur Personalentwicklung;
- attraktive Aufstiegsmöglichkeiten innerhalb der Pflegeberufe, die mit dem Wettbewerb anderer attraktiver Frauenberufe Schritt halten können;
- gewandelte Patientenbedürfnisse, medizinischer Fortschritt, die Forderung nach Integration von Pflege und medizinischer Versorgung;
- die Veränderung durch technische Kommunikationsmittel
- sowie die zunehmende Patientenautonomie

sind weitere wesentliche Faktoren, die eine Reform innerhalb und außerhalb des Pflegeberufes notwendig erscheinen lassen.

Erschwerend kommt hinzu: Die demographische Entwicklung in der Bundesrepublik Deutschland ist durch eine – auch im europäischen Vergleich sehr niedrige Geburtenrate und durch einen kontinuierlichen Anstieg der Lebenserwartung gekennzeichnet. Diese sog. Überalterung der Bevölkerung hat erhebliche Auswirkungen auf den Mittelbedarf und die Kapazitäten im Gesundheitswesen, weil es erfahrungsgemäß bei den über 65jährigen eine besonders hohe Inanspruchnahme an Pflegeleistungen gibt. Unter soziodemographischen Gesichtspunkten verdient auch die Zunahme der Kleinfamilien und der Einpersonenhaushalte Beachtung, da dadurch die Pflegemöglichkeit in der Familie stark reduziert ist.

Auch der Ausländeranteil von ca. 6,8 % der Bevölkerung hat aufgrund der kulturellen, sozialen und kommunikativen Besonderheiten Auswirkungen auf die Tätigkeit der Pflegenden. Nach einer Phase historisch zu begründender Uneinigkeit und Gegensätzlichkeit hat zwischen den Angehörigen der Pflegeberufe ein neuer Verständigungsprozeß stattgefunden. Maßgebliche Vertreterinnen und Vertreter der Kranken-, Kinderkrankenpflege, Altenpflege, Krankenpflegehilfe haben sich auf „Pflege als gemeinsamen Kern ihrer beruflichen Identität" verständigt. Ihr ethisches Leitbild sehen Pflegende in dem Willen und in der auszubildenden Fähigkeit, sich einer kranken und hilfsbedürftigen Person ohne Vorbehalte mitmenschlich zuzuwenden (Robert-Bosch-Stiftung 1992). Ihre Gemeinsamkeit sehen alle Pflegenden in der Aufgabe, eine Pflegebeziehung stets neu und individuell zu gestalten. Pflegende verstehen ihren Beruf, als eigenständigen Fachberuf im Gesundheitswesen und als Teil der gesundheitlichen Gesamtversorgung.

Selbst das Stadium der Krankenpflege als Heilhilfsberuf ist als historisch überlebt und nicht mehr zukunftsweisend anzusehen. Hier ist der Wandel am tiefgreifendsten.

Eine professionelle und bedarfsgerechte Pflege will sich sowohl an individuellen Bedürfnissen wie am gesellschaftlichen Pflegebedarf orientieren, und zwar auf der Basis eines eigenständigen, wissenschaftlich fundierten Erkenntnisprozesses. Pflege ist eine personenbezogene Dienstleistung. Die Zielsetzung einer patientenorientierten Pflege in der ausgehenden 2. Hälfte des 20. Jahrhunderts ist: „Gewährleistung einer individuellen Krankenpflege unter Berücksichtigung der psychischen, sozialen, somatischen Situation der Kranken."

Demnach gilt für die Patienten:

- Er/sie ist in seiner/ihrer Individualität und Ganzheit wahrzunehmen, zu akzeptieren und zu respektieren und seine/ihre Autonomie in körperlicher wie psychosozialer Weise bestmöglich zu fördern.

- In seiner/ihrer Pflege und Betreuung sind personenspezifi-

sche Hilfsbedürftigkeiten, Probleme und Bedürfnisse zu
erkennen und zu beurteilen. In einer aktiv gestalteten Pflege
sind Fähigkeiten und Möglichkeiten der Kranken sowie deren
Angehörigen einzubeziehen. Das pflegerische Verhalten ist
dementsprechend abzustimmen.

- Begleitung, Betreuung, Beratung und Versorgung richten
sich an den Veränderungen im Zustand des einzelnen Patienten aus und unterstützen dessen aktive Bewältigungsformen,
die ggf. eine körperliche und psychosoziale Neuorientierung
im Alltag ermöglichen.
- Humanitäre Sterbebegleitung ist als Teil ganzheitlicher Pflege
zu bejahen.

Um die neuen Wertvorstellungen und Ziele zu erreichen und
damit die Berufszufriedenheit und die Attraktivität des Kran-
kenpflegeberufes zu steigern, sind umfangreiche Maßnahmen
erforderlich, die nicht nur die Krankenpflege allein, sondern die
gesamte Struktur des Krankenhauswesens, des Gesundheitswesens und der Gesellschaft betreffen.

Theorie

Definition von Theorien, Modellen, Konzepten

Welches pflegerische Denken wird mit Modellen, Konzepten
und Theorien verbunden?
    Zunächst ist eine Klärung der Begriffe notwendig:

- Theorien,
- Modelle,
- Konzepte.

Alltagstheorien

Die Alltagstheorien, die das Handeln der Menschen leiten, entwickeln sich also aus dem Wissen, welches aus den alltäglichen

Erfahrungen des Individuums abgeleitet wird. Die Kommunikation der Pflegekräfte untereinander erfolgt normalerweise im Sinne von Alltagstheorien. Man spricht aus bestimmten persönlichen Einstellungen heraus und ausgehend von einem bestimmten individuellen Wissensstand über die eigenen Erfahrungen mit den Patienten oder seine Haltung zu ihm. Es wird sehr schnell klar, daß insbesondere die Aktivitäten des täglichen Lebens, z. B. Körperpflege, Nahrungsaufnahme, Ausscheidung, Bewegung etc. nach dem Prozeß der Alltagstheorie aufgrund der gelernten und trainierten Handlungsabläufe erfolgt. Das allgemeine Wissen, das die Pflegekraft und der Patient von ihrer jeweiligen Rolle haben, erlaubt ihnen, miteinander umzugehen. Sie wissen, welche Erwartungen sie in den anderen setzen können und wie sie den anderen und sich selbst in bezug auf das ganze System Krankenhaus einordnen können. Aufgrund dieses Wissens um den prozessualen Ablauf und die Funktion von Alltagstheorien ist es für Pflegekräfte wichtig, die Wirkungen aus dem täglichen Handeln durch Anwenden der Alltagstheorien zu verstehen (Mischo-Kelling u. Zeidler 1989).

Modelle

„Mensch oder Gegenstand als Vorbild für ein Werk etc." „Modelle bilden die Realität ab, ohne jedoch selbst Realität zu sein." (Mischo-Kelling u. Zeidler 1989).
Im Rahmen der Ausbildung zur Krankenschwester und zum Krankenpfleger werden insbesondere im theoretischen und praktischen Unterricht Modelle herangezogen, um den Aufbau des menschlichen Körpers, Abläufe im Körper oder in der sozialen Welt zu erklären.

Im pflegerischen Alltag werden Versuchsreihen als Modell, z. B. funktioneller Arbeitsablaufgestaltung, Dokumentation pflegerischer Leistungen, durchgeführt, um eine bessere Grundlage für weitere Entwicklungen und Entscheidungen zu schaffen.

Konzepte

Die Grundlagen der einzelnen Pflegekonzepte wandeln sich im Laufe der Zeit. Ein Rückblick in unserem geschichtlichen Verlauf zeigt deutlich, wie stark die Definition von Krankenpflege und deren Handlung vom momentanen Menschenbild von der herrschenden Auffassung über Gesundheit und Krankheit einer Gesellschaft in einer bestimmten Zeitepoche beeinflußt wird.

1859 Florence Nightingale:
„Krankenpflege besteht darin, dem Patienten die bestmöglichen Bedingungen zu schaffen, damit die Natur auf ihn einwirken kann."
Hier spiegelt sich in ihrem theoretischen Konzept eine deutliche Bejahung zur Umwelt/Umgebung auf die Gesundheit des Patienten wider.

1963 Virginia Henderson: („Grundregeln der Krankenpflege")
„Die besondere Funktion der Schwester besteht in Hilfeleistung für den einzelnen, ob krank oder gesund; in der Durchführung jener Handreichungen, die zur Gesundheit oder Genesung beitragen (oder zu einem friedlichen Tod), welche der Kranke selbst ohne Unterstützung vornehmen würde, wenn er über die nötige Kraft, den Willen und das Wissen verfügte. Die Hilfeleistung hat in der Weise zu geschehen, daß der Kranke so rasch wie möglich seine Unabhängigkeit wiedererlangt."

1973 Myra Levine:
„Krankenpflege bezweckt die
- Erhaltung der Energie,
- Erhaltung der Integrität der Strukturen,
- Erhaltung der Persönlichkeit,
- Erhaltung der sozialen Integrität.
Die Krankenschwester erfaßt, wo der Patient im Anpassungsprozeß steht, welche Mechanismen er einsetzt und steht ihm helfend zur Seite im biodynamischen Anpassungsprozeß" (Poletti 1976).

1980/81 Martha Meier und V. Fichter in Pflegeplanung:
Gesundheitspflege ist die Bemühung um die Erhaltung und För-

derung der Gesundheit und die Verhütung von Krankheit bei Menschen aller Altersstufen durch Beratung, Gesundheitserziehung und präventive Maßnahmen.

Krankenpflege ist Hilfeleistung an Menschen aller Altersstufen im Zustand von Krankwerden, Kranksein, Gesundwerden, Krankbleiben oder Sterben. Sie hat zum Ziel,

- dem Kranken das Gesundwerden und dem Genesenden das Gesundbleiben zu ermöglichen,
- dem Betroffenen im Zustand von Krank- oder Behindertbleiben-Müssen auf seinem Weg zur größtmöglichen Selbständigkeit und Neuorientierung in seinem Leben zu begleiten,
- dem Sterbenden bis zu seinem Tod die Würde eines Menschen zu wahren.

1983 Liliane Juchli in Krankenpflege:
„Krankenpflege ist therapeutischer, personaler Dienst am Menschen in der Sorge um das Wachsen und das Werden, entsprechend seiner Bedürftigkeit und Befindlichkeit auf allen Ebenen des Menschseins. Verstanden als

- verstehend, liebend und händelnd, In-Beziehung-Treten zur Mitwelt und Umwelt im Bereich aller Aktivitäten des täglichen Lebens (AL) durch Behandlung, Betreuung
- Begleitung,
- Hilfe zur Selbsthilfe durch Aktivieren aller inneren Kräfte und Energien bzw. Ressourcen und äußeren Hilfen (Helfer) und Hilfsmittel,
- zur Bewältigung der Realität des Lebens und des Menschseins, sei es in optimaler Gesundheit,
- in bestmöglicher Lebensqualität im Sinne der Anpassung an die Realität (z. B. einer Behinderung bzw. an die psychischen, physischen und sozialen Möglichkeiten und Grenzen);
- in Lebenserfüllung im Sterben.

Theorien

Eine Theorie bedeutet: Überlegung, wissenschaftliche Betrachtungsweise, Lehrmeinung, Lehrsatz.

Für den pflegerischen Bereich finden wir in der Definition von Chinn und Jacobs einen hilfreichen Weg, das Phänomen

Pflege besser zu verstehen, zu klären (vgl. Mischo-Kelling u. Zeidler 1989). Es wird definiert:

> Theorie, die Anordnung, die aus Konzepten, Definitionen und Präpositionen besteht, die eine systematische Sicht eines Phänomens vermittelt. Die spezifischen Beziehungen zwischen den Konzepten werden mit dem Ziel benannt, ein Phänomen zu beschreiben, zu erklären oder vorauszusagen.

Das Pflegemodell

Aktivierende, unterstützende und lindernde Pflege erhalten eine immer größere Bedeutung, nicht zuletzt, weil die Zahl der chronisch Kranken, Behinderten, altersgebrechlichen und altersverwirrten Menschen in der Bundesrepublik Deutschland zunimmt. In der häuslichen Kranken- und Altenpflege werden für die Sicherung einer kontinuierlichen pflegerischen Betreuung über 24 Stunden an 7 Tagen in der Woche ganz neue, hierzulande noch kaum erprobte Konzepte zwischen professionellen Pflegekräften, Angehörigen und weiteren ehrenamtlichen Helfern gefordert.

Betreuungsformen stehen im Vordergrund, die der Lebensqualität und der Sinnfindung im Werden, Sein und Vergehen die gleiche Bedeutung einräumen wie spezifische Pflegemaßnahmen.

Das Resourcenmodell der Pflege nach Nancy Roper mit dem Grundgedanken, „Jeder Mensch strebt im Rahmen der Aktivitäten seines Lebens nach maximaler Unabhängigkeit, die Pflegetätigkeit versteht sich als Hilfe zur Selbsthilfe" (wobei Roper sich grundsätzlich auf die Theorieentwicklung von Henderson bezieht). Sie orientiert sich ebenfalls an den Grundbedürfnissen und leitet jedoch hieraus die sog. Aktivitäten des täglichen Lebens ab (Juchli, 1983, S. 66).

Im Mittelpunkt des Modells des Lebens stehen 12 Aktivitäten des Lebens (AL, s. Abb. 1)

● für eine sichere Umgebung sorgen,
● kommunizieren,

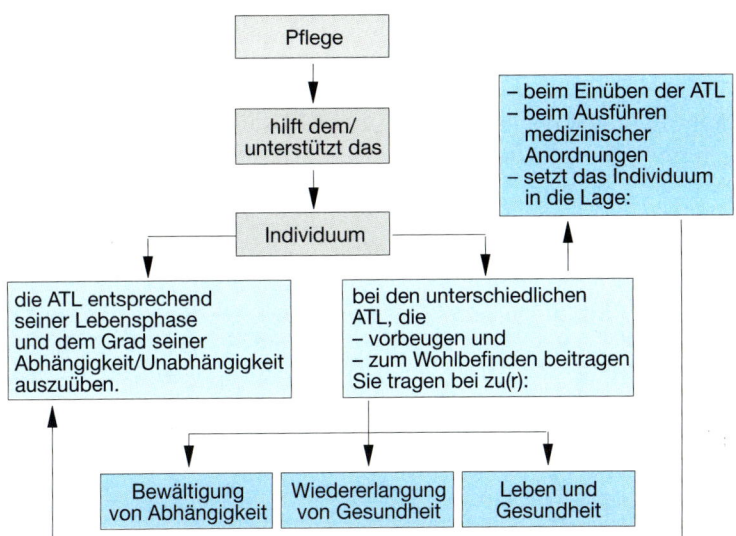

Abb. 1. Das Modell von Roper et al., *ATL* Aktivitäten des täglichen Lebens.
(Nach Mischo-Kelling 1989)

- atmen,
- essen und trinken,
- ausscheiden,
- für die persönliche Hygiene sorgen und sich kleiden,
- die Körpertemperatur regulieren,
- sich bewegen,
- arbeiten und sich in der Freizeit beschäftigen,
- seine Geschlechtlichkeit leben,
- schlafen,
- sterben.

Die Aktivitäten des täglichen Lebens entsprechen den menschlichen Grundbedürfnissen und geben der Pflege aufgrund der zusätzlichen Qualifikation ein hohes Maß an Auskunft darüber, welcher Abhängigkeit/Unabhängigkeitsgrad bei der zu pflegenden Person vorliegt. Solche Konzepte setzen ein hohes Maß an Freiheit für den Patienten voraus. Die neuen Arbeitsinstru-

mente der Pflegeplanung sowie der Regelkreislauf des Pflegeprozesses setzen dagegen eine Bestandsaufnahme der pflegerischen Bedürfnisse des einzelnen Patienten voraus, die sich mit
seinen medizinischen Behandlungsbedürfnissen decken können,
aber keineswegs müssen.

Der Krankenpflegeprozeß

Der Krankenpflegeprozeß hat zum Ziel, auf systematische Art
und Weise den Bedürfnissen des Patienten nach pflegerischer
Betreuung zu entsprechen. Der Krankenpflegeprozeß besteht
aus einer Reihe von logischen, voneinander abhängigen Überlegungen, Entscheidungs- und Handlungsschritten, die auf
eine Problemlösung, also ein Ziel hin, ausgerichtet sind und im
Sinne eines Regelkreises einen Rückkoppelungseffekt (Feed-
back) in Form von Beurteilung und Neuanpassung enthalten
(Fiechter u. Meier 1981; Abb. 2).

Das Resultat der Pflegeplanung wird am Pflegeziel gemessen.
Wenn das Ziel erreicht wird, ist der Vorgang beendet. Wenn aber
Abweichungen vom gesetzten Ziel vorkommen oder neue Probleme auftreten, beginnt der ganze Prozeß von neuem. Es müssen zusätzliche Informationen gesammelt werden, Probleme
und Ziele neu formuliert und die Maßnahmen entsprechend
angepaßt werden.

Der Krankheitsverlauf eines Patienten kann aber verschiedene Phasen aufweisen und über längere Zeit gehen.

Erst im Zusammenhang mit dem Pflegeprozeß wird über die
Veränderung der Patientenrolle nachgedacht. Der Patient trägt
nun aktiv zu seiner Gesundung bei, indem er in die Entschei-
dungsprozesse und Handlungsabläufe des Pflegeprozesses einbezogen wird. In zunehmendem Maße kommt es zu einer weiteren Entwicklung der Patientenautonomie. Insgesamt ist zu
beobachten, daß die *kritische Einstellung der Gesellschaft zur
Medizin zunimmt.* Daraus resultiert ein wachsendes Bedürfnis
nach mehr Sicherheit und Gewißheit, auch nach mehr Kontrolle
des Medizinsystems. Auf rechtlicher Ebene wurde dem inzwi-

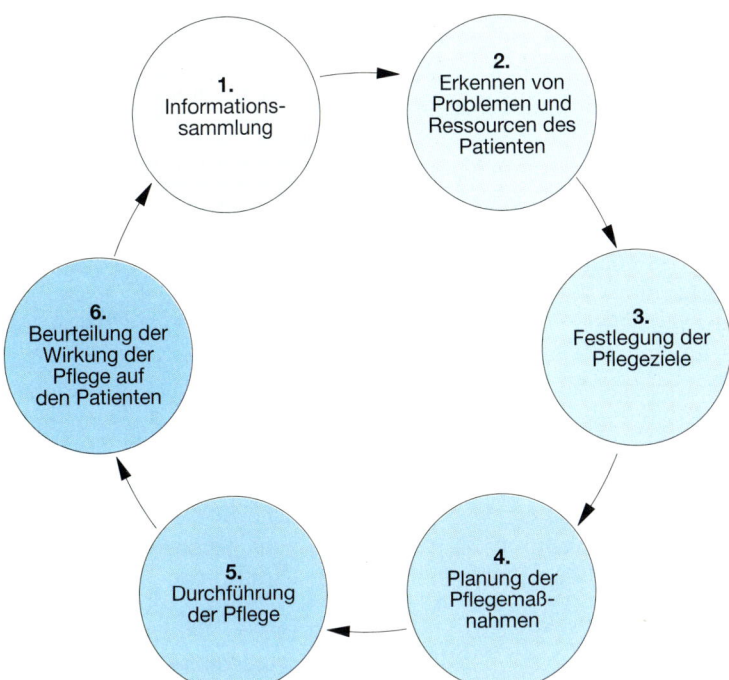

Abb. 2. Der Krankenpflegeprozeß als Regelkreis. (Nach Fiechter u. Meier 1981)

schen mit Einführung einer Dokumentationspflicht sowohl für medizinische wie für pflegerische Maßnahmen entsprochen. Patienten und ihre Angehörigen artikulieren deutlicher als bisher ihre Bedürfnisse und Rechte, umfassend informiert und beraten zu werden und über Pflege- und Behandlungskonzepte mitentscheiden zu können. Neben den Ärzten haben sich auch die Pflegenden diesen gesellschaftlichen Entwicklungen zu stellen und für den Umgang mit kritischen und selbstbewußten Patienten eine neue Form der Gesprächskultur und Beratungskompetenz zu entwickeln.

Praxis

Der medizinische Fortschritt

Wir leben in einem Zeitalter der Hochleistungsmedizin, die zwar nicht immer heilen, aber bei einer zunehmenden Zahl von Menschen mit Behinderungen und chronischen Erkrankungen deren Leben verändern kann. Diese Veränderung der Patientenstruktur und die zunehmende Zahl der Menschen, die kaum medizinischer Behandlung, aber intensiver Pflege bedürfen sowie die Entwicklung der hochspezialisierten Medizin überhaupt verursachen einen immer höheren Pflegeaufwand, so daß die Arbeit des Pflegepersonals in kurzer Zeit eine grundlegende Veränderung erfahren hat.

Die Fortschritte der medizinischen Wissenschaft erfahren durch den Anstieg der Zahl der Ärzte und damit verbunden einer noch weiteren Spezialisierung eine Gradwanderung zur Humanisierung – ganzheitlichen Betrachtung der Personen.

Das medizinische Denkmodell

Das medizinische Denkmodell im Krankenhausalltag funktioniert durch ein Konzept der krankenhausorientierten Medizin, das eine ausgeprägte krankheits- und diagnosebezogene Sichtweise offenbart.

Die Ausbildung zielt bereits auf diese Praxis ab, so daß ein Umdenkungsprozeß bereits in der Reform der Medizinerausbildung erfolgen sollte.

Auswirkungen auf die Pflege

In der Intensivmedizin gehört der Umgang mit medizinischen definierten Krankheitsbildern und Grenzzuständen, in denen Menschen zwischen Leben und Tod schweben, inzwischen zum pflegerischen Alltag. Die fachlichen Herausforderungen durch die jeweils zu leistende medizinische Assistenz und durch den Einsatz medizinisch/technischer Geräte sind aber nicht nur in der Intensivmedizin, sondern auch auf den Allgemeinstationen außerordentlich gestiegen. So ist z.B. die Pflege Schwerstkranker und Sterbender besonders belastend und eine Ursache für die hohe Fluktuation in der Krankenpflege.

Auch wenn es unstrittig ist, daß die Begleitung Schwerkranker und Sterbender an sich belastend ist, kann doch nicht außer acht gelassen werden, daß es Erfahrungsberichte über die Begleitung von Schwerkranken und Sterbenden gibt, z.B. aus den englischen und neuerlich auch aus den deutschen Hospizeinrichtungen, aus denen hervorgeht, daß dieser Begleitprozeß als belastend erlebt wird (vgl. Ethik in der Medizin 2/92).

Der Pflegealltag

Der Alltag der Pflege ist oft durch die bestehende Krankenhausstruktur erschwert. Die Anordnungen des Arztes als Pflegekraft in Frage zu stellen, erscheint zunächst als eine Form der Arbeitsverweigerung, der Besserwisserei, des Sicheinmischens, der falsch verstandenen Emanzipation, Grenzüberschreitung etc.

Noch heute nimmt die Pflege einen Platz im Arbeitsteam ein, der ihr nur wenig Möglichkeiten bietet, das vorhandene Fachwissen, ihren Erfahrungsschatz, ihr Verständnis von Humanität und Menschenwürde im Interesse eines guten Dienstes am Patienten angemessen einzubringen.

Gerade bei Schwerstkranken und Sterbenden erlebt sie die Kluft zwischen der organbezogenen Beurteilung und Beurteilung gegenüber der personenbezogenen Betrachtung und des sich daraus ergebenden Handelns. Die stattfindende Kommunikation zwischen den Berufsgruppen ist überwiegend ausgerichtet am medizinischen Modell. Nur wenigen Krankenschwestern gelingt es, eine ihres Erachtens zweifelhafte Anordnung durch den ärztlichen Dienst aufgrund eingebrachter Argumente und oft bis an die Grenzen der physischen und psychischen Überzeugungsarbeit zu vertreten.

Da der Verständigungsprozeß zwischen diesen beiden Berufsgruppen insbesondere zu ethischen Fragestellungen/Überlegun-
gen erst im Ansatz in Gang gekommen ist/stattfindet, wird das
Aussteigen aus dem Beruf häufig mit den negativen Erfahrungen (Schuldgefühle, Hierarchiekritik, fehlende Anerkennung
etc.) begründet. Folge dieser Verhalten ist auch eine Verrohung
der Sitten, wie Grauhan einmal sich ausdrückte. Insbesondere
in der Situation im Umgang mit Alten, Schwerstkranken und
Sterbenden entstehen menschliche Defizite. Unsere Beobachtungen zeigten, daß es immer weniger Pflegenden, insbesondere
jüngeren Pflegekräften, gelingt, eine rational begründete,
gesunde Distanz bei der Aufnahme der Beziehungsprozesse zu
entwickeln, um das frühzeitige Bourn-out zu verhindern (s. Beitrag Siegrist, S. 67 ff.).

Wie soll insbesondere bei der Pflege und Betreuung von
Patienten mit besonderen Anforderungen, wie z. B. bei

- HIV-Erkrankungen,
- Schwangerschaftsabbrüchen,
- Schmerztherapie bei chronischen Erkrankungen,
- Suchterkrankungen,
- Frühgeborenen (Neonatologie),

erforderliche Unterstützung bei den Verantwortlichen erreicht
werden?

Ein weiteres Problem belastet die Pflege in ihrer Arbeitsorganisation. Die Pflege muß häufig unterbrochen werden, weil der
ärztliche Dienst vermutlich vorrangig ist. Wenig verständlich, ja
entwürdigend, sind Äußerungen wie „Das Waschen des Patienten ist nicht so wichtig, jetzt benötige ich eine Assistenz" (z. B.
Visite, ärztliche Verordnung, Suchen nach Unterlagen).

Das ärztliche Personal weiß aufgrund der wissenschaftlichen
Ausbildung, welche Diagnose der Patient hat und welche Thera-
pie benötigt wird. Die Pflegenden als Bezugspersonen des
Patienten mit ihrem Anspruch der personenorientierten Pflege
als Beratende, die die Erfahrung der Patienten berücksichtigen
und ihe Wünsche ernstnehmen, geraten im Alltag in weitere
Konflikte. Natürlich wird kein Arzt die Aussage treffen, daß der
Tod abgeschafft werden könne, wenn man nur über die notwen-

digen Kenntnisse und Fertigkeiten verfügte. Dies ergibt sich jedoch aus dem aufgezeigten Denkmodell der Medizin. Das Verständnis von Sterben und Tod wird durch dieses Konzept geprägt bzw. diese werden faktisch verdrängt.

Für die Pflegenden selbst wird es allerdings notwendig, mit ihrem Anliegen, bezogen auf ihr Pflegekonzept der ganzheitlichen Ausrichtung, nicht nur innerhalb des Krankenhauses, sondern insbesondere in der breiten Öffentlichkeit, die komplexen Zusammenhänge zwischen dem einerseits veränderten gesellschaftlichen Leitbild, den Erwartungen der Gesellschaft an das immer schwieriger zu finanzierende Gesundheitssystem sowie die noch bestehenden Abhängigkeitsprobleme darzulegen. Ein solcher öffentlicher Diskurs über das veränderte berufliche Selbstverständnis, dem Grundanliegen der Pflege, sowie über die notwendige Akzeptanz und Anerkennung, wird den Reformprozeß maßgeblich beeinflussen, die erforderliche Unterstützung bei den Verantwortlichen erreichen.

Pflegekommunikation

Das Denk- und Handlungsmodell der Pflege basiert auf dem Prinzip der Personen-/Patientenorientiertheit. Wesentlichste Voraussetzung zum Gelingen dieses Konzeptes ist die *Ebene der Kommunikation.*

Zunächst müssen die Pflegenden selbst Kompetenzen in der Geschäftsführung und anderen kommunikativen Verfahren erlangen. Darüber hinaus bedarf es einer fachlichen Weiterbildung, die eine Einführung in die anthropologischen und philosophischen Probleme gibt, damit die eigene Persönlichkeit stärker sensibilisiert wird, um auch die täglichen Situationen in angemessener Form reflektieren zu können. Die Grenzsituationen, in denen sich Pflegende tagtäglich befinden, sind gekennzeichnet durch ein *kommunikatives Dilemma,* die unterschiedlichsten Orientierungs- und Handlungsansätze, durch die verschiedenen Denkmodelle bedingt. Diese führen auf lange Sicht gesehen, unweigerlich zu einem Bournout-Syndrom.

Wie bewältigen nun immer weniger werdende Pflegende diese immer zunehmende menschlich schwerwiegende und auf Dauer extrem psychisch belastende Aufgabe? Die Pflegenden sind am unmittelbarsten und am kontinuierlichsten mit dem Patienten beschäftigt. Pflegepersonen erleben gerade bei der *Annahme von Pflege bei Schwerstkranken und Sterbenden eine außergewöhnliche Krise ihrer eigenen Identität,* deren sie sich aus unterschiedlichen Gründen häufig nicht bewußt sind. Es ist das Wissen und Miterleben, wie ein Mensch physisch hinfällig wird und letztendlich stirbt. Hier werden Pflegende eigentlich gezwungen, sich mit der eigenen Endlichkeit auseinanderzusetzen. Dieser Prozeß der persönlichen Auseinandersetzung mit dem eigenen Sterben und Tod ist ein schmerzhafter Lernprozeß, der niemandem erspart bleibt und der für die Entwicklung der eigenen Persönlichkeit unabdingbar ist (Ethik in der Medizin, 1992).

Krankenhausstruktur

Die Strukturen des Krankenhauses werden maßgeblich bestimmt durch das vorherrschende Medizinsystem, welches wiederum funktioniert und genau auf die Gesetze und Rahmenbedingungen unserer Gesellschaft *nach Funktionalität und Leistung* ausgerichtetes Leitbild vorgibt. Nichts kennzeichnet in dieser Hinsicht das Paradigma Medizinsystem treffender als der Satz: „Der Mensch stirbt immer an einer Krankheit, nicht am Alter." Selbstverständlich stirbt kein Mensch am Alter – Alter ist schließlich keine Krankheit. Aber es macht einen gehörigen Unterschied, ob man bei einem alten Menschen sagt: „Er stirbt an einer Krankheit" oder: „Er stirbt, weil er alt geworden ist" (Ethik in der Medizin, 1992). Hier wird der Konflikt zwischen Pflege und Medizin sehr deutlich. Das Konzept der krankenhausorientierten Pflege beinhaltet eine krankheits- und diagnosebezogene Sicht, die patientenorientierte Pflege ist an dem Konzept der Ganzheitlichkeit/oder Patientenorientiertheit ausgerichtet.

Institutionen, in denen verschiedene Berufsgruppen sich um das Geschehen der Patienten bemühen, sollten auf den verschiedenen Ebenen Gesprächskreise, bis hin zur Einrichtung von Ethikkommissionen, einrichten. Die Teilnahme der verschiedenen Berufsgruppenmitglieder sowie deren Berufsanfänger sollten Gelegenheit bekommen, in Regelmäßigkeit ethische Fragestellungen, Probleme, außerhalb einer konkreten Situation zu besprechen, um dem gegenseitigen Anliegen, gute fachliche und menschliche Pflege und Medizin zu leisten, Anerkennung und Rechnung zu tragen.

Für die Pflegenden selbst wird es allerdings notwendig, mit ihrem Anliegen, bezogen auf ihr Pflegekonzept der ganzheitlichen Ausrichtung, nicht nur innerhalb des Krankenhauses, sondern insbesondere in der breiten Öffentlichkeit, die komplexen Zusammenhänge zwischen dem einerseits veränderten gesellschaftlichen Leitbild, den Erwartungen der Gesellschaft an das immer schwieriger zu finanzierende Gesundheitssystem, sowie die noch bestehenden Abhängigkeitsprobleme darzulegen. Eine solche öffentliche Auseinandersetzung über das veränderte berufliche Selbstverständnis, dem Grundanliegen der Pflege, sowie über die notwendige Akzeptanz und Anerkennung, wird den Reformprozeß maßgeblich beeinflussen. Auftretende ethische Probleme und Fragestellungen können im Interesse eines guten Dienens am Patienten bearbeitet und gelöst werden, wenn die aufgezeigten Defizite, insbesondere die fehlende kooperative interdisziplinäre Kommunikation innerhalb der beiden Berufsgruppen als Wurzel des Dilemmas behoben werden.

Gesellschaftlicher Wandel

Schwerstkranke und Sterbende werden immer stärker aus der Gesellschaft ausgegliedert, und wir verzeichnen in unseren Krankenhäusern einen hohen Anteil dieser Personen. Unsere Gesellschaft bezieht sich auf das Gebot der Nächstenliebe.

Für unsere Schwerkranken und Sterbenden wird in einem Sozialstaat selbstverständlich gesorgt. Sie werden den dafür geschaffenen Institutionen anvertraut. Die Gesellschaft delegiert also eine wichtige Aufgabe, nämlich die Pflege und Begleitung Schwerkranker und Sterbender an Institutionen und die dort Tätigen.

Die Pflege und Begleitung Schwerstkranker und Sterbender muß von den beruflich Pflegenden in einem komplexen Zusammenhang gesehen und in der täglichen Arbeit bewältigt werden. Unsere Gesellschaft ist ausgerichtet auf Individualität, Funktionalität und Leistung. Ausgegliedert aus diesem Leitbild sind die zunehmende Zahl der alten und gebrechlichen Menschen, der Behinderten, der Nichtseßhaften, diejenigen, die dem Leitbild unserer Gesellschaft aufgrund von Dysfunktionalität durch Krankheit i. allg. nicht mehr entsprechen.

> Steht das pflegerische Handeln nicht mehr im Einklang mit den veränderten Einstellungen und Werten der Gesellschaft, in der sie leben, kommt es unweigerlich zu einem ethischen Dilemma, das als eine Diskrepanz verstanden werden muß, weil die gelernten Einstellungen und Werte der Pflegenden keine ausreichende Antwort zur Bewältigung der Belastungen geben.

Krankenpflege als Frauenberuf

Historischer Wandel

Der Krankenpflegeberuf gilt heute – zumindest im europäischen und amerikanischen Raum – *als typischer Frauenberuf.* C. Bischoff weist nach, daß dies nicht, wie oft behauptet wurde, schon immer der Fall war, daß die Pflege aber auch nie ein ausgesprochener Männerberuf war.

Von der frühchristlichen Zeit bis zum 19. Jahrhundert sind beide Geschlechter in der Pflege zu finden, wenn auch vermutlich das zahlenmäßige Verhältnis in einzelnen Perioden unterschiedlich war (Bischoff 1984 u. Scherber 1987).

In den Lehrbüchern zur Krankenpflege wurde stets von beiden Geschlechtern gesprochen, so z. B. von Wärtern und Wärterinnen. Erst im 19. Jahrhundert entwickelte sich die Krankenpflege zu einem bürgerlichen Frauenberuf, der sich im Laufe des 19. Jahrhunderts vollzog. Seidl (1991) beschäftigt sich sehr intensiv mit der Entwicklung und der Behauptung, weshalb Frauen sich besser eignen zur Pflege und welche Position Männer insbesondere im 19. und 20. Jahrhundert einnehmen. Frauen sollen von Natur aus gewisse Eigenschaften besitzen, die sie besonders prädestinieren für den Beruf der Pflege. So werden die Eigenschaften eingeordnet in die Kategorie „Mütterlichkeit, Geschicklichkeit, Liebe zum Unscheinbaren und zur Ganzheitlichkeit". Diese der Frauenrolle zugeschriebenen Eigenschaften erfahren noch zusätzliche Tugenden wie Aufopferung, Fleiß, Geduld (Walter 1991).

Otto, Freiherr von Schwarzer-Barbarezzi: „Die Frau ist von Natur aus berufene, geborene Krankenpflegerin. Ihre liebevolle Zärtlichkeit, ihre Engelsgeduld, ihre sanfte Fürsorglichkeit, ihr ausdauernder Fleiß, dazu die Geschicklichkeit ihrer Hände, all das sind Eigenschaften, ohne welche eine entsprechende Krankenpflege nicht denkbar ist (Rillers 1914, Zit. nach Walter 1991).

Die besonderen Fähigkeiten *Mitleid* und gutes *Einfühlungsvermögen,* verbunden mit einer ständigen *Präsenz,* einem unermüdlichen *Fleiß* und einer überdurchschnittlichen *Anpassungsfähigkeit* sollten alle Anforderungen, die dem Leitbild der Krankenpflege im 19. und auch noch im 20. Jahrhundert zugeschrieben wurden, erfüllen.

Es bedarf für den Frauenberuf in Deutschland in besonderer Weise die psychischen Eigenschaften der Frau, die ihr, wie wohl festgestellt und beschrieben, von der Natur aus mitgegeben, aber auch ihre besondere physische Beschaffenheit als besonders prädestiniert im Unterschied zum Mann für eine hervorragende Pflege von kranken Menschen befähigt zu sein. Die Arbeit der Frau in der Krankenpflege war als Beruf nicht anerkannt, da ein spezielles Fachwissen oder gar ein akademisches Studium für die Ausübung nicht erforderlich war, sondern die natürlichen Eigenschaften der natürlichen Bestimmung der Frau auf der Frau beruht, die natürlich auch nicht bezahlt wurden (Bischoff 1987).

Gerade aus dem Grund, daß Krankenpflege ein „Nichtberuf" war, bot er auch Frauen aus höheren Gesellschaftskreisen Beschäftigung und Einsatzmöglichkeiten. So sollte die unverheiratete Frau in der Pflege eine Arbeit finden als Ersatz für die ihr nicht vorhandene Familie. Ansehen und Würde erhielt der Beruf der Krankenpflege zunächst durch die enge Zusammenar-

beit mit dem Arzt. Daraus resultieren heute noch die sehr arzt-
orientierten und damit innerhalb und außerhalb des Krankenhauses sehr hochstehende Einschätzung solcher Tätigkeiten, die
im Weisungsbereich des Arztes ein hohes Ansehen genießen.

Grauhan schreibt: Im Zusammenhang mit der Stellung und
dem Ansehen des Pflegeberufes in der Gesellschaft, das die
Pflegenden nicht um ihrer Tätigkeit willen geschätzt wurden,
sondern schon wegen ihres Entschlusses, solche Aufgaben zu
übernehmen und fährt fort:

„Diese Einstellung ist auch heute in der Gesellschaft und
sogar bei Berufsangehörigen noch vorzufinden; die Tatsache,
Schwester oder Pfleger zu sein, gilt als Ausweis von tugendhaft
und Selbstlosigkeit" (Grauhan 1975).

Merkmale eines Frauenberufs

Für den typischen Frauenberuf ist kennzeichnend, daß es sich
um *Hausarbeit* und nicht um *Berufsarbeit* handelte. So war denn
auch der akademisch ausgebildete Arzt zuständig für den überwiegenden Teil der Berufsarbeit im Krankenhaus und die Krankenschwester mit der ihr zugeteilten typischen Frauenrolle mit
dem stillen, allumsorgenden Bemühen, die anvertrauten Patienten entsprechend ihrer Tugenden zu pflegen.

Mit Beginn einer berufsständigen Ausbildung weiteten sich
die Tätigkeitsbereiche der Krankenschwester immer stärker aus,
so daß wir heute bei den Tätigkeitsbereichen eine extreme Verschiebung zwischen den Aufgaben aus der Berufsarbeit und der
Hausarbeit feststellen. Die Diskussion, die Pflege nach ihrem
neuen Pflegeverständnis noch als ihre Aufgabe verstehen soll,
muß oder kann, ist in vollem Gange. Allerdings führt es zu einer
Dauerbelastung für das Pflegepersonal im Krankenhaus mit
Konsequenzen, wie wir sie gut kennen. Das Übergewicht der
hausarbeitsnahen Tätigkeit in den Pflegeberufen ist damit ein
Resultat der historischen Entwicklung. Eine konstruktive Auf-
gabenkritik, wo, wer, welche Tätigkeit zukünftig wahrnehmen
wird, ist ein langanhaltender Prozeß mit einer Vielzahl von
Facetten. Für den Pflegeberuf gilt es nun, in der 2. Hälfte des

20. Jahrhunderts, den Weg vom „Heilhilfsberuf" zum *eigenstän-digen Fachberuf* im Gesundheitswesen und als Teil der gesund-heitlichen Gesamtversorgung sicherzustellen. Es ist nicht zu übersehen, daß das Stadium der Krankenpflege als Heilhilfsbe-ruf als historisch überlebt angesehen wird. Eine professionelle Pflege will sich sowohl an individuellen Pflegebedürfnissen wie an gesellschaftlichem, Pflegebedarf orientieren, und zwar auf der Basis eines eigenständigen, wissenschaftlich fundierten Erkenntnisprozesses.

Dienstgedanke

Der Dienstgedanke, den die Pflegenden in ihrem Selbstver-ständnis heute zum Ausdruck bringen, umfaßt *nicht* ein stellver-tretendes, unspezifisches Dienen, das dem anderen den eigenen Beitrag abnimmt, den er selbst leisten kann, sondern die *gezielte Unterstützung des autonomen Individuums durch pflegerische Lei-stungen dort, wo der Patient sich nicht selbst helfen kann* (Robert Bosch Stiftung, 1992).

Die Veränderungen in der Dienstauffassung in Gefolge des gesellschaftlichen Wertewandels liegen also nicht so sehr in einem inhaltlichen Wandel des Dienens am Patienten oder im Ausmaß oder in der Qualität der Zuwendung, sondern in der Motivation für Pflegetätigkeiten und in der Abgrenzung gegen-über den anderen Gesundheitsberufen. Etwas professionell Anspruchsvolles tun zu dürfen, verschafft eine hohe Motiva-tion! Die Motivation hat sich von einem ehemals christlichen Tun über ein heute humanistisches Ideal auf den *Beruf als der gesellschaftlich hochgeschätzten Art der Selbstverwirklichung* verlagert. In der Pflege verbindet sich dies mit der nach wie vor vorhandenen Neigung vieler Berufstätiger, lieber mit Menschen als mit Sachen oder Organisationen umgehen zu wollen und dabei auch noch eine in der Grundrichtung soziale, also ethisch hochstehende Tätigkeit ausüben zu können. Diese vorhandene Motivation unserer Pflegenden zu erhalten, für junge Menschen als Zugang attraktiv zu gestalten und umzusetzen, bedarf drin-gend der Entwicklung einer krankenhausspezifischen Unternehmensphilosophie, der Auflösung der starren Hierarchie und eines zeitgemäßen Managements.

Die Führungskunst ist gerade hier angesprochen und gefordert, v. a. wenn es um die Abgrenzung von Tätigkeiten zu anderen Berufsgruppen geht. Hier ist aus der pflegerischen Sicht der Wandel entscheidend. Der „Heilhilfsberuf" entwickelt sich zu einem eigenständigen Beruf, der sich nur noch versteht in der Ausrichtung des Dienens am Patienten, aber nicht mehr an den anderen Berufsgruppen, denen die Pflege auf gleicher Ebene gegenübertritt, um einen *gemeinsamen Dienst* am Patienten zu verrichten (Robert Bosch Stiftung 1992).

Professionalisierung

Definition von Profession

Die Weltgesundheitsorganisation weist den Pflegeberufen eine zentrale Rolle in ihrem europäischen Regionalprogramm „Gesundheit für alle bis zum Jahr 2000" zu. Als gleichberechtigtes Mitglied des multiprofessionellen Teams soll Pflege eigenständig und kooperativ mit anderen Berufsgruppen des Gesundheitswesens bedarfsgerechte Angebote sicherstellen, bei denen die Schwerpunkte auf Gesundheitsberatung, Anleitung zur Selbsthilfe und die jeweils erforderliche professionelle Unterstützung ausgerichtet sind (Robert Bosch Stiftung 1992).

Je nachdem, vor welchem Hintergrund die Beschreibung des Begriffs „Profession" erfolgt, erhält die Beschreibung jeweils einen anderen Aspekt. Der Kriterienkatalog, der für eine Definition des Begriffs „Profession" angewendet wird, findet allerdings in der Fachwelt weitgehende Übereinstimmung.

Die bedeutsamsten Kriterien sind:

- akademische Ausbildung,
- eigenes Disziplinarrecht,
- Anerkennung und Prestige,
- berufliche Autonomie,
- Delegationsrecht und
- öffentliches Wohl.

Kellnhauser (1990) kann aufgrund ihrer jahrelangen praktischen Krankenhauserfahrung in den USA eine derzeitige Orientierung über den Professionalisierungsstand in Deutschland kennzeichnen. Sie definiert Profession:

> Eine Profession ist eine komplexe, organisierte Beschäftigung, deren Mitglieder ein langes Ausbildungsprogramm durchlaufen haben, das auf den Erwerb exklusiven Wissens abzielt, wodurch sie das Monopol für eine Leistung übernehmen, die von der Gesellschaft benötigt oder gewünscht wird. Das Monopol verleiht den Praktikern der Profession Autonomie, öffentliche Anerkennung, Prestige, Macht und Autorität" (S. 650).

Bei der Anwendung des Kriterienkataloges auf bundesdeutsche Verhältnisse wäre z. Z. von einer Semiprofessionalisierung auszugehen.

Pflege der Profession

Der seit vielen Jahren in den USA in Gang befindliche Professionalisierungsprozeß zeigt, daß der Weg aus einem Nichtberuf, einer unbezahlten Liebestätigkeit, aus den Mauern des Heilhilfsberufes ein langer Entwicklungsprozeß sein wird, der v.a. Pflegende nicht dazu bringen darf, alle Professionalisierungskriterien aus anderen Berufen, kritiklos für die eigene berufliche Professionalisierung zu übernehmen. Sicher ist jedoch, daß ein methodisch systematisiertes Wissen in der Krankenpflege dringend erforderlich wird.

Aus-, Fort- und Weiterbildung

Ausbildung zur Krankenpflege

Das Krankenpflegegesetz sowie die Ausbildungs- und Prüfungsverordnung von 1985 legt in Abschnitt II „Ausbildung" 4 Ausbildungsziele fest.

Die Ausbildung für Krankenschwestern und Krankenpfleger und für Kinderkrankenschwestern und Kinderkrankenpfleger

soll die Kenntnisse, Fähigkeiten und Fertigkeiten zur verantwortlichen Mitwirkung bei der Verhütung, Erkennung und Heilung von Krankheiten vermitteln (Ausbildungsziel).

Die Ausbildung soll nach dem Krankenpflegegesetz (1986)
insbesondere gerichtet sein auf

- die sach- und fachkundige, umfassend *geplante Pflege des
Patienten;*
- die gewissenhafte Vorbereitung, Assistenz und Nachberei-
tung bei Maßnahmen der Diagnostik und Therapie;
- die Anregung und Anleitung zu gesundheitsförderndem Verhalten;
- die Beobachtung des körperlichen und seelischen Zustandes
des Patienten und der Umstände, die seine Gesundheit
beeinflussen, sowie die Weitergabe dieser Beobachtungen an
die an der Diagnostik, Therapie und Pflege Beteiligten;
- die Einleitung lebensnotwendiger Sofortmaßnahmen bis zum
Eintreffen der Ärztin und des Arztes;
- die Erledigung von Verwaltungsaufgaben, soweit sie in unmit-
telbarem Zusammenhang mit den Pflegemaßnahmen stehen.

In der Ausbildungs-/Prüfungsverordnung seit 1985 sind keine
konkreten Vorgaben enthalten, in welchem Umfang ethische
Themen unterrichtet werden sollen. Auch sind Unsicherheiten
bei Lehrkräften entstanden, wie der Unterricht methodisch/
didaktisch gestaltet werden kann.

Mit dieser Problematik hat sich die Landesarbeitsgemein-
schaft der Lehrerinnen und Lehrer für Krankenpflege und Kinderkrankenpflege von Baden-Württemberg-Nord, der Beirat
der evangelischen Krankenhausseelsorger/-innen der Baden-
Württembergischen Landes Krankenhausseelsorger/-innen in
der Diözöse Rottenburg Stuttgart beschäftigt.

Daraus hat sich ein Arbeitskreis gebildet, der sich über einen
längeren Zeitraum hin mit den Inhalten und Strukturen eines
angemessenen Ethikunterrichtes an den Krankenpflegeschulen
auseinandersetzt.

Leitmotive:

> **Ethisch handeln lernen ist ein Prozeß,** in dem ich mich der
> konkreten Situation stelle und mich befragen muß, welche
> Grundhaltungen und ethischen Normen mich leiten.

So hat beispielsweise meine Einstellung zum Kranksein Auswirkungen auf die Art und Weise, wie ich einen kranken Menschen
pflege.

Meine Haltung ist von den Werten, den Voraussetzungen und
Folgerungen bestimmt, sie sind mit bewußt oder nicht.

Mit der Herausgabe des Hessischen Curriculum wurden auch
für die Pflegenden im Praxisfeld Grundlagen geschaffen, die in
der Ausbildung gelegten Grundsteine praxisnah zu erfahren.

*Mit dem Ende der Kranken- bzw. Kinderkrankenpflegeausbil-
dung ist der ethische Lernprozeß nicht abgeschlossen.* Dieses
lebenslange prozeßhafte Geschehen muß durch regelmäßige
Reflexion von Erfahrungen, z.B. Supervision oder Balint-
Gruppe, und durch Weiterbildungen unterstützt und weiterent-
wickelt werden.

Ethische Themen, die mit Auszubildenden erarbeitet werden
können, sind zum Beispiel:

- Stationäre Aufnahme eines Patienten (Aufnahmegespräch
  s. auch Krankenpflegeprozeß).
- „Als ich als Kind einmal krank war" (eigene Berufsmotiva-
  tion, Krankheitsverständnis).
- Krankenhausseelsorge – Einführung.
- Umgang mit Leiden – Schmerzen.
- Leben mit Sterben – eine Seminarreihe.
- Pflege schwerkranker und sterbender Patienten aller Alters-
  stufen. (Vgl. Rahmenlehrplan Stuttgart, 1990.)

Pflegewissenschaft und Forschung

Das Fach *Pflege* muß im Sinne einer spezifischen Bezugsdiszi-
plin ein vorrangiger Inhalt der wissenschaftlichen Ausbildung
sein. Relevante Bereiche von Pflegewissenschaften sind:

- philosophische, anthropologische, geschichtliche, ethische und gesellschaftspolitische Grundlagen der Pflege, der Ausgestaltung der spezifischen Pflegebeziehung, die Rolle der Pflegenden in der gesundheitlichen Gesamtversorgung und im Zusammenwirken mit professionellen und nichtprofessionellen Diensten;
- Pflegekonzepte und ihre theoretische Herleitung;
- Pflege als ein methodisch angeleiteter Handlungs-, Entscheidungs- und Beziehungsprozeß:
  – Einschätzen von Bedürfnissen und Ressourcen,
  – Ermittlung von Pflegedefiziten,
  – Erarbeiten von Pflegezielen,
  – Planung von Pflegemaßnahmen.

Die Pflege charakterisiert eine deutliche Abgrenzung ihrer Tätigkeiten für eine berufliche Arbeit, demfolgernd eröffnen sich viele Chancen, die Vielzahl der Krisenelemente in der Pflege inhaltlich zu bearbeiten *(Definitionen pflegerischer Arbeit, Entwicklung von Pflegestandards).*

Eigenständigkeit ist als solche attraktiver und erweckt bei jungen Menschen Aufsehen, bei Berufsangehörigen mehr Berufszufriedenheit. Bessere Aufstiegschancen im Beruf, durch exklusives Wissen und durch eine größere Autonomie schafft für die Pflegenden bessere Voraussetzungen für eine fachliche Weiterqualifizierung, soziale Stellung, finanzielle Aufwertung. In der berufspolitischen Umgebung wird durch eine solche Entwicklung deutlich, daß die Interessen des eigenständigen Berufes im Gesundheitswesen von den Angehörigen selbst vertreten werden, was bis heute kaum der Fall ist. Für die Weiterentwicklung der Professionalisierung des Pflegeberufes in Deutschland wird sicherlich entscheidend sein, wie schnell die fehlende wissenschaftliche Basis aufgearbeitet werden kann, da dies mithin eines der größten Hindernisse für die Professionalisierung sein wird. Es ist eine Fehleinschätzung „der Krankenpflege jegliche Fähigkeit zur eigenen Forschung und Wissenschaft abzusprechen" (Müller, 1983, S. 10).

Die Pflegewissenschaft hat darüber hinaus auch die Aufgabe, die Belange der Pflege so objektiv wie möglich gegenüber den anderen Leistungserstellern im Gesundheitswesen, den Trägern der Einrichtungen, den Krankenversicherungen und anderen Sozialleistungsträgern, wie gegenüber der Politik und Öffentlichkeit, darzustellen. *Großes Manko ist, daß an deutschen Universitäten die Pflegewissenschaft als Disziplin bisher nicht vertreten ist.* Somit fehlt die entscheidende Voraussetzung. Pflegerelevante Forschungen finden sich verstreut in den verschiedensten natur-, sozial- und geisteswissenschaftlichen Disziplinen und tragen mit dazu bei, das Pflegewissen systematisch zu vermehren. Deutschen Pflegekräften war und ist es nur auf Umwegen möglich, sich in der Pflegewissenschaft zu qualifizieren: entweder durch Studium bzw. Promotion im Ausland oder durch Studienabschlüsse und Promotionen in anderen Fächern, mit dem Versuch, sich dabei pflegerelevanten Themen zuzuwenden. Die unzulängliche Infrastruktur für Pflegeforschung und ein erheblicher Rückstand gegenüber dem internationalen Stand der Pflegewissenschaft und -forschung an Universitäten in Deutschland werden als Problem erkannt. Obwohl eine etablierte Infrastruktur für Pflegeforschung nicht vorhanden ist, machten die Vermehrung von systematisch erforschtem Pflegewissen mit Hilfe der Durchführung kleiner Forschungsprojekte in bundesdeutschen Instituten und Krankenhäusern Fortschritte. Die Qualifizierungsoffensive, wie wir sie derzeit in Deutschland aus der eigenen Berufsgruppe mit Unterstützung weiterer anderer Professionen bei gleichzeitigen Reformanstrengungen erkennen, geben der Hoffnung Ausdruck, daß das patienten-/personenorientierte Pflegemodell mit seinen notwendigen theoretischen, fachwissenschaftlichen Erkenntnissen ein wohl richtiger Weg in die richtige Richtung sein wird (vgl. Robert Bosch Stiftung 1992).

Qualitätssicherung in der Pflege

> **Pflegequalität:** Der Grad an Übereinstimmung zwischen den anerkannten Zielen der Berufsgruppe und dem erreichten Erfolg in der Pflege.

> **Qualitätssicherung:** Der Vorgang des Beschreibens von Zielen in Form von Pflegestandards und Kriterien, das Messen des tatsächlichen Pflegeniveaus und, falls erforderlich, das Festlegen und Evaluieren von Maßnahmen zur Modifizierung der Pflegepraxis (vgl. Donabedian 1968; Williamson 1978, 1982; Jacqery 1987; zit. nach Giebing 1989).

Qualitätssicherung in der Pflege kann nicht durchgeführt werden ohne Vorgabe von Normen und Werten, diese müssen in Standards und Kriterien ihren Niederschlag finden. Qualitätssicherung ist somit auf das alltägliche Handeln gerichtet und bedeutet für die Pflege, daß sie zukünftig auf eine wissenschaftliche Grundlage zu stellen ist.

Standortbestimmung

Der Pflegeprozeß ist Voraussetzung und Gegenstand der Qualitätssicherung in der Krankenpflege.

Qualitätssicherung hat sich in der Industrie längst durchgesetzt. Für das Gesundheitswesen ist die gesicherte Qualität etwa einer Leistung, immer noch nicht Allgemeingut, auch wenn der Gesetzgeber dieses den an der medizinischen Leistungserbringung beteiligten Institutionen auferlegt hat. Ohne auf Ursachen eingehen zu wollen, warum die Qualitätssicherung erst jetzt Eingang in das Gesundheitswesen fand, so ist allen Beteiligten klar, daß schon aus rechtlichen Gründen die Leistungen im Gesundheitswesen eindeutig definiert sein müssen und deren Eindeutigkeit dauerhaft garantiert sein muß, und das ist Gegenstand der Qualitätssicherung.

Die *Qualitätssicherung im Krankenhaus* hat sich nur in bestimmten Bereichen deshalb durchgesetzt, nämlich in jenen, in denen meßbare Größen, Parameter, gehandelt werden: etwa *Laborleistungen,* verallgemeinert in der *Medizintechnik,* aber auch in Bereichen wie etwa der *Speiseversorgung* usw.

Schwieriger dagegen läßt sich die Qualität der direkten Patientenversorgung messen. Das in dieser Hinsicht sich darstellende Defizit ist eben in erster Linie darauf zurückzuführen, daß lange Zeit entsprechender Parameter „Meßlatten" für die Qualität dieser Leistungen fehlen.

Das soll natürlich nicht heißen, daß die im und vom Krankenhaus erbrachten Leistungen qualitativ minderwertig wären, schließlich verlassen immer noch die meisten Patienten das entsprechende Krankenhaus in einem besseren Gesundheitszustand, als sie es betraten.

Aus dieser Aussage wird schon die Problematik der Qualitätsmessung deutlich: der Patient verläßt das Krankenhaus in einem besseren Gesundheitszustand, als er es betrat.

Das Ergebnis des Krankenhausaufenthaltes wird beurteilt (vorher/nachher). Schon das objektiv festzustellen, ist im Einzelfall schwer genug; unmöglich ist es, den Erfolgsanteil (oder Mißerfolgsanteil) der einzelnen am Leistungsprozeß beteiligten Gruppen ermitteln zu wollen. Hinzu kommen die zu berücksichtigenden Faktoren, die zum Erfolg beitrugen.

● **Etwa die Strukturqualität:**
Ein ausgeschlafener Arzt kann seine Pflicht besser erfüllen als einer, der zum neunten Male im laufenden Monat Nachtdienst hatte.
Wenn also das Management dafür Sorge trägt, daß die Arbeitslast einigermaßen gleich verteilt ist, so ist das eine notwendige Voraussetzung für einen erfolgreichen Krankenhausaufenthalt.

● **Etwa die Prozeßqualität:**
Die Pflegekraft führt einen Verbandwechsel genau unter den Voraussetzungen und nach den im Hause festgelegten Regeln durch, d.h. sie bewegt sich dabei in einem Wenn-dann-Schema, die Prozedur ist festgelegt im ganzen Hause. Diese genau für diese Umstände festgelegte Vorgehensweise wurde von der Ärzteschaft als sozusagen Schulwissen den Pflege-

kräften mitgegeben, d. h. wenn in diesen spezifizierten Fällen so verfahren wird wie vorgegeben, ist nach aller Erfahrung zu erwarten, daß der Heilungsprozeß positiv beeinflußt wird (übrigens bezieht sich der Ausdruck „Prozeß" auf die im Rahmen des „Wenn-dann"-Schemas bezeichnete Handlung/Aktivität).

● Schließlich sei noch diejenige Qualität erläutert, die einem zunächst einfällt: **die Ergebnisqualität.**
So dürfte z. B. die Ergebnisqualität eines Pyrrhussieges nicht überzeugen, wohl aber die nicht sichtbare Blinddarmnarbe.
Um es so deutlich zu sagen: eine gute Prozeßqualität, eine gute Strukturqualität tragen zu einer guten Ergebnisqualität bei, garantieren diese aber nicht; umgekehrt ist es nicht ausgeschlossen, daß trotz miserabler Struktur- und miserabler Prozeßqualität ein gutes Ergebnis erzielt wird.

Vor diesem Hintergrund stellt die Qualitätssicherung der Gesamtversorgung des Patienten eine sehr komplexe Herausforderung dar, die sich mit der Wertung der Ergebnisqualität, der Patient wird geheilt oder in seinem Leiden gelindert entlassen, nicht zufrieden geben kann, vielmehr muß das Ergebnis als Summe verschiedener zielgerichteter Aktivitäten verschiedener Berufsgruppen gesehen werden, um überhaupt im Sinne der Qualitätssicherung meßbar zu werden.

Dabei wird im folgenden – falls nicht anders vermerkt – ausschließlich auf die Arbeit der Pflegekräfte Bezug genommen. Die in den angelsächsischen Ländern seit Jahren installierten Pflegewissenschaften definieren die Qualität als den „Grad der Übereinstimmung zwischen den Zielen des Gesundheitswesens und der wirklich geleisteten Pflege" (Donabedian 1968).

Deren Sicherung wird beschrieben als „Vorgang des Beschreibens von Zielen und Formen von Pflegestandards und Kriterien, das Messen des tatsächlichen Pflegeniveaus und, falls erforderlich, das Festlegen und Evaluieren von Maßnahmen zur Modifizierung der Pflegepraxis" (Donabedian 1968; Williamson 1978, 1982; Jacqery 1987).

Daraus wird ersichtlich, daß der abstrakte Qualitätsbegriff über den immer noch wenig handhabbaren Begriff Pflegeniveau heruntergebrochen werden muß zu Begriffen wie Pflegestandards, zu Detailmaßnahmen/-aktivitäten.

Ehe die vom Gesetzgeber geforderte Qualitätssicherung einsetzen kann, muß also der abstrakte, nicht definierte Qualitätsbegriff (hier der der Krankenpflege) auf konkrete Einzelmaßnahmen heruntergebrochen werden. Der Begriff „Pflegeprozeß" beinhaltet nichts anderes als diesen Regelkreis zwischen Pflegeplan *(Soll*-Festellung) und Pflegetätigkeit (als *Ist),* wobei der Beginn dieses Mechanismus mit der Pflegeanamnese gegeben ist, die die Maßnahmen (den Pflegeplan) vorgibt, mit deren Hilfe aller Wahrscheinlichkeit nach die Defizite des Patienten behoben werden können. Die tägliche Arbeit mit dem Patienten kann zu Änderungen des Pflegeplanes führen, schließlich handelt es sich bei der Pflegeplanung auch nur um Erfahrungen, d.h. Wahrscheinlichkeiten, die im Einzelfall nicht zutreffen müssen. Die Entlassung des hoffentlich geheilten Patienten gibt Anlaß, Bilanz zu ziehen, wie weit im speziellen Fall Soll und Ist auseinanderklaffen. Das setzt die detaillierte Pflegeplanung und die Dokumentation der durchgeführten Leistungen voraus. Pflegestandards sind in diesem Sinne abgekürzte Schreibweisen für komplexe Pflegehandlungen, die zwischen ärztlichem und pflegerischem Dienst des Hauses als erfolgsträchtige Kombination für bestimmte, wohldefinierte „Fälle" eingeführt und als gängig vereinbart wurden.

Gesetzliche Grundlagen

Die Qualitätssicherung gehört zu den Strukturelementen der Gesundheitsreform. Eine wichtige Aussage wurde getroffen: auf Qualität hat jeder Versicherte Anspruch! Mit dem Gesundheitsreformgesetz ist der Weg zur Anerkennung und Durchsetzung der Qualitätssicherung in allen Leistungsbereichen der gesetzlichen Krankenversicherung gegeben. Das Gesetz normiert in den §§ 135–139 des 5. Buches – Sozialgesetzgebung – einen ausdrücklichen Auftrag an die Leistungserbringer und die Krankenkassen als Selbstverwaltungspartner zu dem Gesamtkomplex „Qualitätssicherung".

Nach dem Willen des Gesetzes sind alle medizinischen Leistungsbereiche der gesetzlichen Krankenversicherung in die Qualitätssicherung einzubeziehen. Daher müssen geeignete Maßnahmen zur Qualitätssicherung auch für die Krankenpflege entwickelt werden und diese müssen daher auch aufgenommen werden in die Budgetverhandlungen des einzelnen Krankenhauses.

Instrumente der Qualitätssicherung

Pflegestandards

Durch die standardisierte Festlegung von Pflegetätigkeiten ist eine Vergleichbarkeit und Meßbarkeit der pflegerischen Leistung gegeben. Die erbrachten Tätigkeiten und der dafür benötigte Zeitaufwand sind die Parameter, die die Kosten des Pflegeaufwandes darstellen.

> Ein Pflegestandard ist ein wichtiges Instrument zur Qualitätssicherung und Verbesserung in der Krankenpflege. Außerdem ist hierdurch eine detaillierte Leistungserfassung der Einzeltätigkeiten festzustellen, die eine verbesserte Personalplanung ermöglicht.

Zum Instrumentarium für die Qualitätssicherung in der Krankenpflege gehören folgende Pflegekriterien und Pflegeleistungen (Abb. 3):

Pflegekriterien:
- Organisationsform,
- Arbeitsablauf/Struktur
- Arbeitsmittel/Werkzeug,
- personelle Qualifikation, quantitative Ausstattung,
- Pflegevisite (Pflegedienstleiter/Oberschwester).

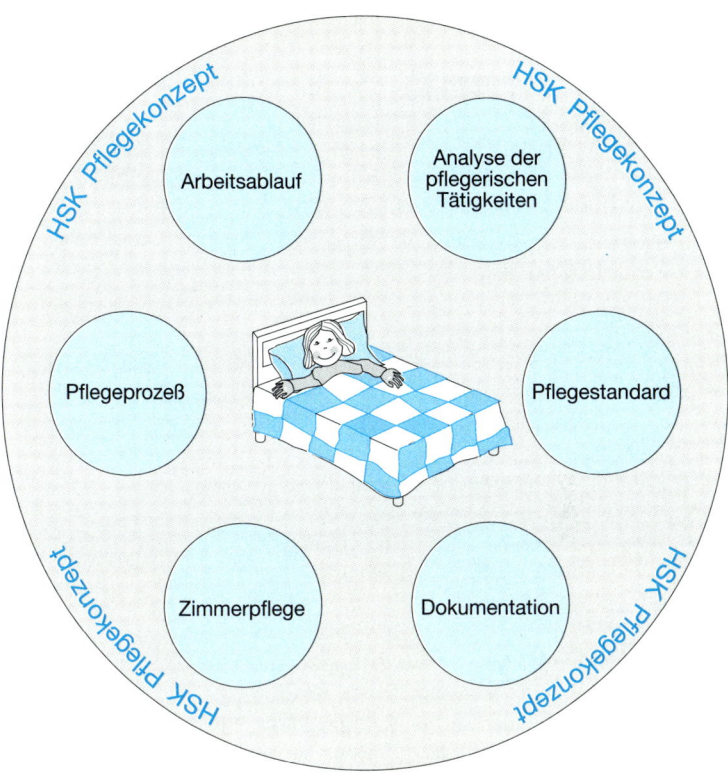

Abb. 3. Instrumentarium für die Qualitätssicherung in der Krankenpflege

Pflegeleistungen:
- Katalog pflegerischer Leistungen,
- Pflegestandards, Standardpflegepläne,
- Pflegeplan/Dokumentation,
- Pflegevisiten.

Zusammenfassung

Für die Pflegenden wird es in Zukunft darum gehen, daß ihr Anliegen – bezogen auf das neue pflegerische Selbstverständnis –, ihre offizielle Anerkennung als eigenständiger Gesundheitsberuf im Gesundheitswesen sowie ihre Stellung in den Arbeitsfeldern, wo Pflege ihren Beitrag leistet, als interdisziplinäre Teammitglieder (Gesundheitsteam) von allen Beteiligten akzeptiert wird und sie am Reformprozeß engagiert beteiligt werden.

Dies führt zu Konsequenzen, insbesondere im Bereich der Kommunikation, Information und betrieblichen Philosophie. Die Führungskonzepte der Gesundheitseinrichtungen haben auf diese Anforderungsprofile mit neuen Aus-, Fort- und Weiterbildungsmaßnahmen wie Ethikseminare, Kommissionen, Supervisionen etc. eine Antwort zu geben.

Literatur

Bischoff C (1982) Frauen in der Krankenpflege. Pflege und Medizin im Streit. Jahrbuch für kritische Medizin 8. Argument, Berlin, S 13–27

Bischoff C (1987) Von der weiblichen Unbeständigkeit zur ganzheitlichen Pflege – ist das ein Fortschritt? Die Entwicklung der Krankenpflege als Frauenberuf; Soziale Medizin 4: 4–12

Schreiner PW (1992) Ethik in der Medizin, Bd. 4. 2/1992, Springer, Heidelberg, S. 72

Fiechter U, Meier M (1981) Pflegeplanung, 3. Aufl., Rocom, Basel, S. 30

Giebing H (1989) Pflegerische Qualitätssicherung im kurzen Überblick. CBO, Utrecht

Grauhan A (1985) Berufsethische Normen in der Krankenpflege. Dtsch Krankenpflege Z 7: 461–463

Grauhan A (1981) Berufsethik und Praxis. Dtsch Krankenpflege Z 10: 590–592

Henderson V (1963) Grundregeln der Krankenpflege. Karger, Frankfurt am Main, S 10

HMJFG/DBfK (1990) Hessischer Curriculum, 1./2. Abschnitt

Juchli J (1983) Lehrbuch der Krankenpflege, 4. Aufl. Thieme, Stuttgart

Kellnhauser E (1990) Schwester/Pfleger 8: 650–654

Mergner U (1992) Arbeitsbedingungen in der Krankenpflege – HLT-Report Nr. 355, Wiesbaden Ethisches Handeln lernen an Krankenpflegeschulen Stuttgart 1990

Mischo-Kelling M, Zeidler H (1989) Innere Medizin und Krankenpflege. Urban Schwarzenberg, München

Österreichischer Krankenpflegeverband (1972) Grundregeln der Berufsethik

Poletti R (1976) Eine Theorie der Krankenpflege. Herbstkonferenz der Schulleiter (Referat)

Robert-Bosch-Stiftung (1992) Pflege braucht Eliten. Beiträge zur Gesundheitsökonomie 28, Bleicher, Gerlingen

Rohde E (1939) Von der Ethik der Krankenpflege, 2. Aufl. Max Heitner, München

Seidel E (1991) Pflege im Wandel. W. Maudrich, Wien

Schweizerisches Rotes Kreuz (Hrsg.) (1953) Die Krankenschwester. Verlag f. med. Wissenschaften, Bern

Svoboda P (1937) Zur ethischen Schulung der Krankenschwester Veronika. Kath. Schwestern, Österreich. August: 86–88

Tschudin V (1988) Ethik in der Krankenpflege. Recom, Basel

Walter I (1991) Krankenpflege als Beruf. W. Maudrich, Wien

Aspekte der Berufsausübung

Arbeitsorganisatorischer Hintergrund pflegerischer Tätigkeit

C. KILLMER, J. SIEGRIST

Pflegerische Tätigkeit findet zum überwiegenden Teil im Bereich der stationären Krankenversorgung, d.h. in Akut- und Langzeitkrankenhäusern statt. Sie ist damit eingebunden in Organisationsstrukturen und Formen der Arbeitsteilung, die einerseits nützliche Voraussetzungen bilden, andererseits Hemmnisse und Belastungen der Berufsausübung mit sich bringen. Diese Hemmnisse und Belastungen zu erkennen und Ansatzpunkte zu ihrer Überwindung aufzuzeigen, ist Aufgabe des vorliegenden Beitrages. Er gliedert sich in 4 Abschnitte. Zuerst wird das Krankenhaus als eine bürokratische Organisation dargestellt, und es werden die Prinzipien ihres Funktionierens kurz erläutert. Sodann wenden wir uns der Krankenstation als wesentlichem Handlungsfeld pflegerischer Tätigkeit zu. Im 3. Abschnitt folgt eine ausführliche Schilderung und Analyse der Arbeitsbelastungen, die typischerweise mit der pflegerischen Berufsausübung verbunden sind. Besonders betont wird als häufige Folge in diesem Zusammenhang das sog. Burnout („Ausbrennen")-Syndrom. Abschließend diskutieren wir Ansätze zur Überwindung der dargestellten Hemmnisse und Belastungen in der pflegerischen Tätigkeit.

Das Krankenhaus
als bürokratische Organisation

Über Jahrhunderte hinweg war das Krankenhaus Armenasyl und Hospital. Mit der Entwicklung der modernen Medizin im 19. Jahrhundert haben sich tiefgreifende Strukturveränderungen ergeben: die Umwandlung in eine therapeutisch aktive und zunehmend erfolgreiche Heilanstalt, die Professionalisierung der Heilberufe, die Einstellung hauptamtlich tätiger Ärzte, die organisatorische Gliederung nach Fachabteilungen, die Einführung von Pflegeklassen, das Vertragsverhältnis zwischen Krankenhaus und Patient usw. Aus der Wohlfahrtseinrichtung von einst ist eine gesellschaftlich zentrale Institution geworden. Immer größere, weitere Teile der Bevölkerung nehmen das Krankenhaus in Anspruch. Im Laufe des 20. Jahrhunderts kommt es soweit, daß fast jedes Leben im Krankenhaus beginnt, mehr als jedes zweite hier endet. Aus dem modernen Sozialstaat ist diese Einrichtung nicht mehr wegzudenken, schon gar nicht angesichts des wachsenden Anteils älterer Menschen an unserer Bevölkerung.

Seine vielfältigen Aufgaben der Versorgung und Betreuung von Patienten, der Diagnostik und Therapie von Krankheiten, der Aus- und Weiterbildung, Forschung und Verwaltung konnte das Krankenhaus nicht lösen, ohne sich die Form einer bürokratischen Organisation zu geben. Dies bedeutet zunächst, daß ein festgefügtes System der Über- und Unterordnung und des regelgeleiteten Handelns entwickelt wurde. Es bildeten sich 3 *Systeme der Hierarchie* heraus: die *ärztliche,* die *pflegerische* und die *administrative* Hierarchie. Jeder dieser Hierarchien stehen arbeitsteilig festgelegte Befehlsgewalten und Kontrollrechte zur Durchsetzung und Überwachung definierter Handlungsprogramme zu. Diese Handlungsprogramme erfordern ihrerseits neben der vertikalen, d. h. von oben nach unten laufenden Arbeitsteilung, eine horizontale oder funktionale Arbeitsteilung. Es sind dies die wichtigen Funktionskreise innerhalb der Klinik, so beispielsweise Diagnostik, zentrale Therapie (Operationstrakt), Stationen, Versorgung, Technik. Dementsprechend haben sich im Krankenhaus spezifische Berufsrollen ausgebildet. Unter einer Rolle verstehen wir einen Satz typischer Pflichten und Rechte, die mit einer bestimmten beruflichen Position verbunden sind. Es kann sowohl innerhalb wie auch zwischen Berufsrollen zu sog. Rollenkonflikten kommen, d. h. zu gleichzeitig gestellten Erwartungen, die sich gegenseitig ausschließen. So kann beispielsweise die Berufsrolle der Krankenschwester bzw. des Krankenpflegers durch den Konflikt zwischen der Erfüllung patientenspezifischer Betreuungswünsche und der Ausführung von Maßnahmen gekennzeichnet sein, die durch die ärztliche oder administrative Hierarchie angeordnet sind.

Ein weiteres Merkmal bürokratischer Organisationen ist die *abstrakte Regelhaftigkeit* ihrer Handlungsweisen. Entscheidungen und Handlungen erfolgen auf der Grundlage geltender Regeln. Mit diesen Regeln werden Situationen und Reaktionen typisiert, wird der Spielraum für eine Berücksichtigung individueller Besonderheiten eingeengt. *Schematische Behandlung, Fall, unpersönliche Beziehung* – dies sind keine vereinzelten Eindrücke von Krankenhauspatienten, sondern verallgemeinerbare Erfahrungen von Umgangsformen zwischen Mitgliedern bürokratischer Organisationen und ihren „*Klienten*". Als besonders schwerwiegend wird die Unpersönlichkeit der Beziehung von denjenigen Patienten empfunden, die von ihrer Krankheit existentiell betroffen sind. Angst, mangelnde Vertrautheit mit Krankheit und Krankenhaus, Orientierungs- und Informationsdefizite verdichten sich zu einem Zustand hochgradiger Empfindlichkeit, der sich mit einer schematischen, routinehaften Behandlung nur schwer verträgt (Siegrist 1978).

Regelgeleitetes Handeln im Krankenhaus betrifft auch die Aspekte der Versorgung und Unterbringung von Patienten, ihre Freiheiten bezüglich zeitlicher Gestaltung des Tagesablaufs, ihre Kontakte zur Außenwelt, mit einem Wort, ihre Lebensgestaltung. Zwar variiert der Spielraum dieser Gestaltung nach Schweregrad und Gefährlichkeit der Krankheit, nach Art des Krankenhauses, Pflegeklasse, sozialer Stellung des Patienten etc., aber stets verweisen die Zwänge und Schematismen auf den Anstaltscharakter des Krankenhauses. Hier wird die Bedürfnisbefriedigung einer großen Zahl von Klienten planmäßig betrieben, und dieses Ziel ist nicht ohne ein gewisses Maß *Entpersönlichung*, ohne bestimmte Zumutungen an den Patienten zu erreichen (Rohde 1974).

> Arbeitsteilung, hierarchische Struktur, regelgeleitetes Handeln, Typisierung und Unpersönlichkeit der Beziehung zu Patienten definieren die Bedingungen und zugleich das Klima der Arbeit im Krankenhaus.

Wie sieht die pflegerische Arbeit auf Station vor diesem Hintergrund aus?

Die Krankenstation als pflegerisches Handlungsfeld

Auswirkungen der Arbeitsorganisation auf den Pflegeberuf

Aus den genannten Merkmalen bürokratischer Organisation leiten sich die Formen der Arbeitsteilung und die Definition der Tätigkeiten auf Krankenstationen ab. Eine zweigleisige Hierarchie findet sich in den Positionen von Stationsarzt und Stationsschwester, wobei die Position des Stationsarztes mit Weisungs- und Kontrollrechten gegenüber der Stationsschwester ausgestattet ist. Diese Weisungs- und Kontrollrechte, welche die patientenbezogenen Tätigkeiten betreffen, werden ihrerseits einer Kontrolle durch ärztliche Vorgesetzte (Oberarzt, Chefarzt) unterworfen, ebenso wie die pflegerische Arbeit im engeren Sinne durch Vorgesetzte (Oberschwester, leitende Pflegekraft) kontrolliert wird.

Innerhalb der Pflegeberufe auf Station setzen sich Hierarchisierungstendenzen fort, indem Rechte und Pflichten nach Position bzw. Ausbildungsstand differenziert werden. Hier allerdings ist ein wichtiger zusätzlicher Gesichtspunkt zu berücksichtigen: das im Krankenhaus vorherrschende Krankheitsverständnis. Man kann grob zwischen *2 Akzentsetzungen* im aktuellen medizinischen Krankheitsverständnis unterschieden: einem *somatologischen* (Soma, griechisch gleich Körper), d. h. auf den Körper begrenzten Krankheitsverständnis und einem *psychosomatischen* (Psyche, griechisch gleich Seele), d. h. seelische, persönliche und soziale Aspekte von Krankwerden und Kranksein berücksichtigenden *Krankheitsmodell*. Die Art der pflegerischen Arbeitsorganisation wie auch die Form der Zusammenarbeit zwischen Ärzten und Pflegeberufen unterscheidet sich je nach dem vorherrschenden Krankheitsmodell sehr deutlich.

Im Bereich pflegerischer Arbeitsorganisation entspricht die Funktionspflege am ehesten dem somatologischen Modell. Sie läßt sich als spezialisierte, auf einzelne Funktionen der Diagnostik, Therapie und Versorgung gerichtete Arbeitsteilung kennzeichnen. Diese orientiert sich vorrangig an den ärztlichen Anordnungen, kaum jedoch an den Bedürfnissen des Patienten (z. B. nach ganzheitlicher, persönlicher Betreuung). Beim Prinzip der Funktionspflege werden alle Patienten einer Pflegeeinheit (Station)

> gemeinsam von mehreren Pflegepersonen betreut. Dabei übernimmt jede Pflegeperson bestimmte pflegerische Funktionen und führt sie für alle Patienten aus... Die einzelnen Pflegepersonen sind jeweils nur für die ihnen übertragenen Funktionen der Stationsschwester gegenüber verantwortlich, sind arbeits- und weisungsmäßig der Stationsschwester untergeordnet. Arbeitsverteilung und Leistung sind also bei der funktionellen Pflege streng hierarchisch geregelt (Eichhorn 1974, S. 342).

Dagegen entspricht dem psychosomatischen Krankheitsverständnis eine Arbeitsorganisation in Form der Gruppen- oder Zimmerpflege. Diese orientiert sich in stärkerem Maße an den Patientenbedürfnissen, indem wenige Pflegepersonen für eine Pflegeeinheit ausschließlich zuständig sind, d. h. die meisten Tätigkeiten an einer überschaubaren Anzahl von Patienten eigenverantwortlich ausführen. Arbeitsrelevante Verantwortlichkeiten werden nur insoweit rangniedrigen Pflegekräften zugewiesen, als sie zur Ausführung einzelner Teilaufgaben unbedingt notwendig sind. In der Gruppenpflege bildet somit einerseits die Beziehung zum Patienten einen wichtigen Gesichtspunkt der Arbeitsorganisation (*Prinzip der Ganzheitlichkeit*), andererseits werden hierarchische Unterschiede innerhalb der Pflegeberufe verringert (*Prinzip der Eigenverantwortlichkeit*). Beide Prinzipien führen, wie arbeitssoziologische Untersuchungen ergeben haben, zu einer höheren Arbeitszufriedenheit des Personals (s. unten).

Das herrschende Krankheitsverständnis wirkt sich über die pflegerische Arbeitsorganisation hinaus auch auf die Beziehungen zwischen den Berufsgruppen im Krankenhaus, in erster Linie auf die Kommunikation zwischen Ärzten und Pflegepersonal aus. Am Beispiel der Stationsarztvisite soll dies etwas genauer erörtert werden.

Interaktion zwischen Arzt, Pflegepersonal und Patient am Beispiel der Stationsarztvisite

Kein Aspekt des Krankenhausaufenthaltes wird von Patienten so häufig beklagt wie derjenige der mangelnden Information und Kommunikation. Im *somatologischen Krankheitsmodell* spielt der Patient als Informand eine untergeordnete Rolle, als Adressat ist er in der Regel einer schwer verständlichen Experten-Laien-Kommunikation ausgesetzt. Hauptsächlicher, täglich wiederkehrender Anlaß dieser Kommunikation ist die Stationsarztvisite. Über sie wissen wir heute, dank einer Reihe umfangreicher medizinsoziologischer Untersuchungen, vermutlich besser Bescheid, als über jeden anderen Aspekt ärztlicher und pflegerischer Arbeit im Krankenhaus (Köhle u. Raspe 1982).

Die traditionelle Stationsarztvisite beispielsweise auf internistischen Stationen dauert pro Patient im Durchschnitt 3–4 Minuten. Gut die Hälfte aller Sätze, die in dieser Zeit geäußert werden, stammen vom Arzt, ein Viertel von der Krankenschwester, ein weiteres Viertel vom Patienten. Die meisten Gesprächsinitiativen gehen vom Arzt aus; pro Visite stellt der Patient lediglich 1–2 Fragen. Über seine Krankheit bringt der Patient während der Visite überwiegend als Dritter etwas in Erfahrung: 60 % aller Sätze, die Informationen über seine Krankheit enthalten, werden zwischen Arzt und Schwester ausgetauscht, sind also nur implizit an den Patienten gerichtet.

Diese fragmentierte Kommunikation ergibt sich in erster Linie daraus, daß die *Visite* im somatologischen Krankheitsverständnis eine strukturell überladene Arbeitsaufgabe darstellt, da in ihr im Prinzip *körperliche Untersuchung, Inspektion, Kontrolle des Therapieplanes, Einleitung und Überwachung diagnostischer Maßnahmen, Organisationsabsprachen und Informationsaustausch mit dem Pflegepersonal vorrangig zu integrieren sind.* Es ist nachvollziehbar, daß unter dem gleichen Zeitdruck bei der eigentlichen Aufgabe, dem Gespräch mit dem Patienten, gespart wird. Es ist auch zu erwarten, daß angesichts der Vielfalt und Komplexität ärztlicher Aufgaben und angesichts des dominierenden Einflusses eines naturwissenschaftlich-instrumentellen (somatologischen) Krankheitsverständnisses Strategien der kommunikativen Entlastung verfolgt werden, deren Folgen v. a. die Patienten zu spüren bekommen. Für die Krankenpflegepersonen wirken sich die ärztlichen Entlastungsstrategien nicht selten im Sinne einer vermehrten kommunikativen Belastung, besonders als Rollenkonflikt aus, wenn Patienten nach der Visite mit Fragen zur Diagnose und Prognose ihrer Krankheit an sie herantreten, deren Beantwortung in den Zuständigkeitsbereich des Arztes fällt.

Eine am *psychosomatischen Krankheitsmodell* orientierte Visite räumt dagegen der direkten Kommunikation zwischen Arzt und Patient mehr Zeit und Raum ein. Organisatorische und therapeutische Fragen werden im Team vor bzw. nach der *Zimmervisite* besprochen. *Der Patient wird ermutigt, Fragen zu stellen und seinen Empfindungen Ausdruck zu geben,* der Arzt berücksichtigt die vielfältigen, auch insbesondere aus den Beobachtungen der Gruppenpflege zusammengetragenen Informationen über den Patienten und versteckt sich nicht „hinter der Kurve". Quantitativ und qualitativ ist die Kommunikation zwischen Ärzten und Pflegepersonal im Rahmen der Arbeitsaufgabe Stationsarztvisite unter diesen Bedingungen wesentlich befriedigender (vgl. Köhle u. Raspe 1982).

Arzt und Pflegepersonal, die sich an einem *psychosomatischen Krankheitsverständnis* orientieren, arbeiten notwendigerweise intensiver und teamartiger zusammen. Die pflegerische Tätigkeit wird aufgewertet, unter anderem, weil aus ihr für Verständnis und Behandlung des Kranken wichtige Einsichten und Leistungen resultieren. Der Informationsfluß zwischen Arzt und Pflegepersonal wird durchlässiger, die Chancen der Teilhabe an Entscheidungen und Überlegungen zu Therapie, Verlegung, Entlassung von Patienten erhöhen sich beim Pflegepersonal. In einem in den 80er Jahren durchgeführten, großangelegten Forschungsprojekt des Marburger Instituts für Medizinische Soziologie wurden 7 psychosomatisch orientierte Krankenhausstationen und 8 traditionell-internistische Stationen, die hinsichtlich wesentlicher Strukturmerkmale vergleichbar waren, untersucht. Es ging um die Frage, welche Auswirkungen eine programmatisch geänderte, patientenzentrierte (psychosomatische) Arbeitsgestaltung auf Einstellungen und Belastungserfahrungen der auf den Stationen Beschäftigten haben (Kohlmann et al. 1986). Eine Analyse der Befragungsdaten von etwa 200 Pflegepersonen ergab deutliche Unterschiede in die erwartete Richtung, das heißt, günstigere Werte für Personal auf psychosomatischen Stationen, und zwar für folgende Größen:

- erhöhter Einfluß auf medizinische Entscheidungen,
- geringere Arbeitsbelastungen,
- geringeres Ausmaß von Resignation,
- geringeres Ausmaß an psychischer Abwehr und Rationalisierung,
- bessere Informiertheit über Belange der Patienten, v. a. im persönlichen und sozialen Bereich.

Die beobachteten Unterschiede konnten nicht auf den Einfluß von Störgrößen wie Stellenplan, Qualifikation, Lebens- oder Beschäftigungsalter des Personals etc. zurückgeführt werden. Sie verdeutlichen vielmehr, in wie starkem Ausmaß strukturell-organisatorische Maßnahmen, die sich an einem bestimmten Verständnis des Arbeitsauftrages des Krankenhauses orientieren (somatologisches vs. psychosomatisches Krankheitsmodell) Auswirkungen auf den Kontakt mit Patienten, auf die Arbeitszufriedenheit und das Erleben von Arbeitsbelastungen besitzen. Wir werden auf diese wichtige Schlußfolgerung am Ende des Beitrages zurückkommen. Vorerst wollen wir uns jedoch der Analyse von Arbeitsbelastungen unter den heute noch vorherrschenden Bedingungen pflegerischer Arbeit im Krankenhaus zuwenden.

Arbeitsbelastungen und „Burnout" beim Pflegepersonal

In diesem Abschnitt werden zunächst krankenhausspezifische Arbeitsbelastungen des Pflegepersonals vorgestellt. Es soll dabei die besondere Natur dieser Belastungen deutlich werden, die im Zusammenhang mit anderen das individuelle Belastungserleben beeinflussenden Faktoren in einer Belastungskarriere kumulieren können. Über fehlgeschlagene Bewältigungsversuche führen diese möglicherweise zu hochgradigen Erschöpfungserscheinungen, die auch als Burnout-Syndrom bezeichnet werden. Schließlich wird anhand einer wissenschaftlichen Studie ein Eindruck davon vermittelt, welche Arbeitsbedingungen in der Krankenpflege als besonders belastend erlebt werden und wie stark das Burnout-Syndrom dort ausgeprägt ist.

Dimensionen von Arbeitsbelastungen im Krankenhaus

Arbeitsbelastungen sind aus dem Berufsleben nicht wegzudenken und schon gar nicht aus dem des Pflegepersonals. Gerade die Krankenpflege ist von jeher als Beruf mit hohen Anforderungen bekannt, dem durch die Beschäftigung mit menschlichem Leiden eine besondere – nämlich *psychosoziale* – Belastungskomponente innewohnt. Die Belastungen im psychosozialen Bereich werden aus wissenschaftlicher Sicht bis heute eher zurückhaltend – wenn auch mit zunehmender Tendenz – erschlossen. Die wesentliche Domäne der Arbeitsbelastungsforschung ist nach wie vor die Industrie. Die Situation in der Krankenpflege als einem von zahlreichen psychosozialen Feldern wurde bis vor einigen Jahren vorwiegend unter der Fragestellung erforscht, wie die Qualität der Pflege möglichst kostengünstig zu sichern sei. Dabei waren die Bedürfnisse des Personals von untergeordnetem Interesse (s. dazu auch Faltermaier 1990, S. 163). Erst seit einigen Jahren ist man bestrebt, die Belastungen des Pflegepersonals zu untersuchen, um davon ausgehend bessere pflegerische Arbeitsbedingungen zu schaffen. Diese sollten über eine Steigerung der Effektivität von Hilfeleistungen wiederum auch den Patienten zugute kommen.

Mittlerweile liegen einige grundlegende wissenschaftliche Erkenntnisse über die Dimensionen von Arbeitsbelastungen in der Krankenpflege vor. Bevor sie hier entwickelt werden können, ist jedoch zunächst die Frage zu beantworten: Was bedeutet der Begriff „Arbeitsbelastung"?

> Arbeitsbelastung setzt sich aus mehreren Komponenten zusammen. Auf der einen Seite besteht sie aus Arbeitsbedingungen, die unabhängig von individueller Bewertung meßbar sind, sog. objektive Belastungen oder Stressoren (Lärm, Schicht- und Nachtdienst, etc.). Auf der anderen Seite steht die subjektive Belastung bzw. Distreß, nämlich die jeweils unterschiedlichen individuellen Wahrnehmungen von Situationen oder Anforderungen und Bewältigungskapazitäten. Man spricht dann von individueller Arbeitsbelastung, wenn objektive Anforderungen von einer Person, an die sie gerichtet sind, als belastend erlebt werden (Herschbach 1991, S. 23).

Es werden verschiedene Belastungskriterien erforscht. Zum einen sind dies die o. g. objektiven Bedingungen und subjektiven Belastungsaspekte. Desweiteren werden meistens Faktoren untersucht (u. a. demographische Faktoren, wie z. B. Alter und Geschlecht), die einen Einfluß darauf haben, ob eine für das Individuum belastende Arbeitssituation negative Auswirkungen hat (wie z. B. Krankheit und/oder Burnout). Es wird ebenfalls unter verschiedenen Kriterien beleuchtet, ob negative Konsequenzen vorliegen und wie diese ausgeprägt sind.

In der Literatur zur Belastung in der Krankenpflege werden die verschiedensten Arbeitsbedingungen als belastend eingestuft. Welche Art von Belastungen ist nun aber im krankenpflegerischen Bereich besonders oft anzutreffen?

Ullrich (1987, S. 13 ff.) unterscheidet 3 Qualitäten von krankenhausspezifischen Arbeitsbelastungen:

1. Physische Belastungen

Darunter ist die Einwirkung von Arbeitsbedingungen „*auf den Körper der Beschäftigten*" zu fassen.

Beispiele dafür sind Belastungen des Stütz- und Bewegungsapparates (beim Heben von bettlägerigen Patienten, beim Schieben von Betten mit schweren Extensionen etc.) und Schädigungen durch chemische Gifte und physikalische Einwirkungen (Vorbereitung von chemotherapeutischen Substanzen, Exposition gegenüber gefährlicher radiologischer Strahlung).

2. Psychische Belastungen

Psychisch belastend sind „*Arbeitsinhalte, die auf das subjektive Erleben und Verhalten des Individuums Einfluß haben*".

Hierzu seien als Beispiele genannt gleichförmige, sich wiederholende Tätigkeiten, die verbunden sind mit der Erfordernis hoher Wachsamkeit (technische Überwachung der Vitalfunktionen von Patienten im Intensivbereich und OP), Störungen des Wach-Schlaf-Rhythmus durch Schichtdienst.

3. Soziale Belastungen

Unter sozialen Belastungen faßt Ullrich Rollenkonflikte zusammen, die sich aus der Berufsrolle ergeben.

Belastungen sind in der beruflichen Wirklichkeit selten so klar wie in dieser Typisierung gegeneinander abzugrenzen. Vielmehr sieht man sich mit Mischformen konfrontiert, wie z. B. psychosozialen Belastungen (Ullrich 1987).

Nachdem ein Eindruck davon vermittelt wurde, auf welchen Ebenen Belastungen beim Pflegepersonal auftreten können, soll anhand einer Kategorisierung der Problemlagen noch einmal ausführlich demonstriert werden, aus welchen konkreten Bedingungen sich diese ergeben können (Faltermaier 1987):

Arbeitstätigkeit

- Belastungen durch die unmittelbare Interaktion und Arbeit mit Patienten
  - körperlich sehr anstrengende Arbeit,
  - große Verantwortung/Überforderung,
  - Unterforderung: uninteressante und monotone Arbeit,
  - „schwierige" Patienten oder Angehörige,
  - schwer kranke und sterbende Patienten,
  - Konflikte zwischen Bedürfnissen der Patienten und anderen Arbeiten.

- Zusätzliche Belastungsmomente durch
  - Menge der Arbeit,
  - ständigen Zeitdruck,
  - erschwerte Bedingungen (baulich, fehlendes Pflegematerial).

Interaktion mit Mitarbeitern

- Probleme/Konflikte innerhalb des Pflegepersonals
  - im Stationsteam,
  - mit Stationsleitung,
  - mit Pflegedienstleitung.

- Probleme/Konflikte mit ärztlichem Personal
  - Status und Hierarchie,
  - Probleme in Zusammenarbeit,
  - persönliche Konflikte.

- Probleme/Konflikte mit anderen Berufsgruppen
  - Auszubildende: Praktikanten/Famulanten/Pflegeschüler,
  - Putzpersonal, Fahrdienst,
  - anderes therapeutisches Personal: z.B. Krankengymnastik.

Rahmenbedingungen der Arbeit

- Knappe personelle Besetzung auf den Stationen
  - quantitativ (Zahl der Stellen),
  - qualitativ (Qualifikation des Personals).

- Ungünstige Arbeitszeiten
  - viele und zu häufige Überstunden,
  - häufige Nachtwachen,
  - häufige Wochenendarbeit.

- Schlechte Bezahlung.

- Negatives Bild der Schwester in der Gesellschaft (S. 324).

Diese Systematisierung wurde anhand einer qualitativen Befragung von 17 Krankenschwestern gewonnen.

Auffallend ist, daß ein großer Teil der Belastungen aus den sozialen Interaktionen im Rahmen der Berufsausübung resultieren, also psychosozialer Natur sind.

Eine Übersicht über die internationale Belastungsforschung zeigt eine Dominanz der psychosozialen Belastungen, die insbesondere interaktionsspezifischer Natur sind (Herschbach 1991, S. 29 ff.). Es sind 4 Gesichtspunkte von Arbeitsbedingungen, die von fast allen Autoren als belastend eingestuft werden:

- Arbeitsumfang und -verteilung,
- Verhältnis zu den Ärzten,
- Konflikte mit den Krankenpflegekollegen und Vorgesetzten,
- Probleme bzgl. der Patienten.

Im folgenden Abschnitt wird zu zeigen sein, wie interaktionsspezifische Belastungen in psychosozialen Berufen dazu beitragen können, daß sich vor dem Hintergrund einer Belastungskarriere ein Burnout-Syndrom herausbildet.

Die Belastungs„karriere" und das „Burnout"-Syndrom

Kritisch werden Belastungen v. a. dann, wenn sie den einzelnen überfordern und von ihm mit nicht angemessenen Bewältigungsstrategien beantwortet werden. Solche Überforderungen können sich insbesondere dadurch ergeben, daß interaktionsspezifische und andere Arbeitsbelastungen über einen längeren Zeitraum zusammenwirken, sie gleichsam in einer Art Belastungskarriere kumulieren. Die vergeblichen Bemühungen, exzessive Dauerbelastungen psychosozialer Tätigkeiten in produktiver Weise zu bewältigen, können zu dem Phänomen führen, das unter der Bezeichnung Burnout bekannt geworden ist (vgl. auch Ullrich 1987, S. 21).

Burnout (BO) kommt aus dem amerikanischen Raum und kann mit *Ausbrennen* übersetzt werden. Es gibt bisher keine allgemeingültige Definition davon. Maslach (1982) entwickelte eine Definition, die alle Gemeinsamkeiten der zahlreichen oftmals sehr verschiedenen Definitionsansätze in sich vereint.[1]

> Es besteht in folgenden Punkten Einigkeit:
> - BO zeigt sich als Symptomenkomplex auf der individuellen Ebene. Es wird deshalb auch als Burnout-Syndrom (BOS) bezeichnet.
> - Es ist eine innerliche psychologische Erfahrung.
> - Diese ist negativ getönt.

Wenn Maslach darüber hinaus auch keine generelle Übereinstimmung feststellen konnte, kristallisieren sich doch einige Punkte heraus, über die relativer Konsens besteht.

So geht man noch am ehesten darin konform, daß BO von Erschöpfung begleitet wird, die eher im psychischen als im physischen Bereich auftritt. Sie wird deshalb auch als *emotionale Erschöpfung* bezeichnet. Eine zweite Dimension, die sich aus den Definitionen ergibt, ist eine negative Veränderung im zwischenmenschlichen Bereich, besonders in Form inhumanen Verhaltens gegenüber Klienten und Patienten, die im Terminus *Depersonalisierung* ihren Ausdruck findet. Diese beiden Faktoren sind sowohl auf die Personal-Klienten-(Patienten)beziehung als auch auf die verbleibenden Arbeitsbedingungen zurückzuführen. Ein drittes häufig genanntes Kennzeichen von BO ist eine *verminderte subjektive Leistungsfähigkeit* (Maslach 1982, S. 31 f.).

Diese drei mit BO verbundenen Faktoren können durch jeweils spezifische Ausprägungen charakterisiert werden. Zur Verdeutlichung der Burnout-Symptomatik seien hier Beerlage u. Kleiber (1990, S. 14) zitiert:

> ***Emotionale Erschöpfung:*** Sie drückt sich z. B. in Gefühlen aus, durch die Arbeit mit anderen Menschen ausgelaugt, erledigt, frustriert zu sein; „am Ende" [Hervorhebung im Original, C. K.] zu sein, schon vor der Arbeit

---

[1] Sie schuf damit eine wichtige Voraussetzung für eine fundierte Erforschung von BO und führte selbst erste systematische empirische Untersuchungen dazu durch.

müde zu sein oder in dem Gefühl, daß die Arbeit mit anderen Menschen (nur noch) eine Strapaze ist.

Depersonalisierung (Dehumanisierung): Hiermit sind zynische, distanzierende und dehumanisierende Reaktionen auf die Empfänger der Dienste gemeint, die sich darin zeigen, daß Klienten bzw. Ratsuchende als unpersönliche Objekte behandelt werden. Der Eindruck, Klienten und ihren Problemen gegenüber gleichgültiger zu werden, sich im Grunde nicht dafür zu interessieren, was aus ihnen wird oder das Gefühl, emotional zu verhärten sind Indikatoren des Burnout-Faktors „Depersonalisierung".

Verminderte subjektive Leistungsfähigkeit: Sie drückt sich z.T. trotz faktisch hohen Kompetenzen und langer (Berufs)erfahrung in subjektiven Einschätzungen aus, wie: den Umgang mit den Klienten nicht mehr im Griff zu haben, sich nicht mehr gut in sie hineinversetzen zu können, ihr Leben durch ihre eigene Arbeit nicht (mehr) positiv beeinflussen zu können, keine entspannte Atmosphäre mehr herstellen zu können und in der Arbeit mit emotionalen Problemen nicht mehr ruhig und ausgeglichen umgehen zu können.

Zusammenfassend bleibt somit festzuhalten:

> **Burnout** ist ein Syndrom mit den 3 wichtigsten Symptomen *emotionale Erschöpfung, Depersonalisierung und verminderte subjektive Leistungsfähigkeit.* Das Burnout-Syndrom ist in der Hauptsache auf interaktionsspezifische chronische Belastungen zurückzuführen und betrifft vorwiegend Personen, die eng mit Menschen zusammenarbeiten (vgl. Maslach 1982, S. 3).

Inzwischen wird es weltweit von zahlreichen Autoren, die damit beschäftigt sind, als eine charakteristische Erscheinung in den helfenden Berufen eingestuft.

Spezifische Arbeitsbelastungen und Streßreaktionen hat es in der Krankenpflege immer schon gegeben, ihnen wird jedoch erst in den letzten Jahren auch in Deutschland eine besondere Brisanz beigemessen. Dies ist u. a. auf einen allgemeinen Wertewandel im Berufsleben zurückzuführen, der sich auch in der Krankenpflege niederschlägt. Während Krankenschwestern in früheren Zeiten vor dem Hintergrund eines von Aufopferung geprägten traditionellen Berufsrollenverständnisses der Krankenpflege bereit waren, sogar übermäßige Belastungen zu tolerieren, wird beim Krankenpflegepersonal heutzutage zunehmend der Wunsch laut, sich in der Pflege des kranken Menschen selbst zu verwirklichen. Die berufliche Tätigkeit wird nicht mehr in erster Linie den Kriterien eines protestantischen Ethos, wie z. B. Pflichterfüllung, Selbstbeherrschung und Hingabe unterworfen, sondern zunehmend unter lustbetonten Aspekten gesehen und soll Freude machen. Dies ist unter den weitgehend schlechten Arbeitsbedingungen der letzten Jahre bis heute nicht gewährleistet. Wenn aber die beruflichen Leistungen über einen längeren Zeitraum nur ungenügend oder gar nicht belohnt werden, kann dies zur *Gratifikationskrise* führen (Siegrist 1991, S. 46). Eine solche, durch ein Ungleichgewicht zwischen Verausgabungen und Belohnungen hervorgerufene Krise kann im Zusammenhang mit individuellen Dispositionen entscheidend dazu beitragen, daß sich ein Burnout-Syndrom entwickelt. Gerade der Krankenpflegeberuf hält vor dem Hintergrund zunehmender quantitativer als auch qualitativer Anforderungen einerseits und ungenügender finanzieller sowie sozioemotionaler Belohnungen andererseits ein besonderes Potential für berufliche Gratifikationskrisen bereit. So ist es nicht verwunderlich, daß in der bundesdeutschen Öffentlichkeit gerade durch die Verschärfung des Pflegenotstandes während den 80er Jahren die Diskussion über das Burnout-Phänomen entfacht wurde (Killmer 1989, S. 205).

Seitdem gewinnt es auch hier zunehmend an Bedeutung und setzt sich als eigenständiges Konzept durch, obwohl nach wie vor gewisse Abgrenzungsschwierigkeiten gegenüber Konzepten zum Streßmodell, zur Depression und zur Entfremdung bestehen (Enzmann u. Kleiber 1989; Burisch 1989).

Es herrscht weitgehende Übereinstimmung darin, daß Burnout kein kurzfristiger Zustand ist, sondern ein schleichend verlaufendes und langwieriges Geschehen, innerhalb dessen der Helfer mehr oder weniger erfolgreich versucht, die streßreiche Arbeitssituation zu bewältigen. Weil in diesem Prozeß die Bewältigung von chronischen Arbeitsbelastungen zentral ist, kann man ihn auch als *(Arbeits)belastungskarriere* bezeichnen.

In dieser Belastungskarriere spielen innerpsychische Bewältigungsstrategien mit defensivem Charakter eine große Rolle (Enzmann u. Kleiber 1989). Dadurch können sich beim Individuum während der Belastungskarriere verschiedene Symptom-konstellationen herausbilden, die wiederum bestimmte Phasen oder Stadien des BO charakterisieren.[2] In der Literatur findet man zahlreiche Versuche, dieses Geschehen darzustellen. Hier wird beispielhaft der Ansatz nach Edelwich u. Brodsky (1984) vorgestellt. Sie erklären BO vor dem Hintergrund eines zeitlichen Ablaufs, in dem Helfer durch die Arbeitsbedingungen einen *„zunehmenden Verlust an Idealismus und Energie"* erleben, und bezeichnen diesen Prozeß als den *Kreislauf der Desillusionierung.* Er besteht aus den Stadien des *Enthusiasmus, der Stagnation, der Frustration, der Apathie,* die hier nur in aller Kürze beschrieben werden sollen (Abb. 1):

Enthusiasmus bzw. idealistische Begeisterung

Im Anfangsstadium des Enthusiasmus herrschen große Hoffnungen und Energien und unrealistische Erwartungen vor.

- Man ist begeistert und freut sich nach dem Studium/dem bisherigen Beruf auf einen neuen Anfang.
- Man muß sich anstrengen, hat das Gefühl, es lohnt sich. Fehlschläge machen nicht allzuviel aus, die Arbeit wird von einer anderen Seite angepackt. Man weiß, wenn das hier erst in Ordnung gebracht wurde, wird es schon gehen.
- Man identifiziert sich gerne mit den Kollegen, mit dem Arbeitsteam und dem ganzen Unternehmen.
- Überstunden sind kein Problem. Die Arbeit macht ja Spaß.
- Eine Person in dieser Phase wird von den Arbeitskollegen, die den Job schon länger machen, oft als Bedrohung empfunden. Die Person kann eine Belastung sein.
- Gleichzeitig ist man in dieser Phase irgendwie realitätsfern!

---

[2] So brauchbar eine solche Perspektive auch ist, so sehr vernachlässigt sie doch die soziologische gegenüber der psychologischen Seite des Belastungsgeschehens (vgl. dazu S. 60 ff.: Das Krankenhaus als bürokratische Organisation und S. 62 ff.: Die Krankenstation als pflegerisches Handlungsfeld).

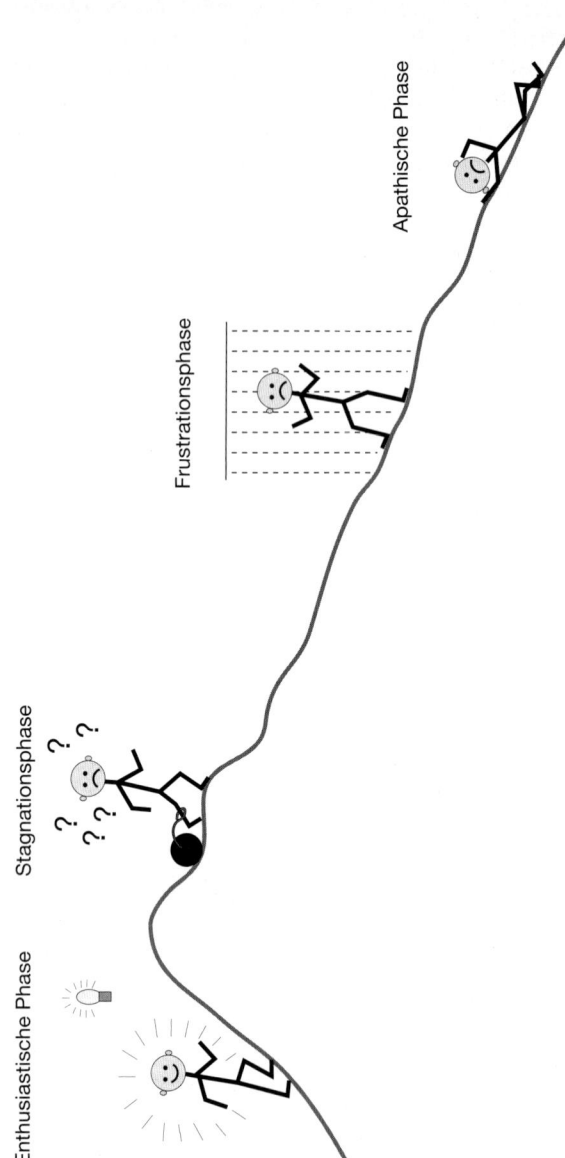

Abb. 1. Kreislauf der Desillusionierung. (Nach Bronsberg u. Vestlund 1988, in Anlehnung an Edelwich und Brodsky 1984)

Stagnation

Im Stadium der Stagnation hat man sich bereits an die Arbeit gewöhnt, die einem nicht mehr wie im Stadium der Begeisterung alles ersetzt. Man ist zu der Erkenntnis gekommen, daß persönliche Bedürfnisse (wie z.B. Zuwendung) in der Arbeit in der Regel nicht befriedigt werden können. Die Befriedigung anderer Bedürfnisse wie gesichertes Einkommen, beruflicher Aufstieg und Freizeit gewinnt daher besondere Wichtigkeit.

- Allmählich befällt einen das Gefühl nichts vorwärtszubringen; man zweifelt an seiner Leistung, weiß aber nicht recht, warum.
- Man sieht die erhofften Resultate nicht.
- Schwankungen in der Arbeitsfreude führen zeitweilig zu verminderter Leistung, denn man zweifelt ja an sich selbst.
- Man läßt sich langsam von der negativen Haltung der Kollegen anstecken, versucht aber, dagegen anzugehen.
- Man isoliert sich, um sich selbst zu schützen; die Gesundheit ist angeknackst. Leichte Magenbeschwerden, manchmal Kopfschmerz

Frustration

Im Stadium der Frustration, der entscheidenden Phase des BO, werden Arbeitseffektivität und Sinn der Arbeit in Frage gestellt; es entstehen Gefühle der Machtlosigkeit. Emotionale, physische und disziplinäre Probleme können besonders hier auftreten.

- Man stellt die Arbeit in Frage, überlegt, ob man den falschen Beruf gewählt hat, ob etwas in der Ausbildung schiefgelaufen ist.
- Die eigene Haltung wird negativ, man sieht die Schwierigkeiten bei sich selbst und auch bei den Leuten, mit denen man zusammen arbeitet: „Das wird nie klappen!"
- Ein Gefühl der Machtlosigkeit kommt auf, und man zweifelt an seinem Können. Nicht einmal die größte Anstrengung scheint weiterzuhelfen.
- In der Arbeitsgemeinschaft kommen leichte Nervosität und Konflikte auf.
- Die psychosomatischen Symptome sind inzwischen chronisch geworden. Man läßt die Zügel noch mehr schleifen und verliert die Arbeitsfreude.

Apathie

> Als Abwehrmechanismus gegen chronische Frustrationen entsteht Apathie, das Endstadium des BO. Typisch für das Stadium der Apathie ist die Abhängigkeit des Helfenden von der Arbeit bei gleichzeitiger Frustration durch sie. Dies führt dazu, daß ursprüngliche Ziele aufgegeben werden und mit möglichst geringem Arbeitsaufwand versucht wird, die gesicherte berufliche Position aufrecht zu erhalten. Der Helfer schützt sich vor weiteren Frustrationen, indem er Kontakte zu Klienten/Patienten ganz vermeidet und/oder sie depersonalisiert.

- Man resigniert nicht nur vor der Arbeit, sondern auch vor den Möglichkeiten, etwas zu verändern.
- Die Abstände zu den Arbeitskollegen und zur Familie werden immer größer.
- Das mangelnde Selbstvertrauen treibt Blüten. Man ist völlig entmutigt und würde nie wagen, einen Zustand zu ändern oder gar den Arbeitsplatz zu wechseln.
- Die Arbeit läßt einen kalt. Man schleicht durch die Korridore, flüchtet sich in eine gewisse Vereinsmeierei, drückt sich, wo es geht, oder wird restlos apathisch. Ausgebrannt!
- Physischer und psychischer Kollaps, durch den man gezwungen wird, ganz aufzuhören/sich versetzen zu lassen/den Beruf zu wechseln (Bronsberg und Westlund 1988).

Während des gesamten Kreislaufs der Desillusionierung kann sich BO auf der physischen, emotionalen und Verhaltensebene ausprägen. Es ist jedoch an jeder Stelle möglich, den Zirkel, der oft zyklisch verläuft und sich mehrere Male wiederholen kann, durch *Intervention* zu unterbrechen. Als Intervention bezeichnen Edelwich u. Brodsky *„alles, was in Voraussicht oder als Reaktion auf Enthusiasmus, Stagnation, Frustration oder Apathie unternommen wird"* (S. 25).[3]

Der Kreislauf der Desillusionierung nach Edelwich u. Brodsky beruht wie viele andere Phasenmodelle des BOS auf einem intuitiven Typisierungsversuch basierend auf Fallbeispielen. Das

---

[3] Vgl. zur Intervention ausführlich S. 84 ff.: Ansätze zur Verminderung von Arbeitsbelastungen in der pflegerischen Tätigkeit.

Modell wurde bisher empirisch nicht systematisch getestet, weshalb letztlich keine verläßliche Aussage darüber möglich ist, ob es der Wirklichkeit im Burnout-Geschehen entspricht. Es kann somit nur dazu dienen, einen Eindruck zu vermitteln über die denkbare Gestaltung des Burnout-Syndroms in der Belastungskarriere.

Wenn es über den Verlauf von Burnout auch noch keine gesicherten empirischen Erkenntnisse gibt, die hier vorgestellt werden könnten, so soll zumindest am Beispiel einer wissenschaftlichen Studie verdeutlicht werden, wie stark Pflegekräfte von Burnout betroffen sind und welche Arbeitsbedingungen in der Krankenpflege als besonders belastend erlebt werden.

Vertiefung anhand einer wissenschaftlichen Studie

Herschbach (1991) führte eine anwendungsorientierte psychologische Studie zu Art, Bedingungen und Umfang von beruflichen Belastungen bei 299 Ärzte/-innen und 592 Krankenpflegekräften durch.

In der schriftlichen Befragung an 54 Universitätskliniken, öffentlichen Krankenhäusern und Krebsnachsorgekliniken in Bayern und Baden-Württemberg wurde ein Fragebogen eingesetzt, der aus 9 Teilen besteht. Davon beziehen sich 4 Teile auf Personen- und Arbeitsplatzmerkmale (Fragen zur Person, Berufsausbildung/-erfahrung, Arbeitstätigkeit, Station) und 5 Teile auf verschiedene Belastungsaspekte (Beschwerden, Burnout, Arbeitszufriedenheit, Vorschläge zur Entlastung, Belastungen).

Die Belastungen wurden durch einen Fragebogen ermittelt, der sich aus 64 problematischen beruflichen Situationen zusammensetzt. Die Teilnehmer an der Untersuchung sollten diese Fragen jeweils dahingehend beantworten, ob die Situation zutreffend ist und wie stark sie ggf. empfunden wird.

Die 5 als am stärksten empfundenen Probleme waren:[4]

In der Krankenpflege:
- Telefon klingelt zu oft (3,7),
- Miterleben fortschreitender Krankheitsprozesse (3,7),
- Zeitdruck (3,3),
- unangemessene Lebensverlängerung Sterbender (3,3),
- zu wenig Zeit für die Patienten (3,3).

Im ärztlichen Bereich:
- Miterleben fortschreitender Krankheitsprozesse (3,3),
- Einschränkung von Privatkontakten durch den Arbeitsumfang (3,3),
- zu viele Büroarbeiten (3,2),
- Zeitdruck (3,1),
- Aufklärung über Rezidive/Rückfälle (3,1).

Das Krankenpflegepersonal war in allen Punkten stärker belastet als die Ärzte/-innen.

Die *Stärke der subjektiven Belastung* in der Krankenpflege wird insbesondere durch die folgenden *Bedingungen beeinflußt:*

Alter und Berufserfahrung (*jüngere Berufsanfänger*), Krankenhaustyp (*große Krankenhäuser*) und medizinisches Fachgebiet (*Hämatologie*), Anteil moribunder bzw. sterbender Patienten auf Station (*mehr als 10%*), Schichtform (*Dreischichtwechseldienst*), Pausen (*weniger als 20 min/Tag*) und Überstundenzahl (*mehr als 10 h/Monat*).[5] Auch in der Stichprobe der Ärzte-/innen sind Kliniktyp, Arbeitszeiten und Anteil moribunder Patienten auf Station Hauptbelastungsbedingungen.

Ein zentrales Forschungsanliegen der Studie bestand in dem Vergleich der Arbeitssituation von *onkologischem* und *nichton-*

---

[4] Es wird hier hauptsächlich die Belastungssituation in der Pflege dargestellt, während die Ergebnisse der Ärzte-/Ärztinnenbefragung nur wahlweise zur Kontrastierung herangezogen werden.

[5] Alle Bedingungen, die eingeklammert sind, tragen zu einer verstärkten Belastung bei.

kologischem Personal. Es ergab sich dabei kein signifikanter Unterschied in den Kategorien *Gesamtbelastung, Beschwerden, Burnout und Arbeitszufriedenheit.* Allerdings zeigte die detaillierte Analyse der Belastungsbereiche jeweils spezifische Belastungen des Pflegepersonals. In der Onkologie sind dies die Betroffenheit über den leidenden Patienten und Konfrontation mit den Grenzen der eigenen Möglichkeiten. Zu überprüfen wäre hier noch, ob diese Belastungen speziell auf die Krebskrankheit zurückzuführen sind, oder, ob sie nur mit lebensbedrohenden Krankheiten im allgemeinen in Verbindung stehen. In der nichtonkologischen Krankenpflege betreffen spezifische Belastungen v. a. die Arbeitszeiten und unkooperative Patienten und Angehörige.

Als Ergebnis schwerer seelischer und körperlicher Beanspruchungen zeigen sich insgesamt beim Pflegepersonal im Vergleich mit einem nach Alter und Geschlecht entsprechenden Ausschnitt aus der Allgemeinbevölkerung überdurchschnittlich starke körperliche und allgemeine Beschwerden. Mäßige oder starke Rückenschmerzen nehmen mit 74,4 % Rangplatz 1 der Beschwerdeliste ein. Entsprechende Resultate zeigte eine Rezension von 5 deutschsprachigen Studien.[6] Durchweg stehen Rücken- und Kreuzbeschwerden mit 23–63 % an erster Stelle der Beschwerdelisten.

In der Herschbach-Studie werden neben Rückenschmerzen weitere Beschwerden „mäßig" oder „stark" beklagt:

57,9 % = übermäßiges Schlafbedürfnis,
56,9 % = Schweregefühl in den Beinen,
56,2 % = mäßige oder starke Nackenschmerzen,
53,9 % = Reizbarkeit,
48,7 % = körperliche Mattigkeit,
46,1 % = innere Unruhe.

---

[6] Albrecht et al. (1982); Bartholomeyczik (1987); Düpmann et al. (1985); Siegrist (1978); Pröll u. Streich (1984); zit. nach Herschbach (1991, S. 34).

Ärzte/Ärztinnen waren zwar auch stärker belastet als der Bevölkerungsdurchschnitt, aber bei weitem weniger als das Pflegepersonal. Auf Rangplatz 1 der Beschwerdeliste steht bei ihnen mit 45,4 % Nennung Reizbarkeit, gefolgt von Kreuzschmerzen mit 36,5 %.

Von Burnout betroffen waren 65,5 % der Krankenpflegekräfte und 63,4 % der Ärzte/Ärztinnen. Die durchschnittliche Stärke des Burnouts lag bei 3,3 (Pflegepersonal) und 3,2 (Ärzte/-innen) auf einer Skala von 1–7.[7]

In einer Untersuchung von Enzmann u. Kleiber (1989) fand sich unter Verwendung des gleichen Instruments für das Pflegepersonal ein niedrigerer Wert von 3,06. Dies mag darauf zurückzuführen sein, daß es sich bei der sehr kleinen Stichprobe von 43 Befragten um Gewerkschaftsangehörige handelt. Sie repräsentieren eine Minderheit des Pflegepersonals. Dies nicht zuletzt, indem sie sich kollektiv gegen berufliche Mißstände wehren, während in der Krankenpflege individuelle Problemlösungsstrategien traditionell verankert sind, die vermutlich verstärkt zu Burnout beitragen. Letzteres würde die höheren Werte in der Herschbach-Studie erklären.

Die durch den Überdrußfragebogen gewonnenen Burnout-Werte müssen jedoch vor dem Hintergrund gesehen werden, daß das Instrument nicht scharf zwischen Burnout und anderen Erscheinungen, wie z. B. Depression, differenziert.

Wenn man sich das Ausmaß von Belastungen, Beschwerden und Burnout ansieht, ist es erstaunlich, daß beide Berufsgruppen mit ihrer Arbeitssituation relativ zufrieden waren. Die Arbeitszufriedenheit wurde jedoch allein über die Beantwortung eines Items erhoben, und es ist fraglich, ob dies angesichts eines solch komplexen Phänomens genügt.[8]

---

[7] Nach Aronson et al. (1983) liegt BO vor, wenn ein Wert von 3 überschritten wird.

[8] Die Frage lautete: „Wie zufrieden bzw. unzufrieden sind Sie mit Ihrer derzeitigen beruflichen Tätigkeit, wenn Sie alle Aspekte berücksichtigen und zu einem Gesamturteil kommen?" Die Antwort war auf einer Skala mit 9 Abstufungen zwischen „sehr zufrieden" und „sehr unzufrieden" anzukreuzen.

Um Aufschluß über besonders belastete Personenkreise zu gewinnen, wurden die beiden Gesamtgruppen (Ärzte/innen und Pflegepersonal) mittels weiterer statistischer Analysen nochmals in homogene Untergruppen mit ähnlichen Belastungen aufgeteilt. Es kristallisierte sich bei beiden jeweils eine Risikogruppe heraus, die hier vorgestellt werden sollen:

- *Die pflegerische Risikogruppe* besteht aus 86 Personen (16 %). Sie hat einen Gesamtbelastungswert von 3,2 (2,2)[9]; der Burnoutwert ist mit 3,9 (3,3) ebenfalls deutlich erhöht. Die Arbeitszufriedenheit ist sehr gering. Betroffen sind junge, unerfahrene Personen, die in Großkliniken arbeiten (häufig internistisch), die meisten Überstunden leisten und wenigsten freien Wochenenden haben. Hauptschichtform ist mit 60 % der Dreischichtwechseldienst. Diese Pflegekräfte haben viele Patienten zu betreuen (v. a. Schwerkranke mit langer Liegezeit) und dabei kaum Zeit für Pausen (täglich 29,9 min) und Patienten (täglich 222 min); 15,5 % gaben Alkoholprobleme an (6,7 % in der Gesamtgruppe).[10]
- *Die Risikogruppe bei den Ärzte/-innen* besteht aus 27 Personen (9,1 %). Der Gesamtbelastungswert liegt bei 2,9 (1,9 in der Gesamtgruppe). Zentrale Merkmale sind hier geringes Lebensalter, viele Nacht- und Wochenenddienste, wenig Zeit für tägliche Pausen und ein hoher Anteil moribunder Patienten auf der Station; 37 % gaben Alkoholprobleme an (16,2 % der Gesamtgruppe).[11]

Vorschläge der Befragten zur Entlastung am Arbeitsplatz bezogen sich v. a. auf eine Verbesserung der Personalausstattung und Entlastung von fachfremden Tätigkeiten, insbesondere Büroarbeiten.

Ausgehend von diesem praxisorientierten Hintergrundwissen sollen im folgenden Abschnitt Ansätze diskutiert werden, die

---

[9] In Klammern werden die Durchschnittswerte für die gesamte Stichprobe wiedergegeben.
[10] Die Dunkelziffer ist vermutlich höher.
[11] Auch hier ist die Dunkelziffer vermutlich höher.

dazu beitragen könnten, pflegebezogene Arbeitsbelastungen und Burnout zu vermindern.

Ansätze zur Verminderung von Arbeitsbelastungen in der pflegerischen Tätigkeit

Burnout als Folge der Erfahrung chronischer Belastungen während der pflegerischen Tätigkeit kann eine ernstzunehmende Ursache von Berufsaufgabe bzw. -wechsel, von psychophysischen Beschwerden, die zu Fehlzeiten und Krankheiten führen, und von gesundheitsschädigenden Verhaltensweisen werden, die zur Kompensation eingesetzt werden (z. B. Zigarettenrauchen, Alkohol- und Tablettenkonsum). Es ist daher eine vordringliche Aufgabe, Ansatzpunkte einer Verminderung der Arbeitsbelastungen zu finden. Unsere abschließenden Ausführungen konzentrieren sich auf die strukturelle und die Gruppenebene, klammern also die individuelle Intervention (z. B. durch Psychotherapie, autogenes Training, verhaltensmedizinische Streßbewältigung etc.) aus.

Eine erste Form der Intervention greift über das Krankenhaus als bürokratische Institution hinaus. Sie betrifft die *Rolle der Pflegeberufe* in unserer Gesellschaft. Im Gegensatz zu den herkömmlichen Leitbildern, die sich noch immer am Ideal aufopfernden Dienens orientieren, steht heute das Zielbild einer professionalisierten Dienstleistung. Dies bedeutet auch, daß ein eigenständiges Tätigkeitsprofil pflegerischer Arbeit entwickelt und verwirklicht wird, und daß eine qualifizierte, zu Selbständigkeit und Verantwortung führende berufliche Aus- und Fortbildung gewährleistet wird.

Eine zweite Form betrifft die *Arbeitsorganisation* des einzelnen Krankenhauses. Es ist deutlich geworden, wie wichtig das handlungsleitende Krankheitsverständnis ist. Eine wesentliche Maßnahme zum Abbau von Arbeitsbelastungen besteht daher in der Reorganisation der Stationsarbeit nach einem patienten-zentrierten, psychosomatischen Verständnis von Gesundheit und Krankheit. Für eine solche Reorganisation der ärztlichen und pflegerischen Arbeit gibt es konkrete Vorbilder, so z. B. in einigen Modellstationen der psychosomatischen Krankenversorgung, aber auch in anthroposophischen Krankenhäusern (Köhle u. Joraschky 1986; Kohlmann et al. 1986).

Wichtigste arbeitsorganisatorische Änderungen mit einem belastungsmindernden Effekt im Pflegebereich sind:

- Einführung der Gruppenpflege,
- Einführung von Teambesprechungen zwischen Ärzten und Pflegepersonal,
- höhere Autonomie der Arbeitsgestaltung und höherer Entscheidungsspielraum für die einzelnen qualifizierten Pflegepersonen,
- Einführung explizit patientenzentrierter Arbeitsaufgaben in den pflegerischen Arbeitsalltag, z. B. Aufnahme- und Entlassungsgespräch.

Es gibt heute eine wachsende wissenschaftliche Literatur, die bestätigt, daß solche arbeitsorganisatorischen Änderungen, wenn sie von den Beschäftigten gewollt werden, realisierbar sind und daß sie die Arbeitszufriedenheit ebenso wie das gesundheitliche Wohlbefinden erhöhen (Karasek u. Theorell 1990). Allerdings zeigen beispielsweise unsere Analysen, daß Änderungen, die nur auf ein oder zwei Stationen eines Krankenhauses eingeführt werden, äußerst fragil sind. Ihr Erfolg ist häufig an die Anwesenheit einer „Gründungsfigur" gebunden. Günstiger aus betriebswirtschaftlicher Sicht und wirkungsvoller im Blick auf die genannten Zielsetzungen ist es daher, wenn ein Krankenhaus insgesamt arbeitsorganisatorisch in die genannte Richtung verändert wird.

Eine dritte strukturelle Maßnahme zum Abbau negativer Folgen pflegerischer Tätigkeit betrifft die Verbesserung der beruflichen Belohnungen, die für die Verausgabung im Pflegealltag gewährt werden. Hierzu gehören *angemessene Gehaltszahlun-*

gen, individuelle Arbeitszeit- und Urlaubsgestaltung, insbesondere aber verbesserte berufliche Aufstiegschancen. Dieser zuletzt genannte Aspekt ist auch motivationspsychologisch von großer Bedeutung. In Deutschland gibt es beispielsweise, anders als in einer Reihe westlicher Industrieländer, für pflegerische Weiterbildung keine akademischen Studiengänge.[12] Verbesserung beruflicher Mobilität bedeutet aber auch, insbesondere für Frauen mit Kindern, erhöhte Flexibilität bzgl. Berufsunterbrechung und Änderung von Zeitbudgets.

Strukturelle Interventionen sind wirksam und wichtig, jedoch i. allg. schwer durchsetzbar. Viele der jetzt akut Betroffenen können nicht auf „bessere Zeiten" warten, sie brauchen Hilfe hier und jetzt. Ein weiterer Ansatzpunkt betrifft daher akute Maßnahmen zur Verringerung von Arbeitsbelastungen im Krankenhaus. Eine leicht zu schaffende Einrichtung mit dieser Zielsetzung bilden die sogenannten Gesundheitszirkel. Gesundheitszirkel sind von der Institution autorisierte Gesprächskreise, in denen unter Beteiligung von Betroffenen (hier Pflegepersonal), Experten (Betriebsarzt, Managementspezialist, Ingenieure etc.) und Verantwortlichen (Vertreter der 3 Krankenhaushierarchien), Problemdefinition und Problemlösung im Bereich gesundheitsrelevanter Arbeitsbelastungen erarbeitet werden. Es gibt bereits eine Reihe von Beispielen für eine erfolgreiche Arbeit von Gesundheitszirkeln in Industriebetrieben und Verwaltungen (Bundesanstalt für Arbeitsschutz 1990). Mit Unterstützung des Europäischen Büros der Weltgesundheitsorganisation werden z. Z. verschiedene Modellversuche zur Schaffung eines gesunden Krankenhauses realisiert. Integraler Bestandteil dieser Modellversuche bildet die Stärkung der Gesundheit der im Krankenhaus Beschäftigten, u. a. über die Einrichtung der erwähnten Gesundheitszirkel im Krankenhaus.

Die kurzen Ausführungen zeigen, daß es Ansätze gibt, die negativen Folgen der gegenwärtig vorherrschenden, häufig zu chronischen Belastungen und Burnout führenden Arbeitsgestaltung pflegerischer Tätigkeit zu verringern und ihnen mit kon-

---

[12] Vgl. Denkschrift der Robert Bosch Stiftung (1992).

struktiven, zukunftsweisenden Maßnahmen zu begegnen. Es bleibt zu hoffen, daß diese Ansätze von den Betroffenen verstärkt aufgegriffen werden, um zu einer längst fälligen Erneuerung der Krankenhausarbeit i. allg. und der pflegerischen Tätigkeit im besonderen beizutragen.

Zusammenfassung

Im vorliegenden Beitrag wurden vielfältige Belastungen des Pflegepersonals während der Berufsausübung im Krankenhaus geschildert und Ansatzpunkte zu deren Überwindung entwickelt. Dies geschah unter besonderer Berücksichtigung der arbeitsorganisatorischen Rahmenbedingungen pflegerischer Tätigkeit in der stationären Versorgung.

- Es kristallisierte sich heraus, daß v.a. die *psychosozialen Belastungen* aus der engen Zusammenarbeit mit Menschen in Kombination mit anderen Arbeitsbelastungen das Krankenpflegepersonal chronisch überfordern können.
- Besonders brisant wirken sich solche Überlastungen aus, wenn durch *innerpsychische Bewältigungsversuche* mit defensivem Charakter die Betroffenen immer tiefer in einen Prozeß des Ausbrennens (Burnout) geraten. Letztlich kann dies u.a. zu gesundheitsschädigendem Verhalten, psychosomatischen Erkrankungen, Berufswechsel oder -aufgabe führen.
- Es ist daher unverzichtbar, durch *gezielte Interventionen* die Belastungen in der Krankenpflege zu reduzieren.
- Der Schwerpunkt ist dabei auf *strukturelle Maßnahmen* zu legen. Dazu gehören die Umstrukturierung des aufopferungsbetonten Berufsbildes der Krankenpflege durch zunehmende Professionalisierung, die Reorganisation der stationären Arbeit nach einem ganzheitlichen Krankheitsverständnis und nicht zuletzt die Verbesse-

rung der beruflichen Belohnungen des Krankenpflegepersonals.
Da diese strukturellen Maßnahmen, so wichtig sie auch
sind, nicht von heute auf morgen umgesetzt werden können, müssen Änderungen zunächst auf der Gruppen- und
individuellen Ebenen ansetzen.

Literatur

Albrecht H, Büchner E, Engelke DR (1982) Arbeitsmarkt und Arbeitsbe-
dingungen des Pflegepersonals in Berliner Krankenhäusern – Analysen
und Maßnahmenvorschläge. Berlin: Berlin Forschung, Bd. 3
Aronson E, Pines AM, Kafry D (1983) Ausgebrannt: Vom Überdruß zur
Selbstentfaltung. Klett-Cotta, Stuttgart
Bartholomeyczik S (1987) Arbeitsplatz Krankenbett. Krankenpflege 5:
158–161
Beerlage I, Kleiber D (1990) Stress und Burnout in der AIDS-Arbeit. (Hrsg.
Sozialpädagogisches Institut Berlin)
Bronsberg B, Vestlund N (1988) Ausgebrannt, Die egoistische Aufopferung.
Heyne, München
Bundesanstalt für Arbeitsschutz (Hrsg) (1990) Prävention und Gesundheits-
förderung im Betrieb. Dortmund. Meyer-Verlag
Burisch M (1989) Das Burnout-Syndrom: Theorie der inneren Erschöpfung.
Springer, Berlin Heidelberg New York Tokyo
Düpmann H, Tzschentk HG, Seipel P, Waldau R (1985) Arbeitsbedingungen
des Krankenpflegepersonals. Krankenpflege 12: 438–442
Edelwich J, Brodsky A (1984) Ausgebrannt – Das Burn-Out-Syndrom in den
Sozialberufen. AVM, Salzburg
Eichorn S (1974) Krankenhausbetriebslehre. Kohlhammer, Stuttgart
Enzmann D, Kleiber D (1989) Helfer-Leiden: Stress und Burnout in psycho-
sozialen Berufen. Asanger, Heidelberg
Faltermaier T (1987) Lebensereignisse und Alltag: Konzeption einer lebens-
weltlichen Forschungsperspektive und eine qualitative Studie über Bela-
stungen und Bewältigungsstile von jungen Krankenschwestern. Profil,
München
Herschbach P (1991) Psychische Belastung von Ärzten und Krankenpflege-
kräften. VCH Edition Medizin, Weinheim
Karasek R, Theorell T (1990) Healthy work. Basic Books, New York

Killmer C (1989) Das Burnout-Phänomen bei weiblichem Krankenpflegepersonal. Eine objektiv-hermeneutische Analyse narrativer Intervies mit Krankenschwestern. Unveröffentlichte Diplomarbeit, Universität Marburg

Kleiber D, Enzmann D (1990) Burnout. Eine internationale Bibliographie. Hogrefe, Göttingen

Kohlmann T, Freigang-Bauer I, Nolte B (1986) Krankheitsverständnis und Arbeitsorganisation im Krankenhaus. Institut für Medizinische Soziologie der Universität Marburg (unveröff. Forschungsbericht)

Köhle K, Joraschky P (1986) Die Institutionalisierung der psychosomatischen Medizin im klinischen Bereich. In: Uexküll T von (Hrsg) Psychosomatische Medizin. Urban & Schwarzenberg, München, S. 406–464

Köhle K, Raspe HH (1982) Das Gespräch während der ärztlichen Visite. Empirische Untersuchungen. Urban & Schwarzenberg, München

Maslach C (1982) Understanding Burnout: Definitional Issues in Analyzing a Complex Phänomen. (In: Paine 1982, pp 29–40)

Paine WS (ed) (1982) Job Stress and Burnout. Research, Theory, and Intervention Perspectives. Sage, Beverly Hills/CA

Pröll U, Streich W (1984) Arbeitszeit und Arbeitsbedingungen im Krankenhaus. Bundesanstalt für Arbeitsschutz (Forschungsbericht Nr. 386), Dortmund

Robert-Bosch-Stiftung (Hrsg) (1992) Denkschrift zur Weiterbildung in den Pflegeberufen. Bleicher, Stuttgart

Rohde JJ (1974) Soziologie des Krankenhauses, 2. Aufl. Enke, Stuttgart

Siegrist J (1978) Arbeit und Interaktion im Krankenhaus. Enke, Stuttgart

Siegrist J (1991) Soziale Krisen und Gesundheit – Auswirkungen und Folgerungen für die Prävention. Prävention 2: 43–49

Uexküll T von (Hrsg) (1986) Psychosomatische Medizin. Urban & Schwarzenberg, München

Ullrich A (1987) Krebsstation: Belastungen der Helfer: eine empirische Studie an Kliniken in Bayern. Lang, Frankfurt am Main

Umgang mit Alltags- und Krisensituationen

H. WAGNER

Das Problem des Umgangs mit der Zeit

Viele Probleme in unserem Berufsleben entstehen dadurch, daß wir „nicht genug Zeit" haben für die Aufgaben, die erledigt werden müssen. Der heute so häufig beschworene Zustand des „Burnout" ist nicht nur ein Zeitproblem, jedoch hat es hier einen Teil seiner Ursachen und Wurzeln. Wer den Eindruck hat, über die Grenzen der natürlicherweise zur Verfügung stehenden Zeit in Anspruch genommen zu werden, fühlt sich bald ausgeraubt bzw. ausgebrannt. Bevor es dazu kommt, wird sich in der Regel ein kaum erträglicher Streß einstellen, das Gefühl bzw. das objektive Faktum besonders hoher Beanspruchung, das den Körper zu Reaktionen auf diese Beanspruchung führt, um so besser zu bestehen (z. B. straffen sich die Muskeln, die Sinnesorgane werden geschärft – Erweiterung der Pupillen!). Übermäßigem Streß kann der Körper aber nicht mehr gerecht werden. Regelrechte körperliche und auch nervlich-seelische Beschwerden wie Angst, Depressionen, Gereiztheit und nervöse Unruhe sind die Folge. Es gibt eine ganze Reihe von Umständen und Faktoren, die Streß hervorrufen: der Tod nahestehender Menschen, größere finanzielle Schwierigkeiten, Probleme in Familie und Ehe, aber auch berufliche Schwierigkeiten und Veränderungen.

Beim Umgang mit der Zeit geht es offensichtlich nicht nur um zuviel Arbeit. Menschen, die aus ihrem – mitunter streßreichen – Beruf herausgezogen werden, z. B. durch Berentung bzw. Pensionierung, tun sich oft schwer im Umgang mit der nun reichlich zur Verfügung stehenden Zeit. Die Wochenenden sind nicht selten auch für solche Menschen ein Problem, die über die Woche hin stark beansprucht sind und glauben, sie hätten viel zu wenig Zeit. Nun weiß man auf einmal nicht, wie man die Zeit am Wochenende, von reiner „Entmüdung" abgesehen, sinnvoll gestaltet. Die Beziehung zur Zeit kann durchaus unsere Grundeinstellung zu Beruf und Arbeit bzw. zum konkreten Berufsfeld widerspiegeln. Manche Menschen sind deshalb so betriebsam, weil sie auf der Flucht vor persönlichen Problemen sind. Wer „nicht zum Atmen" kommt, hat auch ein Alibi, die oft notwendige Problemlösung nicht anzugehen. Man akzeptiert nur den „strebsamen" Teil seiner Person, die Sachverhalte, die mit der eigentlichen Persontiefe und den dort sich abspielenden Vorgängen zu tun haben, akzeptiert man nicht. Behaupteter Zeitmangel ist oft auch ein mehr oder weniger versteckter Hinweis auf die (angenommene) eigene Unersetzlichkeit. Man sollte sich also prüfen, ob das Zeitproblem nicht seine eigentlichen Gründe und Wurzeln in ganz anderen Zusammenhängen hat als in zeitlichen. Entsprechend wäre dort anzusetzen.

Das schließt aber nicht aus, daß nun doch auch auf dieser, eben auf zeitbezogener Ebene, die Lösung des Umgangs mit der Zeit liegt. Grundlage einer jeden „besseren" Zeiteinteilung ist z. B. die Kenntnis der je eigenen *biologischen Tagesperioden.* Wir kennen „Morgentypen" und „Abendtypen". Der „Morgentyp" hat seine erste Ermüdungswelle u. U. bereits um 10 oder 11 h, seine zweite um 13 bzw. 14 h, die dritte um 17 bzw. 18 h. Ab 22 h etwa sehnt er sich nach Schlaf. Der „Abendtyp" schläft, solange er es sich erlauben kann; ihn überkommen die Ermüdungswellen 1–2 Stunden später als den „Morgentyp". Man kann seinen „Typ" nicht einfach ändern. Körperlich hängt er mit der Nierenfunktion, der Ausschüttung von Stoffwechselhormonen, dem Blutzuckerspiegel zusammen. Der Arbeitsalltag mit seinen konkreten Anforderungen setzt Grenzen, diese „Typfrage" voll und ganz zu berücksichtigen. Er gewährt aber auch Räume und Möglichkeiten, dies zu tun. In gewissem Umfang lassen sich Arbeiten und Dienste zu unterschiedlichen Zeiten tun. Jene, die besondere Konzentration fordern, sollte man zu Zeiten tun, in denen die biologische Tageskurve ein „Hoch" aufweist.

Ein Teil des verhängnisvollen Umgangs mit der Zeit hängt damit zusammen, daß man der Auffassung ist, man könne sich keine Pausen erlauben, sondern müsse seine Zeit voll und ganz ausschöpfen. Das Gegenteil ist richtig. Pausen und das Einhalten von Pausen – das ist keine Zeitverschwendung. Viele Untersuchungen haben gezeigt, daß Menschen, aufs Ganze der Arbeitszeit gesehen, zu mehr Leistung in der Lage sind, wenn sie Pausen wahrnehmen und ausschöpfen.

> Gestörter Umgang mit der Zeit hat nicht selten seine Gründe in der Grundeinstellung zum Beruf. Oft hilft aber eine reflektierte Zeiteinteilung, v.a. unter Berücksichtigung der biologischen Tageskurve, weiter.

Streßbewältigung

Da es sich bei Streß um die Reaktion des Menschen, besonders seines Körpers, auf hohe Anforderungen handelt, ist die Streßbewältigung eigentlich ein Stück Lebensbewältigung. Kaum ein Leben ist frei von Streß. Man spricht sogar vom „Eustreß" (von griech. *eu* = „gut"). Dieser ergibt sich bei hohen Anforderungen, z.B. geistiger oder sportlicher Art. Was hingegen Probleme bereitet, ist der „Disstreß" (von lat. *dis* = schlecht). Hier ist die wirkliche Strapaze im Spiel, die starke Belastung.

Streß ist in der Regel ein *multifunktioneller* Vorgang. Viele Faktoren wirken auf eher unbestimmte Weise zusammen (allgemeine Disposition, sozialer Hintergrund, individuelle Körperstrukturen usw.). Dementsprechend ist nicht nur der Mediziner für Streß zuständig. Psychologen, Soziologen, Seelsorger und Vertreter anderer Berufsgruppen sind gleichermaßen gefordert, Streß zu diagnostizieren, zu „messen" und u.U. die rechten Hilfestellungen zu geben.

Mit unserer biologischen Vergangenheit hängt es wohl zusammen, daß wir in natürlicher Weise auf Streß reagieren, dies aber in sehr unterschiedlicher Weise tun. So kann man sich „*totstellen*", wie es Tiere mitunter in gefährlichen Situationen tun. Der Mensch macht sich zur „toten Maus", d. h. er versucht, möglichst unauffällig seine Arbeit zu tun, um ja nicht durch Auffälligkeit noch mehr Arbeit (und damit Streß) aufgeladen zu bekommen. Andere gehen den Weg der Betäubung, etwa durch Alkohol oder Tabletten. Wieder andere reagieren mit *Flucht* oder – umgekehrt – mit *Kampf.*

Hat der Streß seine Gründe v. a. im zeitlichen Gefüge, so mögen die Ratschläge, die im vorigen Abschnitt gegeben wurden, hilfreich sein. Sonst kann ein *Antistreßprogramm* nützlich sein, das nicht nur einen Faktor enthält, sondern eine ganze Reihe von Faktoren. Neben einer neu zu organisierenden Zeiteinteilung sind folgende Punkte darin besonders wichtig:

- Man sollte seine prinzipielle Einstellung zu anderen bedenken und überprüfen. Mancher Streß ist Ausdruck von ungeklärten und unbereinigten Beziehungen. Welchen Stellenwert räume ich anderen Menschen und Beziehungen ein? Wie lasse ich andere Menschen an mich „herankommen"?
- Der Stellenwert der beruflichen und materiellen (!) Komponenten im eigenen Leben ist zu prüfen. Übermäßiger Streß ergibt sich häufig daraus, daß Karriere und Konsum einen zu hohen Rang im Leben einnehmen. Dafür muß „bezahlt" werden.
- Schließlich sollte man auch fragen, ob das engere soziale Umfeld (Familie, Freundschaften, Partnerschaften) tragfähig ist und u. U. eine „Gegendimension" gegen Streß darstellt. Falls hier die Wurzeln sehr tief reichen, sollte man sogar noch Verstärkungen anstreben.
- Die Freizeit- und Urlaubsgewohnheiten sind zu hinterfragen: Können sie im Gesamt etwa eines Jahres den Streß kompensieren oder sind sie u. U. streßverstärkend (Urlaub als „Leistung")?
- Schließlich gibt es eine ganze Menge von sehr praktischen Hilfen, den Disstreß zu steuern: Überall werden Meditations- und Autosuggestionskurse angeboten. Methoden und Mittel v. a. aus der Naturheilkunde bieten sich an. Körperliche Betätigung, besonders das Schwimmen, wird von vielen als „streßregulierend" empfunden.

Entscheidend ist natürlich, daß man die Einstellung zu sich selbst, zu seinem Leben und Beruf, im Grundsätzlichen überprüft und von daher u. U. ein „Umdenken" einleitet, das fast automatisch zu einer adäquaten Streßbewältigung führt.

> Streß gehört zum Leben. „Krankmachender" Streß kann durch eine Reihe von konkreten Maßnahmen, v. a. aber durch ein prinzipielles Umdenken, gemeistert werden.

Konflikte und Konfliktbewältigung

Kommunikationsregeln

Konflikte entstehen daraus, daß unterschiedliche Interessenlagen aufeinandertreffen und so, falls jede Seite auf der Wahrung ihrer Interessen besteht, eine Art „Kampfbereitschaft" erzeugt wird. Konflikte gibt es überall, wo Menschen zusammenleben bzw. zusammenarbeiten, in Schulen und Betrieben, in Krankenhäusern und Heimen genauso wie im familiären Bereich. *Konflikte* gehören zum Leben und sind nichts Böses. Damit sie aber nicht ausarten in Streit oder Kampf, wo man gewissermaßen darauf aus ist, den anderen Menschen zu verletzen oder ihn partiell zu vernichten, müssen Strategien der Konfliktbewältigung entwickelt werden.

Bevor sie eingesetzt werden, sind Grundvoraussetzungen menschlicher Kommunikation zu beachten. Wo dies nicht geschieht, kommt es viel leichter zu Konflikten und deren Ausweitung. Über solche Grundregeln unterrichten v. a. Psychologen. Hier kann nur durch einige Beispiele und nach Art einer Auswahl gezeigt werden, woran zu denken ist. Häufige Fehler in der Kommunikation im Krankenhaus und anderswo, ist die *Übertreibung* („Schwester X drangsaliert hier alle.") und das *Schubladendenken* („Dr. Y hat es nur auf Karriere und Frauen abgesehen."). Hier schwingt auch oft eine ausgeprägtes *Gegensatzdenken* mit („Wir tun alles, die Station am Laufen zu halten, die Ärzte machen alles wieder kaputt."). *Willkürliche Schlußfol-*

gerungen und *Gedankenlesen* tragen ebenfalls zum Aufbau von Konflikten bei („Ich weiß genau, was Sie denken, Schwester A.! Sie wollen mich mit Ihren Methoden ja hier nur rausekeln."). Oft stellen Menschen sich selbst in den Mittelpunkt und gefährden durch diese *Selbstbezogenheit* eine ausgewogene Kommunikation („Ich habe das Gefühl, daß hier alle gegen mich sind."). Solches Nichtbeachten von fundamentalen Kommunikationsregeln führt zu verfälschter bzw. eingeschränkter Wahrnehmung und bereitet Konflikten den Weg, die der Gefahr der Eskalation (Ausuferung) unterliegen.

Wollen wir solche Situationen vermeiden, müssen wir uns zunächst einmal bewußt machen, daß wir alle zu Entstellungen und Verzerrungen neigen. Wenn wir ausgewogen miteinander kommunizieren wollen, müssen wir dagegen ansteuern und dazu bereit sein, auch *Gefühle* zu benennen und auszusprechen. Auf subjektive Gefühle kann man sich nicht hundertprozentig verlassen. Aber indem man sie anspricht und ausspricht – zugleich wissend, daß sie Verzerrungen programmieren können –, sind Wege des Aufeinanderzugehens leichter. Gefühle können „etwas Wahres anzeigen", müssen aber daraufhin überprüft werden, ob sie wirklich die Realität anzielen.

Psychologen weisen im übrigen darauf hin, daß ein fundamentaler Fehler in der Kommunikation darin besteht, daß unsere Äußerungen meist „Du-Botschaften" sind, statt *„Ich-Botschaften"* zu sein. So klingen sie leicht aggressiv und verschärfen Konflikte. Richtige Kommunikation sucht nicht die Schuld von vornherein beim anderen („Sie haben mich gestern vor allen bloßgestellt."), sondern bringt sich mit der eigenen Betroffenheit ins Spiel („Ich habe mich ziemlich bloßgestellt gefühlt, als Sie gestern vor versammelter Mannschaft dies und das über mich sagten.")

Konfliktbewältigungen setzen voraus, daß Grundregeln der Kommunikation beachtet werden.

Konfliktbewältigung

Der Konflikt darf kein langanhaltender Zustand sein, weil durch ihn der glatte Ablauf des Lebens unterbrochen wird. Menschen geraten in seelische Unruhe. Echte Konfliktbewältigung löst im übrigen Scheinlösungen ab.

Versuche echter Konfliktlösungen gehen davon aus, daß der Konflikt nicht etwas ist, das meine Beziehung zum Mitmenschen völlig aufs Spiel setzt. Auch im Konflikt darf und soll ich wissen, daß ich dem anderen in vielfältiger Hinsicht verbunden bin und auch bleibe. Meine Beziehung zu ihm darf also auch im Konflikt nicht total aufs Spiel gesetzt werden. Der Konflikt ist gewissermaßen natürlicher Teil einer jeden Beziehung und kann sich in jeder Beziehung positiv auswirken, weil Sachverhalte zur Sprache kommen, die hinter- und untergründig belastend sind. Deshalb kann die Konfliktbewältigung sehr wohl der Weiterentwicklung einer Beziehung und auch der Selbsterkenntnis der am Konflikt Beteiligten dienen.

Wiederum sind es v. a. die Psychologen, die konkrete Ratschläge zur Konfliktbewältigung erteilen, und wiederum kann es nicht darum gehen, diese umfassend darzustellen. Deshalb auch dazu nur eine an Beispielen orientierte Auswahl. Wichtig ist, daß der Konflikt nicht „distanziert" angegangen wird, etwa auf schriftlichem Wege, sondern daß man die Person oder Personen kontaktiert, die im Konflikt „auf der anderen Seite" stehen. Das unmittelbare *Gespräch* kann einer Eskalation des Konflikts vorbeugen. Im Gespräch lassen sich viel mehr Aussagen machen als in einem Brief, dessen Platz ja sehr begrenzt ist. Vieles läßt sich differenzierter darstellen. Nicht unwichtig ist, Gestik, Stimme, Mimik der anderen Person auf sich wirken zu lassen bzw. dies alles auch selbst einzubringen und wirken zu lassen. Im Gespräch läßt sich auch besser herausfinden, wo die Gemeinsamkeiten und das Gemeinsame liegen, das immer noch zusammenhält. Es mag sich zeigen, daß z. B. die Ärzte, Schwestern und Pfleger auf einer Krankenhausstation grundsätzlich das Beste für die dort zu betreuenden Menschen wollen. Man unterscheidet sich nur in der Antwort auf die Frage nach dem Wie. Mehr als auf schriftlichem Weg kann im Gespräch auch verdeutlich werden, daß in der Regel allen Beteiligten an einer Konfliktlösung liegt; daß man sich letztlich an sehr ähnlichen, ja identischen Regeln und Normen orientiert. Inhaltlich wird es eigentlich bei jedem Konflikt darum gehen, daß der *Konfliktstoff* präzise bezeichnet wird und daß die *Ziele* der am Konflikt Beteiligten klar benannt werden. Im Einzelfall kann sich zeigen, daß man nicht in der Lage ist, einen Konflikt insgesamt und sofort zu lösen. Hier bietet es sich an, den Konflikt in *kleine Teile zu zerlegen*.

Für die Konfliktlösung ist weiterhin wichtig zu wissen *welche Art von Konflikt* vorliegt. Daran entscheidet sich zum Beispiel, wo man am ehesten eine Lösung erreichen kann (Frage der Kompetenzen). Im einzelnen lassen sich Konflikte etwa so differenzieren:

Unterscheidung hinsichtlich der Parteien:

- Symmetrisch: Gleiche streiten miteinander auf gleicher Ebene
- Asymmetrisch: Ungleiche streiten auf ungleicher Ebene (Machtverhältnisse). Viele streiten gegen einen.

Unterscheidung hinsichtlich des Ortes des Auftretens:

- Interpersonaler Konflikt: in einer Person selbst.
- Intergruppenkonflikt: Gruppen stehen gegeneinander.
- Innergruppenkonflikt: in einer Gruppe.
- Systemkonflikt: Verwaltung eines Hauses gegen die Pflegeleitung.

Unterscheidung hinsichtlich der Inhalte:

- Informationskonflikt: unvollständige Informationen.
- Interessenkonflikt: Rollen und Träger und Interessen.
- Beziehungskonflikt: Emotionen und Personen.
- Ziel- und Wertekonflikt: Es geht ums Prinzip!

Es ist, wie bereits gesagt, stets die Gefahr gegeben, daß ein Konflikt in einen *Streit* ausartet. Hier spielt die verbale Auseinandersetzung mit den Mitmenschen in der Regel eine zentrale Rolle. Deshalb muß das besondere Augenmerk dieser Dimension gelten. Vor allem gilt es, keine Schimpfworte und Beleidi-

gungen einzubringen; möglichst sachlich zu bleiben; die Person/
en ausreden zu lassen; u. U. wechselseitig gleichlange Redezei-
ten einzuräumen.

Im Streit spielen nicht selten *Aggressionen* eine Rolle. Diese
werden sich in der geringeren Zahl der Fälle offen zeigen, etwa
durch Brüllen oder Schlagen. Meist ist die Aggression eher verdeckt; nicht selten ist auch das eigentliche Angriffsziel verdeckt.
Wen oder was will man treffen? Vielleicht „die" Ärzte, aber
macht alles an Aggression an einer Person fest? Vielleicht sogar
sich selbst, weil man in uneingestandener Form mit sich selbst
und seiner Arbeit unzufrieden ist?

Besonders häufige Verhaltensweisen, die Konflikt in Streit
ausufern lassen und Aggressionen offenbaren, bestehen etwa in
folgenden Verhaltensweisen/Handlungen:

- Grenzverletzungen (vom „Sie" zum „Du" übergehen);
- alte Geschichten aufwärmen;
- Überrumpelungen (z. B. das Gespräch partout dann führen
  zu wollen, wenn der andere wenig Zeit hat);
- Schuldzuweisungen;
- auch: den Martyrer spielen.

Konflikte führen zu Kämpfen, deren Bestehen meist Gewinn ist
– für die Beteiligten selbst und für die Sache. Streit und Aggression haben mit Krieg zu tun. Hier geht es um Untergang und
Vernichtung.

> Konfliktbewältigungen setzen eine Analyse des Konflikts nach
> Parteien, Ort und Inhalten sowie Klarheit über die Ziele voraus.
> Solche Klärungen sind meist der entscheidende Teil der Kon-
> fliktlösung selbst, die deshalb in der Regel verbal geschehen
> sollte.

Ausgewählte Literatur

Blumenthal E (1981) Wge zur inneren Freiheit – Praxis und Theorie der Selbsterziehung. Luzern

Creighton JL (1992) Schlag nicht die Türe zu! – Konflikte aushalten lernend. Rowohlt, Reinbek

Fontana D (1991) Mit dem Streß leben, Bern, Huber

Leibold G (1983) Schluß mit dem Streß! München, Humboldt

Sedlak F, Ziegelbauer B (1986) Krisenbewältigung. Ein Handbuch für Einzel- und Gruppentraining. Wien, Österr. Bundesverlag

Arbeitsfeld Altenheim

W. T. Kanzow

Die Betreuung alter Menschen

Warum ein Weiser nicht beim Memory-Spiel gewinnen kann

So wenig wie es ausreicht, Kinder als *unfertige Erwachsene* zu betrachten, genausowenig genügt es, im alten Menschen den zunehmend abgebauten, den geistig Verarmten und körperlich Gebrechlichen zu sehen, der nur noch eine vergangene Zeit verkörpert. Und so wie beim Kind eigene, genetisch-anthropologisch vorgegebene und durch unsere Lebenswelt geformte, wechselnde Entwicklungsschritte zugestanden werden müssen, gebührt dem Menschen – und damit eines Tages auch uns – in seinem letzten Lebensabschnitt eine gerechte Sicht seiner Veränderungen zugebilligt, die sich nicht in einem Defektmodell erschöpfen und die ihn nicht nur als körperliches, seelisches, gesellschaftliches oder politisches Mängelwesen geprägt sehen darf.

Aus dem Blickwinkel des jungen Erwachsenenseins – und damit aus dem Blickwinkel der Mehrzahl der Leser – mag eine solche negative Sicht des Alters angesichts des jugendlich dominierten Maßstabes unserer Wertwelt zwar naheliegen, aber diese Sicht ist sehr unvollkommen. Schon der Begriff der *Groß*eltern in unserem Sprachraum weist auf etwas Höheres hin, und wenn wir aus einem anderen Kulturkreis das Bild des weisen alten Indianers ausleihen, wird die Zeitgebundenheit und Relativität unseres Vorurteiles deutlich. Und diese Fragwürdigkeit unserer Einschätzung läßt sich durch die Aussage noch pointieren: *Weise kann nur ein alter Mensch sein – und das ist doch unstrittig ein Wert!*

Unabhängig von der Lebenswelt des einzelnen sind von der Natur her Entwicklungen der Menschen vorausbestimmt mit ihren seelischen und körperlichen Änderungsschritten und Krisen: die Pubertät, die Midlife-Situation, das Klimakterium – und hierzu gehört sogar, wenn nicht Krankheiten oder Unfälle diesen inneren Plan stören, das Lebensende, der Zeitpunkt des Sterbens.

Das Ausmaß der vorgegebenen Veränderungen im höheren Alter ist zwischen den Individuen sehr verschieden. So haben nur 30 % – um gleich das gängigste Vorurteil zu entkräften – der über 75jährigen deutliche, meßbare intellektuelle Veränderungen. Und diese individuelle Verschiedenartigkeit gilt auch für die im folgenden beschriebenen Veränderungen, wie sie im letzten Lebensdrittel den Menschen zeichnen und für den Mitmenschen erkennbar werden.

Gedächtnisstörungen gelten als besonders typisch für das Alter. Das trifft zwar sachlich häufiger als in jeder anderen Altersgruppe zu, und doch läßt sich auch daran erkennen, von welch wackeligem und falschen Standpunkt aus wir urteilen, wie sehr wir geneigt sind, hier das erwachsene dort das hohe Alter zu sehen und nicht zu bemerken, wie sehr wir selbst uns schon in einer sich ändernden und fließenden Entwicklung befinden. Denn das Gedächtnis ändert sich in seinem Vermögen nicht erst beim Wechsel in das hohe Alter, sondern stetig von Kindheit an. Je jünger ein Mensch ist, desto besser ist seine Merkfähigkeit für Aktuelles, für Geschehnisse im Augenblick (und deshalb gewinnt ein 10jähriger in aller Regel gegen einen 25jährigen oder gar einen noch älteren beim Memory-Spiel). Mit dem Älterwerden nimmt diese Art Merkfähigkeit von Jugend an ab und dafür gewinnt der Mensch an Fähigkeit, sich Übergeordnetes, Abstrakteres einzuprägen und zu behalten, was eine Voraussetzung ist, um in unserem Sinne klug zu sein oder weise zu werden. Ein Kind kann deshalb nicht weise sein! Und ein alter Mensch kann weise sein, obwohl – oder vielleicht: weil – er sich Dinge des unmittelbaren Geschehens schwerer merken kann und die Gegenwart nur noch unvollkommen durchdringt!

Der Lebensraum verdichtet sich
oder die Unlust am Ferntourismus

Die Verlagerung des Schwerpunktes der Gedächtnisleistungen ist aber nur ein Beispiel für die stetige Veränderung in der Gesamtgeschichte eines Menschen, die nicht erst im Alter einsetzt. Und diese Stetigkeit des Wandels einer Person gilt auch für andere Bereiche.

Die Welt des alten Menschen wird kleiner: Als ob er sich von der Vielfalt der Herausforderungen zurückzöge, beginnen sich die Interessen und das Handeln auf naheliegendere und überschaubarere Bereiche zu erstrecken. Das zeigt sich allein räumlich darin, daß der älterwerdende Mensch mehr Wert auf seine eigene Wohnung legt, sich länger darin aufhält und daß das Bedürfnis und die Bereitschaft den eigenen Bereich zu verlassen, zu reisen oder gar zu einen Aufbruch in die Ferne, zu „neuen Räumen", nachläßt. *Der alte Mensch ist nicht mehr der Reiselustige seiner Jugend.*

Der Grundsatz, nicht in die Ferne schweifen zu wollen gilt auch – mit einer gewissen Freiheit der Übertragung – für die Beziehungen: alte Beziehungen, insbesondere die zur engsten Familie, aber auch zu den Nachbarn erhalten zunehmendes Gewicht. Die Zahl der Beziehungen, die der alte Mensch pflegt, wird kleiner, diese gewinnen aber an Bedeutung. Diese zunehmende Intensität in den Kontakten gerade mit der Familie kann aber dazu führen, daß Probleme und vorbestehende Konflikte um den älterwerdenden Menschen herum ebenfalls an Intensität gewinnen. Dabei geschieht oft die Ungerechtigkeit, daß gerade die nächsten Angehörigen, oft die, die die Betreuung oder auch die Pflege sicherstellen, als die Nächsten mit Gefühlsverstrickungen belastet werden, die gerade sie ungerecht treffen (und manchmal nicht nachvollziehbare Spuren im Testament hinterlassen).

Diese sich ändernde Gestaltungsform mit ihrer Verdichtung des Lebensraumes und des Beziehungsnetzes hinterläßt parallel auch im Sprechen und an der Sprache seine Spuren. Die Themen des alten Menschen, die er anspricht und die ihn bewegen, werden weniger vielfältig, alt bekannte Berichte und Geschichten wiederholen sich öfter und auch der Sprachschatz wird kleiner. Dieses Wiederholen einer überschaubaren Zahl oft schon bekannter Geschichten findet seine Entsprechung auch bei der Gestaltung des täglichen Handelns: auch da nimmt die Vielfalt ab, das Gewohnte wird von dem älter werdenden Menschen gesucht und mit zunehmender Intensität zu bewahren getrachtet (*„nur nichts ändern!"*).

Die kleiner werdende Welt des alten Menschen findet ihren Niederschlag auch in einer Zentrierung auf den eigenen Leib und einer Betonung dieser Leiblichkeit. Von allen Antrieben erhält besonders das Essen zunehmende Bedeutung, aber auch die Körperfunktionen und die Sorge, ob noch alles klappt, die „Zipperlein" und Krankheiten werden bedeutungsvoller, bekommen in den täglichen Handlungen und Erzählungen breiteren Raum, wobei in die körperlichen Beschwerden versteckt viel Seelisches miteinfließt.

Dieses zunehmende Zentrieren auf sich gilt nicht nur dem Leib, sondern der gesamten Person und führt oft zu einer vorher in diesem Maße nicht dagewesenen Egozentrik.

Auch Eigenheiten der Persönlichkeit akzentuieren sich nicht selten in zunehmendem Alter. Aus Sparsamkeit kann Geiz, aus Mißtrauen können Beeinträchtigungsideen werden, und eine frühere Ängstlichkeit kann sich zu Sorgen vor Einbrechern mit vielen Abwehrmanövern steigern und wahnhafte Struktur annehmen. So ist oft zu beobachten, mit welchem Ausmaß und mit wieviel Schlössern sich ältere Menschen zu sichern versuchen und oft von Beeinträchtigungen ihres Wohnraumes überzeugt sind: an Fenstern und Wänden werde ständig geklopft, Nachbarn könnten Gespräche mithören, unangenehme Gerüche würden in ihre Wohnung geleitet, die Wohnung nachts ausgestrahlt, mit Nachschlüsseln operierende Einbrecher schafften Unordnung, verdürben das Essen oder klauten. Bemerkenswerterweise werden gerade Nachbarn der Täterschaft geziehen, denen unterstellt wird, sie wollten den alten Menschen aus seinem Wohnraum auf diese Weise vertreiben.

Gegenüber diesen Akzentuierungen der Persönlichkeit darf aber nicht übersehen werden, daß viele älter werdende Menschen am Ende ihres erwachsenen Lebenskampfes eine vorher nicht gekannte Milde entwickeln.

> Allgemein ist in unmittelbarem Umgang eine nachlassende Spannkraft, eine höhere Verletzbarkeit und eine gesteigerte gefühlsbezogene Anrührbarkeit zu erleben und zu respektieren.

Die genannten Veränderungen sind in sehr unterschiedlichem Ausmaß bei älter werdenden Menschen zu beobachten. In extremer Weise finden sie sich bei von schwerem Hirnabbau gezeichneten Menschen, die z. B. an einem M. Alzheimer oder an den schweren Folgen einer Hirnarteriosklerose leiden: ein dermaßen beeinträchtigter alter Mensch hat sich aus unserer gemeinsamen Situation weitgehend verabschiedet, d. h. er ist nicht mehr orientiert, und die Umgebung, – die Zeit und der Raum, in der er sich subjektiv wähnt – wird von ihm einer zunehmend weiter zurückliegenden Station aus seiner eigenen Biographie zugeordnet: frühere Wohnorte, die Schule und die Schulzeit, das eigene Elternhaus stehen statt der Gegenwart. In diesem Zusammenhang wird die Sprache verarmen und zuletzt zerfallen, das Repertoire an praktischen Fähigkeiten genügt nicht mehr dem alltäglichen, zuletzt auch nicht mehr dem Benutzen von Besteck oder sogar dem Gelingen des Kau- und Schluckaktes. Mit dem Zerfall der Sprache geht in der Regel auch der Verlust der Kontrolle der Ausscheidungen einher.

Diese qualitativen Voraussetzungen, die als nur in geringem Maße beeinflußbare Formen das Erleben und Gestalten des alten Menschen begrenzen, sind bei seiner Betreuung zu bedenken.

Wenn es eine ethische Maxime ist, dem anderen bei dem *Gelingen seines Lebens* zu helfen, dann ist eine weitere Rücksicht erforderlich. Der ein oder zwei Generationen ältere Mensch ist unter einer anderen Wertwelt groß geworden als die, die unsere jetzige Ausrichtung und Einstellung bestimmt. Begriffe wie Ordnung, Anpassung, Entbehrung, Anspruch, Freiheit, Scham oder Religiosität haben für ihn anderes Gewicht. Und es wäre vermessen, unsere Einschätzung als Fortschritt und damit als besser und auch als für ihn gut hinzustellen – denn auch unsere Wertwelt ist nur eine vorübergehende und sich wandelnde.

Um konkret Respekt vor einem alten Menschen zu entwickeln, muß man seine persönliche Wertwelt kennenlernen. Den altgewordenen Menschen nur aus seiner augenblicklichen Situation, vielleicht nur aus seiner Bedürftigkeit heraus zu beurteilen, hieße ihn weit zu unterschätzen. Ohne die Kenntnis seines Lebens, seiner Biographie verschlössen sich einem Betreuer viele seiner Gewohnheiten, seiner Einschätzungen und seiner Mitteilungen. Ohne diese Kenntnis seiner persönlichen Vergangenheit und Eigenheit kann man dem Betreuten nicht „gerecht werden".

Altwerden ist Grund genug zum Trauern oder: ein Mißverständnis

Dem älteren Menschen wird in zunehmendem Maße das Erleben von Verlusten abverlangt: der Tod der Eltern, vielleicht der Tod des Ehepartners und nächster Angehöriger und das Sterben vieler Gleichaltriger. Und diese Verluste bekommen anders als in der Jugend den Beiklang des Unwiederbringlichen: weil es für die Verlorenen keinen Ersatz mehr geben wird und die Möglichkeiten der Zukunft immer rarer werden.

Aber nicht nur Nahestehende, auch eigene Möglichkeiten und Fähigkeiten gehen verloren und manches, was dem Leben Wert gegeben und es bereichert hat, vergeht ebenso unwiederbringlich. Wenn man nun wegen der Häufung und der Bedeutung der Verluste und einer verarmenden Zukunft als seelische Reaktion gehäuft langwierige Depressionen erwartet, dann wird man – erstaunlicherweise – für diese Annahme nur in sehr begrenztem Maße eine Bestätigung finden und hat man sich im wesentlichen getäuscht. *Die Einschränkungen und Trauersituationen werden in der Regel von dem älteren Menschen bemerkenswert gut bewältigt.* Und auch wenn wir den Fall schwererer geistiger Abbauzustände betrachten, finden wir die glückliche Fügung, daß in gleichem Maße wie die geistigen Kräfte auch die Schärfe der Kritik schwindet, so daß gegen alle unsere Erwartung der alte werdende Mensch in der Regel im Einklang mit seiner Situation und in Zufriedenheit lebt. Auch wenn in dieser letzten Lebensphase statistisch die Selbsttötungsrate im Vergleich zu allen anderen Altersgruppen am höchsten ist, wird dadurch dieser Feststellung grundsätzlich nicht widersprochen.

Die Erwartung, daß das Alter ein Lebensabschnitt sei, der von trauerndem Verlusterleben bestimmt werde, ist zwar sehr populär und wird sogar teilweise in speziellen Lehrbüchern verbreitet, ist aber nichtsdestoweniger falsch. Man muß sich vielmehr fragen, ob diese pessimistischen Vorstellungen und Behauptungen nicht in das Kapitel der Projektionen gehören. Färbt da nicht die Sichtweise von uns Jüngeren das Bild des alten Menschen und verzerrt sich nicht unsere Wahrnehmung, aus dem Blickwinkel eigenen Erwachsenen- und Älterwerdens? Solche verzerrten Wahrnehmungen entstehen gerne aus dem beruflichen Feld der Helfer – und damit auch der Pflegenden, denn für sie sind ja gerade die verlorenen Fähigkeiten des alten Menschen das Feld, um das sie sich zu kümmern haben und in dem mittels der Pflege ein Ersatz angeboten wird: beim Waschen, beim Laufen oder Essen, beim Üben von Alltagsverrichtungen, beim Geleiten oder beim Zuhören, wo kein anderer ist.

Aber ist es nicht nur dieser Erfahrungsbereich, der leicht dazu führt, daß die mangelnden Fähigkeiten über – und die zu weckenden oder vorhandenen unterschätzt werden. Entscheidender ist, daß sich versteckt in der Projektion von Verlust und Depression auf das Alter *eigene* konflikthafte Auseinandersetzungen mit dem *eigenen Altwerden* widerspiegeln. Mit dem eigenen erwachsen- und älterwerden sind wir genötigt, unseren, in der Jugend noch weit gesteckten und offenen Lebensentwurf, den Lebenstraum von unserer Person und unseren Möglichkeiten reifen zu lassen, das heißt, zugunsten unseres wirklichen Werdens uns von vielen Möglichkeiten – irrealen und realen – zu verabschieden. Das ist ein oftmals bitterer, aber notwendiger Weg, um Sinn für die Wirklichkeit und damit ein stabiles Selbstbewußtsein entwickeln zu können.

In der Gestalt des alten Menschen, so wie er leibhaftig vor uns ist, verkörpern sich auch Wirklichkeit und Endlichkeit sowie der Verlust und die Begrenzung unserer Hoffnungen und Ideale. Und nur zu leicht versperrt sich angesichts eines alten Menschen uns der Gedanke, daß dies auch unser Weg ist und daß er dennoch wert ist, gegangen zu werden.

Wie schwierig diese Herausforderung in Gestalt des alten und hilfsbedürftigen Menschen ist, soll am Beispiel zweier verzerrter Antworten verdeutlich werden, die zeigen, wie diesen Auseinandersetzungen mit dem eigenen Älterwerden aus dem Wege gegangen wurde.

Die eine, furchtbare Fehlantwort fand sich in der *Motivation von Pflegekräften, die alte Menschen in ihrem Dienst getötet hatten* und veruteilt wurden. Wenn man den in den Strafgerichtsverfahren vorgelegten psychiatrischen Gutachten folgt, dann hat es sich bei den Tätern z. T. um ursprünglich sog. idealistische Pflegende gehandelt, die aber in ihrer persönlichen Reifung keinen Wirklichkeitsbezug gefunden hatten, sich selbst in hohem Maße als ohnmächtig erlebten und deshalb die Bescheidenheit des Pflegebedürftigen, der Patienten, für sich nicht mehr als lebenswert gehalten und projizierend in seelischer Abwehr einer eigenen derartigen Zukunft getötet hatten.

Eine andere, nicht vergleichbare, aber bezeichnende Fehlantwort in der Auseinandersetzung mit dem Alter findet sich in dem Versuch, die *Jugendlichkeit alter Menschen zu belegen* und auf diese Weise das Altwerden mit seinen Veränderungen hintanzustellen oder zu leugnen: so z. B., wenn eine ungebrochene sexuelle Aktivität im hohen Alter „nachgewiesen" wird.

So wie in der Überbetonung des Verlusterlebens zeigt sich auch in der Leugnung eine seelische Abwehr, den wirklichen Weg des Menschen in das Alter zu sehen und ihm dabei gerecht zu werden.

Wie reif muß ein Altenpfleger sein?

Bei der Betrachtung der pflegerischen Betreuung eines alten Menschen gehe ich nicht von der Situation in der Familie aus, wo diese Pflege ganz überwiegend geleistet wird und viele Kräfte neben den rein pflegerischen fordert, sondern von der professionellen Betreuung an sich unbekannter alter Menschen.

Dabei ist es natürlich von Bedeutung, mit welch *eigenen Erfahrungen,* mit welchen Bildern aus der eigenen Lebensgeschichte, eine solche Arbeit angetreten wird. Eine Sympathie für die eigenen Großeltern, vielleicht sogar Erfahrungen in der Betreuung dieser, erleichtert die Zuwendung zu alten Menschen. Aber der Pflegende muß sich darüber hinaus die Frage stellen, ob er auch die eigenen Eltern im hohen Alter würde gerne pflegen können. An vielen gedachten Antworten zu dieser Frage wird deutlich, daß eine eindeutige Zuwendung zu den Eltern nicht so einfach wie zu den Großeltern gelingt, und viele Konflikte, die noch in der eigenen Beziehung zu den Eltern bestehen oder darin wurzeln, können eine ruhige, sachliche und freundliche Zuwendung zu dem an sich unbekannten alten Menschen behindern.

Und das Verhältnis zu dem Pflegenden ist ja nicht nur eine Zweierbeziehung. Auch dieser Mensch hat sicher Angehörige, die ihrerseits wieder auf das Arbeitsverhältnis einwirken. Die Berührungspunkte mit Familienmitgliedern sind unterschiedlich dicht je nachdem, ob die Pflege unterstützend zu Hause, vorübergehend in einem Krankenhaus oder in einem Pflegeheim stattfindet. Von allen Beteiligten – dem zu Pflegenden, seinen Angehörigen und der Pflegekraft – können Konflikte erzeugt werden, die die Zusammenarbeit und die Hilfe für den alten Menschen erschweren. Sie können von allen 3 Seiten ausgehen: seitens der Angehörigen entsteht leicht ein Schuld- oder Schamgefühl, gelegentlich auch eine verletzte Eitelkeit, weil sie sich bei der Pflege helfen lassen müssen oder die Pflege eines Angehörigen ganz abgegeben haben. Seitens des zu Pflegenden werden nicht selten die professionellen Pflegekräfte gegen die Angehörigen – und auch umgekehrt – ausgespielt. Aber auch die Pflegekraft kann sich manchmal in eine Konkurrenzsituation begeben, um zu demonstrieren, wer des Pflegenden „Liebling" sei.

Der Schutz der Pflegekraft vor solchen Entwicklungen liegt in ihrem eigenen gewachsenen Selbstbewußtsein, in ihrem befriedigenden Privatleben, in der fachlichen, und damit begrenzenden Kompetenz: damit der Pflegende einer beson-

deren und unfrei machenden Anerkennung in seinem Berufsfeld nicht mehr bedarf.

Zusammenfassung

Das Bild vom alten Menschen ist voller Mißverständnisse,
die mehr dem Schreckensbild eines jungen Menschen vor
dem Alter als dessen Wirklichkeit entsprechen. Der Mensch
ändert sich nicht erst im Alter, sondern von Kindheit an und
Verlusten stehen auch Gewinne gegenüber. Die Änderung
der Lebensverhältnisse des alten Menschen ist zu erkennen, um seiner Art gerecht werden zu können; auch um
manches zu verstehen: Weisheit, ungerechtes Testament,
Konkurrenzgefühle zwischen den Helfern, Furcht vor Einbrechern und ähnliches. Das Fehlbild vom Alter wird mitge-
zeichnet durch die Abwehr eigenen Altwerdens mit seiner
Begrenzung von Lebensträumen und Zukunftshoffnungen.

Arbeiten im Altenheim

Das Heim wird Lebensort

Auch wenn die Bauweise manches Altenheimes daran erinnert:
ein Altersheim ist kein Krankenhaus. Während eine solche
Unterscheidung beim Altenwohnheim, das ein hohes Maß an
selbständiger Lebensführung voraussetzt, leicht einsichtig ist,
verwischt sich die Abgrenzung zu einer Klinik je mehr Pflege die
Einrichtung bestimmt.

Zwar häufen sich mit zunehmendem Alter Erkrankungen
und Gebrechen und auch Veränderungen des seelischen und geistigen Vermögens; in der Regel gewinnen sie aber erst in dem
Lebensabschnitt nach dem 75. Lebensjahr an Bedeutung. Und
auch dies vor Augen wäre es dennoch unzulänglich sich bevor-

zugt den Krankheiten des alten Menschen zu widmen und darin die Aufgabe der Pflege in einem Altenheim zu sehen.

Wenn ein Krankenhaus aufgesucht wird, weil es bei einer Erkrankung keinen anderen Ort mehr gibt, der die in dieser Situation notwendige Hilfe anbieten kann, steht im Hintergrund das ungeschriebene Ziel, daß das Krankenhaus durch seinen Nutzen sich möglichst schnell wieder überflüssig machen möchte: es bleibt somit ein zeitlich bemessener, vorübergehender Ort. Anders das Heim: es soll *der* Ort werden, in dem der letzte Abschnitt des Lebens gelebt werden soll – *das Heim wird zum Lebensort.*

Wenn wir uns vor diesem Hintergrund nach der ethischen Maxime einer „Gerechtigkeit" befragen, d. h. wie werde ich an diesem Ort diesem Leben „gerecht", dann müssen wir bei dem alten Menschen die Voraussetzungen seines Lebensrahmens erkennen und ihm zugestehen, was wir als Betreuende und Pflegende für ihn beherzigen können.

Einem Lebensort billige ich zu, daß er ein *Heim, ein „Zuhause" sein und Geborgenheit vermitteln soll.* Der Lebensraum in einem Heim ist in der Regel deutlich kleiner als der vorher zu füllende Wohnrahmen. Daß die Wohnung kleiner wird, entspricht aber durchaus dem Bedürfnis des Alternden: leicht werden ihm die Wohnung oder der Garten zu groß. Überhaupt verliert für ihn das weiter Entfernte an Interesse und statt dessen gewinnt das Naheliegende an Anteilnahme: die unmittelbare Wohnumgebung, die Nachbarschaft und in besonderem Maße gilt das auch für die „Nächsten", die Familienangehörigen.

Das abnehmende Interesse für Entfernteres zeigt sich auch in der abnehmenden Lust zu verreisen und das Zuhause zu verlassen: der gewohnte Spaziergang ist für alte Menschen das angemessene touristische Erlebnis. Die Tradition der Verkleinerung der Wohnung, der Altensitz oder die bayerische Austragstätte kommen diesem Bedürfnis insoweit nach. (Im Extrem findet sich als Äußerstes an Verkleinerung das Bild des im Märchen beschriebenen Großvaters, der nur noch den Platz in der Ecke hinter dem Herd zugewiesen bekommen hatte, und verweist mahnend auf die Gefahr des nicht alten„gerechten" Abschiebens.)

„Nur nichts ändern!" oder:
Das Gewohnte als Essenz des Lebenslaufs

Dieses Bedürfnis nach einem kleineren, aber doch gut abgegrenzt und persönlich gezeichneten Bereich ist Ausdruck des kleineren Gestaltungskreises des alten Menschen. Diese, im Alter sich vorgegeben ändernde seelische Struktur bringt es ebenso mit sich, daß die Vielfalt dessen, was den alten Menschen bewegt, was er tut und entwickelt und was er für sich im täglichen Leben braucht, sich – individuell im unterschiedlichem Ausmaße – verringert. Diese abnehmende Vielfalt bedeutet aber nicht in gleichem Maße ein Verlust an Bedeutung und Wichtigkeit, sondern diese sich herauskristallisierenden Lebensgewohnheiten werden oft mit besonderer Intensität gewünscht, verteidigt und wahrgenommen. Aus jugendlicher Perspektive erscheint so der ältere Mensch eingeengt, starr und unflexibel, aber eine solche Betrachtungsweise wertender Natur entspringt einem relativen Blickwinkel, einem jugendlichen, und ist durchaus nicht selbstverständlich und „wahr".

Für das Einrichten in einem Heim bedeuten diese Veränderungen, daß der ältere Mensch in stärkerem Maße an *Gewohntem* festhalten will und muß, als es dem jüngeren Pflegenden angebracht und wert erscheint: das sind zum einen Einrichtungsbestandteile wie der gewohnte Sessel oder die Kommode, sind es Bücher, auch wenn sie nur noch als Kulisse dienen, mögen es ein Schrank mit seinem gewachsenen ordentlichen Innenleben oder Bilder, eine Pfeife oder ein Aschenbecher sein.

Mit der Pfeife – oder der „glücklichen Hand" für Alpenveilchen als das klein gewordene gärtnerische Feld – soll zudem verdeutlicht werden, daß nicht nur die *gewohnten Dinge* von hoher Bedeutung sind, sondern auch die *regelmäßigen Tätigkeiten*. Im Gegensatz zu dem jugendlicheren Prinzip, Neues erlernen zu wollen, zu suchen und sich auszuprobieren, ist das Festhalten am Gewohnten vorrangig und angemessen.

Der alte Mensch fühlt sich in dem Gewohnten und in seinen Gewohnheiten zu Hause. In diesem findet sich destilliert seine Geschichte, seine Biographie, seine Persönlichkeit mit ihrer Identität wieder. Und dieses Gewohnte und die Gewohnheiten zu ermöglichen, ist das Ziel der Pflege: also einzuspringen und zu stützen, wo aus mangelnder eigener Gestaltungskraft Hindernisse entstehen – oder auf der Ebene der Ethik betrachtet: Helfen beim weiteren „Gelingen" dieses Lebens.

Der schwierige Weg ins Altenheim

Krankheit und Gebrechen sind aus Gründen der Gewichtung bisher nicht betont und zurückgestellt worden, aber sie sind die großen „Hindernisse", die im Alter wachsendes Gewicht haben. Gesundheitliche Beeinträchtigungen werden im Alter nicht nur häufiger, sondern der alte Mensch gibt auch dem Körperlichen, dem Leib, höhere Bedeutung: über Krankheiten, über „Zipperlein", über die Verdauung zu reden gewinnt mit den Jahren an Interesse. Zudem steigt im Alter die Neigung, seelische Störungen des Befindens mit körperlichen Klagen auszudrücken, so daß sich eine traurige Mutlosigkeit so anhören kann: „Ich mag heute morgen gar nicht aufstehen, mir ist so schwindlig". Von dieser Verborgenheit des Seelischen zu wissen ist wichtig, sie richtig zu erkennen braucht Erfahrung.

Es ist aber nicht nur schwierig, die Art der Hilfe, die notwendig ist, im täglichen Umgang zu erkennen, ggf. den Arzt zu rufen und zu befragen, schwierig ist es auch, *das rechte Maß an Hilfe zu finden*. Regelmäßig wird man vor der Frage stehen, ob es sich in konkreten Situationen um ein Nichtkönnen des alten Menschen oder einen zu überwindenden Rückzug handelt, ob Hilfe gewährt oder zurückgehalten werden muß, oder: was *zumutbar* sei.

Das Heim, genauer die Aufnahme in einem Heim steht heute in einer heftig diskutierten Konkurrenz zu der Idee, *den alten Menschen so lange wie möglich zu Hause in seiner gewohnten Umgebung zu belassen*. Gerade wegen der besonderen Bedeutung des Gewohnten, also des aus der Lebensgeschichte gewachsenen, ist es kaum strittig, dem altwerdenden Menschen seinen angestammten Ort – seine Wohnung, sein Haus, seine Nachbarschaft, seine kirchliche Gemeinde und seinen Friedhof, seine Mundart – möglichst zu erhalten und die meisten Menschen – in Deutschland ca. 70 % – sterben auch in diesem Rahmen.

Für viele alte Menschen setzt das aber voraus, daß seitens der Familie, von Nachbarn oder von professionellen Helfern ausreichende Unterstützung gegeben wird. Wenn diese Hilfen nicht mehr genügen oder aber der alte Mensch diese Abhängigkeit von einem anderen Familienmitglied nicht wünscht, wird *das Heim der Ort der Fürsorge* werden. Es kann dem alten Menschen die oft unterschätzte Anstrengung und Sorge um die Sicherung des Lebensnotwendigen nehmen, es erlaubt ihm auch schwach und mal kränker zu sein und es garantiert ihm ein würdiges Leben auch bei einem weiteren Abbau der Kräfte. Die Gemeinschaft in einem Heim mindert die Einsamkeit, die das größte seelische Problem des Alters verbunden mit den schmerzlichen und auf Endgültiges hinweisenden Verlusterlebnissen ist, und es verhindert eine zu persönliche Abhängigkeit von einzelnen oder wenigen. Eine solche Abhängigkeit ist wegen der zwangsläufig entstehenden Ambivalenzen immer konfliktträchtig und für beiden Seiten, den alten Menschen und den Versorgenden, aufreibend.

Leider erfolgt die Entscheidung in ein Heim zu gehen selten *rechtzeitig, wohlüberlegt und ausgereift*. Oft sind es akute schwere Erkrankungen – Schlaganfälle, Verwirrtheiten z. B. – die die Bedürftigkeit unvermittelt in einem Maße ansteigen lassen, daß eine Heimaufnahme nach einem Klinikaufenthalt unabweisbar wird. Eine solche Notentscheidung läßt unvorbereitet den Schmerz über den Verlust der gewohnten Umgebung groß sein und das Heim wird mit Widerstand und ungerechtfertigtem Schuldvorwurf befrachtet. Die durch den nicht verarbeiteten Verlust hervorgerufene Abwehr ist eine Schwierigkeit, der sich der Altenpfleger häufig gegenüber sieht. Dieses Dilemma verstärkt sich oft noch dadurch, daß auch die Angehörigen diesen Entscheidungsschritt nicht ausreichend geleistet haben und zwiespältig dem Heim gegenüberstehen, häufig belastet von eingestandenen, oft aber von uneingestandenen und abgewehrten Schuldgefühlen, die zudem nicht selten von anderen Familienangehörigen und Nachbarn noch geschürt werden: „Wie konnten die ihre Mutter nur in das Heim geben!"

Diese oft nur noch scheinbar mögliche Alternative Zuhause –
Heim bekommt einen schwerwiegenden Akzent von einer anderen Seite: der finanziellen. Das Heim muß von dem Heimbewohner selbst bezahlt werden. Meist reicht die vorhandene
Altersversorgung für die Kosten (die ein Monatsgehalt einer
Altenpflegerin übersteigen) nicht aus, was zur Folge hat, daß ein
vorhandenes Vermögen (was ja für andere auch ein kleines Erbe
darstellt), Sozialhilfe und Angehörige finanziell herangezogen
werden und der Heimbewohner selbst zum Taschengeldempfän-
ger absteigt.

Sachwalter bis zum Tod

Die Hilfe beim Gelingen dieses oft unter ungünstigen Vorzeichen begonnenen Lebensabschnittes, die Anstrengung diesem
Menschen gerecht zu werden und ihm „Gerechtigkeit" stellvertretend für die Mitmenschen zukommen zu lassen, letztlich sein
Sachwalter zu sein – diese Hilfe ist nicht vorübergehend, sie
dauert bis zum Tod.

Wer in einem Altenheim arbeitet, kennt die häufige Anfrage:
„Wann haben Sie einen Platz frei?" Das bedeutet: Wann wird bei
Ihnen der Nächste sterben?

Auch wenn das Leben im Heim lange dauern und viele Jahre
betragen kann, das Sterben und der Tod stehen als Ziel vor
Augen. Als konkreter Abschied von einem Mitmenschen ist der
Tod eines Gepflegten schwer genug, oft so schwer, daß versucht
wird, den Vorgang des Sterbens und das Erlebnis des Verlustes
im seelisch Verborgenen zu halten, was vor zu tiefem Engagement und einem zu großen Schmerz schützen soll. (Mitbewoh-
ner reagieren demgegenüber meist lebendiger auf den Tod eines
aus ihrer Mitte. Ein ruhiger Raum zum Aufbahren und
Abschiednehmen kann dem hilfreiche architektonische Gestalt
geben.)

Der zitierte Anruf weckt aber mehr als Gedanken an ein
mögliches Sterben, weil in ihm auch ein Drängen zu spüren ist:
es soll baldmöglichst jemand sterben, damit ein anderer, möglicherweise in Not befindlicher Angehöriger für sich und seinen

alten Menschen Entlastung erfährt. In den Gedanken einer Pflegekraft führt dies leicht zu einem konflikthaften Gegenüber: hier ein im Leben stehender Mensch, der als Angehöriger und Betreuender in Not ist, dort ein sehr alter und bald Sterbender, der einen Platz besetzt hält, im Wege steht. Diese Gegenüberstellung beinhaltet die verführerische Versuchung, Leben zu bewerten. Und sie kann sich zu dem persönlichen inneren Konflikt verdichten, den eigenen noch zukunftsorientierten Lebensentwurf mit einer endlichen Realität zu konfrontieren, wie das Alter und das Sterben sie repräsentieren. *Es ist ein schwieriger innerer Dialog von Macht und Ohmacht*, der nicht nur durch den erwähnten Anruf ausgelöst wird, sondern die Tätigkeit ständig begleitet. Er wird besonders dann zu einem Konflikt, wenn die eigenen Lebensmöglichkeiten nicht richtig eingeschätzt werden und damit das Erleben von Ohnmacht im Alter um so heftigere innere Gegenwehr verursachen muß.

Die Schwierigkeit dieses inneren Konfliktes spiegelt sich in extremen Beispielen falscher Antworten wieder. So wird in dem Bild der motorradfahrenden Großmutter oder dem Wunsch, sie möge so sein, das Problem der Endlichkeit und Ohnmacht ebenso geleugnet wie in der Suche nach einer auch im hohen Alter ungebrochen aktiven Sexualität. Und auch die Tötung Pflegebefohlener im Krankenhaus, wie sie in den letzten Jahren Gerichte und Öffentlichkeit beschäftig haben, ist in diesem Zusammenhang zu sehen: die Tötung als stellvertretende Vernichtung eigener Begrenzung und Ohnmacht.

Eine Voraussetzung für dieses schwierige Arbeitsfeld ist, daß ich Pflege und fürsorgliches Handeln, das „Handwerkszeug" gelernt habe. Notwendig ist das *Bemühen um Forbildung*, um auf dem Laufenden zu bleiben. Dies ist nicht immer einfach, da die meisten Altenheime zu klein sind, um eine eigene Fortbildung zu verwirklichen. Dies ist ein regional zu lösendes Problem. Von besonderer Bedeutung ist aber die persönliche Reifung, die aus dem eigenen Älterwerden, dem privaten Lebensbereich und aus den Erfahrungen am Arbeitsplatz resultiert.

Der Aufenthaltsraum

Es ist wissenschaftlich belegt, daß die Arbeitszufriedenheit in einem hohen Maße mit der *Qualität des Aufenthaltsraumes* zusammenhängt. In unserem Zusammenhang gebracht bedeutet diese auf den ersten Blick unverständliche und banale Feststellung: Der Aufenthaltsraum ist eben mehr als ein Pausenraum. Es ist der Raum, in dem man sich zwar im beruflichen Rahmen, aber doch frei von unmittelbar anfallender Tätigkeit trifft, in dem man seine Arbeit, sein Befinden bedenken, darüber sprechen, seinen Gefühlen Lauf lassen und sich austauschen kann. Es ist auch der Raum, in dem man andere Stellungnahmen, Erfahrungen und Trost aufnehmen kann. Der Aufenthaltsraum ist somit der Ort, wo die *kollegiale Atmosphäre* einer Einrichtung sich niederschlägt. Dieser „Raum" sollte zudem gezielt in Besprechungen mit Erfahreneren in Form von Supervision oder fallbezogenen Erfahrungs- und Weiterbildungsgruppen gesucht werden, um das Selbstbewußtsein für die verantwortliche Aufgabe zu stärken.

Zusammenfassung

Das Altenheim soll als letzter Lebensort seinem Bewohner zum Heim werden und nicht nur seinen körperlichen Einbußen, sondern auch seinen durch das Alter geänderten Lebensbedingungen gerecht werden. Die Pflege im Altenheim wirft Konflikte mit dem eigenen Altwerden auf, zu deren vielfältiger Hilfe auch der „Aufenthaltsraum" gehört.

Historisches und gegenwärtiges Verständnis der Heil- und Pflegeberufe

B. L. Bauer

Von den Ursprüngen des Heilens und Pflegens

Die Ur- und Frühgeschichte des „Helfens" bleibt für uns wohl für immer verborgen. Die Freude der Horde über ein neugeborenes Kind, ihr Wehklagen über Unfall, Krankheit und Tod wird nie unser Ohr erreichen. Erste Kunde vom „Heilen" bringen uns aus der Unbegreiflichkeit des frühen Menschwerdens jene ausgeheilten Frakturen und Trepanationen, die wir bewundernd zur Kenntnis nehmen.

Was hat die Menschen der Urzeit bewogen, ihre verletzten Hordenmitglieder in die sichere Höhle zu schleppen, Wunden wie auch immer zu behandeln und sie mit Speise und Trank zu versorgen – anstatt die Betroffenen ihrem traurigen Schicksal zu überlassen? – Wir wissen es nicht. Der Verletzte, der Kranke blieb nicht mehr – wie das Tier – sich selbst überlassen, wurde nicht mehr erschlagen, sondern geborgen.

Wir dürfen aber annehmen, daß neben dem Wunsch zur Wiederherstellung der Gesundheit eines für die Gruppe überlebensnotwendigen Mitglieds noch eine andere Kraft gleichzeitig wirksam wurde. Ein menschliches Grundbedürfnis, das jenseits von pragmatischem Verhalten eine nur dem Menschen eigene Verhaltensweise ist. Wir unterstellen, daß es jene unbewußte, aber doch wohl gleiche *Empathie* ist, die auch heute noch Hilfe wirksam werden läßt.

Wer war wohl der erste, der Alraunwurzeln, Hexenkraut und Zauberwurzeln mit schmerzlindernder und schlaffördernder Wirkung als Droge an seine Genossen verabreichte? So mag es sich ereignet haben, daß einer in der Gruppe besondere Erfahrungen in Sachen der Wirkung von Pflanzensäften auf bestimmte Erkrankungen oder in der Behandlung von Verletzungen, insbesondere von Brüchen, erwarb. Schnell erwuchs ihm aus solcher Erfahrung und Begabung heraus eine den anderen Gruppenmitgliedern wahrscheinlich unverständliche Sonderrolle zu – die als Zauberei, Geisterbeschwörung und geheime Beziehung zu den Dämonen – im Dunstkreis von Furcht und Aberglauben – eine frühe Heilkunde begründete. Heilkunde als Erfahrung von Menschen und seinem magischen Weltbild steht zweifellos am Anfang der Menschwerdung. Heilkunde als Zauberkunde, als magische Vermittlerin, als Versöhnerin zwischen den Urmenschen und den sie bedrängenden-beleidigten dämonischen Mächten. Mit zunehmenden Erfolgen wuchs den zu solcher Tätigkeit (Vermittlung) befähigten Gruppenmitgliedern eine Sonderstellung zu. In Vermischung von Magie und tätiger Krankenpflege mag sich so eine Kaste entwikkelt und etabliert haben, die über Wohl und Wehe der frühen menschlichen Gesellschaft entschied.

Im Selbstverständnis solcher, in mythischer Vorstellungswelt festgefügten Gemeinschaft, mag es dann auch zur ersten Absonderung und Differenzierung der Gruppenmitglieder gekommen sein. Häuptlinge und Priester, anfänglich wohl dasselbe, entwikkelten sich auseinander. Der Häuptling, für die äußeren Beziehungen des Stammes zur Umwelt zuständig, regelt Politik, Wirtschaft, Krieg und Frieden. Der Magier, Zauberer, Heiler und Priester regelt die Beziehungen zu den außersinnlichen Kräften, die eben auch für Krankheit und Unfall zuständig waren. Seine Pflicht als Heiler war es, das Eindringen magischer Kräfte auf die Mitglieder des Stammes (Krankheit – Unfall) zu verhindern und ihr Interesse wahrzunehmen, d.h. *Krankheiten auszutreiben*.

Mit der weiteren Entwicklung der nomadisierenden Sammler und Jägerhorden, die zunächst noch ohne Methode und Geräte, ohne bestimmte Nahrungsverfahren nur von dem gelebt haben mögen, was ihnen der Zufall in die Hand gespielt hat – zum seßhaften Hackbauern (Pflugkultur) fällt auch dem Heiler, Magier und Zauberer eine neue Funktion zu.

Ackerbau bedeutet Seßhaftigkeit, umgrenzter Raum, überschaubare Vorstellungswelt. Der Übergang von der *magischen Beschwörung* – der Bannung des fliehenden Tieres – zur *mythischen Vorstellungswelt* symbolgeladener Fruchtbarkeitsriten der Ackerbauer und Viehzüchter war langsam und mühevoll. Hier zeigt sich die enge geistige Beziehung der Magie und des Mythos zur Kultur der Nutzpflanzen. Ackerbauer erfuhren sehr schnell und wußten, daß ihre Arbeit nicht immer gleich gut gedieh und geriet. Hier mußte dann der Zauberer (Priester) eintreten, um den Ertrag zu sichern. So war sehr bald der Zauberer, Priester und Heilkundige der Garant nicht nur der Gesundheit der einzelnen Mitglieder der Gesellschaft, sondern auch der Garant der Sicherung der mythologischen Grundlagen einer sich bildenden ersten Gesellschaftsordnung. Aus urzeitlichen Magiern und Wundheilern wurden kundige Priester-Heiler, wie sie im 2. und 3. Jahrtausend vor unserer Zeitrechnung erstmals in Erscheinung treten.

Von der Macht der Priesterschaft im alten Athen macht man sich in der Regel wohl zu geringe Vorstellungen in unserer rational-technisierten Welt. Lassen wir uns auf ein Bild der damaligen Zeit ein. Schwer hängt der süße Geruch von Weihrauchschwaden im Dämmerlicht eines säulengetragenen Asklepions. Nach langer Wanderung erschöpft, nach Fasten und Dursten und heiligen Waschungen ist der Tag für den Kranken gekommen. Gesalbt und geölt, durch die Wirkung geheimnisvoller Pflanzensäfte in gesteigerte Erwartungshaltung versetzt, liegt der Kranke auf dem Fell geopferter Tiere vor dem Altar. Er erwartet das Erscheinen des Gottes (Äskulap). Die Priester und seine Töchter (Gehilfin, Pflegerin) erscheinen. Kerzenlicht flimmert auf den Gesichtern. Eine Berührung mit der Hand, Lekken der Wunden durch harmlose Schlangen. *Wirklichkeit – Traum – Heilsuggestion.* Nur moderner Unverstand wird hier Scharlatanerie vermuten.

An solcher Stelle wurde die Heilkunde gelehrt, wurde gelehrt, Krankheiten zu erkennen, Heilsäfte zu bereiten und die heiligen Sprüche zu begreifen. Den Mythos als Wirklichkeit zu begreifen und ihn in die Behandlung menschlichen Daseins einzubringen, war das Ziel.

Die Priester-Ärzte – die Asklepiaden – hatten im Laufe der Jahrhunderte in hochgelegener Landschaft in der Nähe von Heilquellen Asklepien mit Wandelgängen errichtet. *Neben der physikalischen Therapie waren es Sühnemittel und Zaubergesänge, die zur Behandlung der Krankheiten angewandt wurden.* Zum Selbstverständnis jener Zeit und zum Selbstverständnis der Heiler und auch ihrer Gehilfen kann bis zu Hippokrates etwa folgender Satz formuliert werden.

> Die Krankheiten stammen von den Göttern (und zwar von den verletzten Göttern), ihre Heilung kann daher ausschließlich durch Versöhnung der Götter geschehen.

Wenn es gelingt, die Brücke zu schlagen (Pontifex = lat. Brückenbauer) und die verlorene Verbindung mit den (verletzten) Göttern wieder herzustellen, ist Krankheit heilbar. Dieser rigorose priesterliche Standpunkt des Alterums den Krankheiten gegenüber mußte also der sein, daß jeder Eingriff in den Verlauf der Krankheit außer dem des Brückenschlagers (zu den Göttern) Pfuscherei, verstärkte Sünde oder gar Frevel sei. Niemand konnte auf einem anderen Wege wirkliche Heilung erfahren, als auf dem der *Versöhnung. Wunden behandeln ist nicht Heilen.* Wo Narben bleiben, da ist keine Heilung, weder im Körper noch in der Seele.

Dieser Brückenschlag war auf verschiedene Weise möglich. Er ist jedoch immer von kultischer Art und besteht in Opfer, Weiheformeln (Liturgie), Gesang und Gebet. Alles kreist im wesentlichen um den Akt der Konsekration, was die unmittelbare Anwesenheit des Gottes durch einen priesterlichen Akt zum Heile der Gläubigen (Kranken) zu erwirken, bedeutet.

Dieses war bis zu Hippokrates absolut gültiges und nicht bezweifeltes priesterliches Besitzgut.

Nun hat sich jedoch etwas Besonderes ereignet. Im Jahre 415 v. Chr. rüstete Athen unter Alkipiades gegen Sizilien. Hippokrates hatte unter der Führung seines Sohnes Thessalos eine Sanitätsgruppe zur Verfügung gestellt, vor deren Abzug dieser an den Dämos von Athen eine bemerkenswerte Rede hielt, die mit

den Worten begann: „Im Anfang war Asklepios und Herakles
zum Heile der Menschen ...!"

Diese Worte sollten einen Vorgang betonen und richtigstellen, der sich bei Hippokrates, seinen Söhnen und Schwiegersöhnen ereignet hatte. Die Sippe war von der alten Priestermedizin
der Asklepiaden abgefallen und hatte einen neuen Standpunkt
in den Dingen der Heilkunde bezogen. Der Abfall der Hippokratiker von der Priestermedizin der Asklepiaden verrät eine
bestimmte Haltung in Sachen der Heilkunde, durch die ihre
geschichtliche Größe gerechtfertigt ist. Wir dürfen jedoch in
Hippokrates keineswegs einen unreligiösen Menschen vermuten. Er erkennt vielmehr ausdrücklich an, daß alle Krankheiten
von den Göttern stammen. Aber er stellt sich auf den Boden von
Tatsachen und schaltet damit ein für allemal den für alle Priestermedizin grundlegenden Gedanken der Schuld als Ursache
für die Krankheit aus. Der Abfall des Hippokrates bezieht sich
nicht auf die Teile der Priesterschaft, denen die Erhebung des
Tempeltributs die Hauptsache war, sondern er fiel vom obersten
Typ des heilenden Priesters ab. Das war und ist eine andere
Sache. Diesen wohltätigen Eingriff bekommt noch heute jeder
Kranke zu spüren, wenn er das Sprechzimmer eines Arztes
betritt. Vor dem Arzt weiß heute jeder Kranke, daß der Punkt
der Schuld nicht berührt wird. Hier wird seine Krankheit behandelt und nicht seine Schuld abgefragt. So verliert die Heilkunde,
ursprünglich Berufseigentum der Asklepiaden, schon bald nach
Hippokrates weitgehend ihren priesterlichen Erbcharakter. Mit
der Ablösung der Schuldfrage von der Krankheit war die weltliche Form des priesterlichen Heilers am historischen Horizont
erkennbar geworden.

Galen – Sklavenärzte – „Fratres infirmarii"

Durch griechische Sklavenärzte kam es um die Mitte des 2. Jahrhunderts v. Chr. zur Einführung der griechischen Medizin nach
Rom und der Übermittlung von hippokratischem Gedankengut
und empirischen Praktiken. Ein strukturiertes, hochentwickel

tes Heilwesen wie in Griechenland gab es im frühen Rom nicht. Die Ärzte benutzten wohl im wesentlichen die Orakelbücher als Quelle ihres Wissens und Heilens. Vor Errichtung eines Asklepions übten sie ihre Praxis frei oder in sogenannten Valetudinarien aus. Dabei handelte es sich um eine Art Asyle, die unter der Leitung von meist griechischen heilkundigen Sklaven standen und sich mühsam über Jahrhunderte auf eine höhere Stufe entwickelten, so daß dort auch freie, römische Bürger im Krankheitsfalle Hilfe fanden.

Der hippokratische Rationalismus hatte – als ganzheitliche Erfahrungswissenschaft vom Menschen – die theoretische Grundlage für das Lebenswerk eines Mannes geschaffen, der trotz aller byzanthinischen (2.–9. Jahrhundert) und arabischen (9.–13. Jahrhunderts) Einflüsse für 1500 Jahre die Heilkunde beherrschen sollte. Aufgestiegen vom Gladiatorenarzt zum Leibarzt Kaiser Marc Aurels – ausgestattet mit dem universalen Weltbild des ägyptisch-griechisch-römischen Kulturkreises der Bibliothek von Alexandria – betrat Galen von Pergamon (130–210 n. Chr.) die medizinische Weltbühne. Mit seinem Prinzip „Gegensätzliches wird durch Gegensätzliches geheilt" und der Vier-Säfte-Lehre begründete er für Jahrhunderte die damals geltende Lehrmeinung und damit seine unantastbare Autorität. Hiermit war die Abkehr von der Priestermedizin endgültig vollzogen und der Arzt zum pragmatischen Heiler geworden.

Um das Jahr 1000 n.Chr. kam erstmals Kunde von der Medizinschule von Salerno in den Norden. Die Ärzte waren Empiriker und nahmen das ihnen gut Erscheinende, woher es auch immer kam. So wurde Salerno die erste medizinische Fakultät des Abendlandes. Ein glücklicher Zufall fügte es, daß die Übersetzungen von Hippokrates und Galen in Salerno begeisterte Aufnahme fanden. Die „infirmarii" (Heilmönche) sicherten dieser erneuten Medizin schnell eine europaweite Verbreitung. So wurden die hippokratischen Schriften und Galen erneut zum Vehikel kulturell-zivilisatorischen Fortschrittes. Wieder lagen die Kranken wie damals in den Asklepien in großen Hallen (Bonne) und *wiederum waren Krankenpflege und Gottesdienst untrennbar miteinander verbunden.* Zu betonen ist, daß die Weiterführung der rationellen hippokratischen Medizin mit ihrer

Ablösung der Schuldfrage als Krankheitsursache zunächst in Widerspruch zur christlichen Heilslehre (Krankheit als Gnadenerweis) geriet. Krankheit war Zeichen besonderer Strafe oder Erwähltheit (Job, St. Elisabeth von Thüringen). Dies führte zwangsläufig für die Pflegeberufe jener Zeit (Nonnen und Mönche) zum verpflichtenden Dienst am Pilger, Kranken und Leidenden. So entwickelten sich jene christlichen Laienpfleger, Pflegschaften, Orden und Kongregationen, denen Barmherzigkeit und Wohltuen am Kranken zur Sühne und zum Gottesdienst wurden.

Die Asklepiaden waren zu frühmittelalterlichen Ärzten – Galen verpflichtet – geworden. Die Pflegerinnen und Pfleger sammelten sich in Orden und Kongregationen, denen Dienst am Kranken zum Lebensinhalt wurde. Aus solch christlichem Krankheitsverständnis heraus ist die mittelalterliche Heilkunde und die besondere Stellung der Mönche (Infirmarii) sowie der Krankenpflegekongregationen zu verstehen. „Ich war krank und ihr habt mich besucht, was ihr dem geringsten meiner Brüder getan habt, das habt ihr mir getan" (Matthäus 25, V. 36 ff.). *Bereits um das Jahr 1200 n. Chr. erreichte das Krankenhauswesen und die praktische Ausübung der Heilkunde eine hohe Blüte* (Erfurt: Heilig Geist 1138).

Dennoch kommt es zu einem zunehmenden Gegensatz zwischen der Gelehrsamkeit mit der Verpflichtung der Professoren auf Galen um die vorzulesenden und zu diskutierenden Schriften und der eben beginnenden Renaissance des neu und bisher nicht Erkannten. Ein Riß entsteht zwischen dem Heer von Marktschreiern, Zahnreißern, Badern, Starstechern und Steinschneidern, denen das Volk vertraut, und den akademisch gebildeten Ärzten, die in überheblicher (lateinischer) Gelehrsamkeit verachteten, was sich nicht in alten Büchern nachlesen ließ. Überall gärte es zu dieser Zeit und eine Auseinandersetzung der Geister von bisher nie gekannten Ausmaßen kam in Gang. Noch wurden die Lehren der Alten abgeschrieben, womit sie nicht besser wurden, und dennoch vermochte niemand ihre Autorität zu stürzen.

In dieser Zeit hatte Descartes (1637) in trotzig provozierender Weise seinem Jahrhundert sein „Ich denke, also bin ich" entgegengeschleudert. Leonardo da Vinci hatte zu dieser Zeit im

Sezieren von Leichen und der Anfertigung anatomischer Zeichnungen mit unerhörter Meisterschaft neue Akzente gesetzt.

Im Jahre 1537 wurde ein Mann an der Universität Padua promoviert und mit der Neuausgabe der Werke Galens beauftragt. Dieser Mann – Andreas Vesalius – beobachtete, daß die galenische Anatomie in vielen Fällen mit den eigenen Beobachtungen nicht in Übereinstimmung zu bringen war. Vesalius erkannte messerscharf, daß es sich in vielen Fällen der anatomischen Beschreibungen von Galen nicht um menschliche Organe gehandelt hat. Sollte Galen geirrt haben? Das war unwahrscheinlich. Niemand war bisher auf diesen absurden Gedanken gekommen. *Noch beherrschten die Lehrmeinungen der alten Schule und gelehrte Spitzfindigkeit die Medizin.* Vesalius läßt sich nicht beirren. So erleidet die unangefochtene Autorität Galens seitens der aufgenommenen Anatomie ihre ersten Erschütterungen.

Da betritt ein anderer die medizinische Weltbühne. Theophrastus-Bombastus von Hohenheim, genannt Paracelsus. Er ist der nächste, der durch unbestechliche Beobachtung, fanatischen Wissensdrang und kämpferischer Streitbarkeit die Auseinandersetzung mit dem Zeitgeist sucht. Frei von Vorurteilen, enttäuscht von seinen Lehrern in Ferrara, erkennt er, daß die Vier-Säfte-Lehre des Galen in vielen Fällen den eigenen, einfachsten Beobachtungen widersprach. In Basel kündigt er 1527 eine Vorlesung an: „Zwei Stunden täglich werde ich praktische und theoretische Medizin nach eigenen Ausarbeitungen lesen, die nicht aus Hippokrates oder Galenus zusammengebettelt sind, sondern von der höchsten Lehrmeisterin Natur in eigener Erfahrung und Handanlegung empfangen!". Dem war nun nichts mehr hinzuzufügen, die Gegnerschaft aller etablierten Professoren war ihm sicher. Nachdem Paracelsus seine Kollegien auch noch in deutscher Sprache zu lesen wagte, mußte er Basel verlassen. Schüler hat Paracelsus nicht hinterlassen und es dauerte Jahrhunderte, bis sich der Kernsatz seiner Grundanschauungen „Der Arzenei höchstes ist die Liebe!" Anerkennung verschaffte.

So sehen wir zu Beginn der Neuzeit, wie 2 Giganten noch einmal das gesamte Weltbild des Mittelalters in sich aufnehmen und es in dramatischem Ringen und leidvollen Erfahrungen überwinden. Die Abkehr von der Scholastik und der Beginn einer naturwissenschaftlichen Heilkunde ist untrennbar mit den Namen von Andreas Vesalius und Paracelsus verbunden. Wieder war nach 1500 Jahren ein neues Verständnis vom Kranken und von der Krankheit durch die Ärzte gefordert. *Die Renaissance beginnt alles und jedes bisher Gültige zu hinterfragen, davon konnte auch die Heilkunde und die Pflegeberufe nicht unbeeinflußt bleiben.*

Die Medizin nach Vesalius und Paracelsus erschöpfte sich nicht mehr im damals üblichen Disputieren mit Resonieren und Kommentieren, sondern verlangte zunehmend Maß und Zahl. Mit der Entdeckung des Blutkreislaufes durch William Harvey (1578–1657) zerfielen erzkonservative Lehrmeinungen wie brüchiges Gewebe. Die erstmalige Messung der Körpertemperatur und der Pulszahl kam diesem Bedürfnis entgegen und kennzeichnet den medizinischen Zeitgeist.

Die *genaue Beobachtung des Kranken,* wie Paracelsus es gefordert hatte, begründete das aufkommende klinische Zeitalter.

Der Leibarzt der Kaiserin Maria Theresia, der 1745 nach Wien berufene Gerhard van Swieten, ließ kurzerhand 20 000 Bände über Alchemie und Geisterwissenschaft verbrennen, da sie, wie er glaubte, den Aberglauben förderten und die moderne Wissenschaft hemmten. Die amtliche Überwachung der Scherer, Bader und Hebammen, eine Neuordnung des Prüfungswesens, des Heilpersonals und die Beeinflussung der ärztlichen Standesorganisationen durch Einstellung beamteter Ärzte waren organisatorische Leistungen, die nicht hoch genug bewertet werden können. Neben der alten-neuen Erfahrung am Krankenbett wurde alles übernommen von den Alten, was gut und brauchbar war. Die dogmatischen Schranken waren gefallen und das erste wirkliche Experiment in der Medizin konnte durchgeführt werden.

Beginn der Neuzeit

Leipold Auenbrucker (1722–1809) konnte mittels des Anschlagens an den Brustkorb, als eines Zeichens, verborgene Brustkrankheiten entdecken. Wir dürfen diese Erfindung Auenbruckers (= *Perkussion*) als eine der bedeutendsten Leistungen der Heilkunde des 18. Jahrhunderts ansprechen. Sie war die erste medizinische Entdeckung von naturwissenschaftlichem Charakter. Sie war auf dem Boden der Erfahrung und Beobachtung gereift. Auenbrucker hat seine Beobachtungen erst dann veröffentlicht, nachdem die Versuche die Überprüfung bestanden und das Experiment bis zur Höhe des strikten Beweises *(Autopsie)* gediehen war. Hier waren naturwissenschaftliches Selbstverständnis, Beobachtung und Schlußfolgerung Grundlage ärztlichen Handelns geworden. Eine vollkommen neue Dimension, die in dieser Form bisher in der Medizin nicht beobachtet worden war.

Um das Jahr 1725 beobachtete die Frau des englischen Gesandten in Konstantinopel, Lady Montague, wie im Hafenviertel eine alte Frau Menschen mit einer Nadel eine kleine Wunde beibrachte und eine Flüssigkeit einrieb.

Einige Generationen waren vergangene, seit Lady Montague in einem Torbogen von Konstantinopel jene Impfung beobachtet hatte. Da bekam der englische Landarzt Eduard Jenner zufällig Kenntnis davon, daß Bauern, die sich mit Kuhpocken angesteckt hatten, nach Überstehen dieser Krankheit nicht von den echten Pocken befallen würden. Sie wären gänzlich gefeit gegen jede Übertragung. Als eine Kuhmagd nun an Kuhpocken erkrankte, entnahm Jenner Eiter aus einer solchen Pockenprustel und impfte diesen Eiter am 14. 05. 1796 dem achtjährigen James Phipps ein. Kurzes Fieber und schnelle Erholung traten erwartungsgemäß ein. Hier nun beginnt im Kopfe des Eduard Jenner das 2. große Experiment der Medizin nach Auenbrucker, seine experimentelle Großtat. Am 01. Juli 1796 impfte Eduard Jenner dem Jungen ganz bewußt echtes Pockengift ein. Unruhige Tage, schlaflose Nächte – nichts passiert, für Eduard Jenner ist der Beweis geschlossen. Die bewußte Einbringung des Kuhpockeneiters zum Zwecke des Schutzes gegen die echten Pocken war gelungen. Die *Immuntherapie* hatte ihre Bewährungsprobe bestanden, obwohl die berühmte Royal Society, an die der unbekannte Landarzt seinen umständlichen Bericht sandte, das Manuskript ablehnte und zurückschickte.

Immer noch war zu Ende des 18. Jahrhunderts der Chirurgenstand unter der Würde der akademischen Ärzte. Feldscherer, fahrende Starstecher und Steinschneider beherrschten das Metier. Die besten unter ihnen hatten es bereits zu sehr hohem Ansehen gebracht. Bereits Ambroise Paré (1510–1590), ein gelernter Kriegschirurg, hatte ohne den spitzfindigen Ballast lateinischer Dispute, aber ausgestattet mit dem unbestechlichen Auge für das Wesentliche, das Ausbrennen der Wunde mit siedendem Öl abgelehnt. Genaueste anatomische Kenntnisse machten ihn zum überragenden Operateur und zur unbedingten Autorität seiner Zeit. Dennoch mußte sich Richard von Volkmann 100 Jahre später im Jahre 1860 in Halle mit der Frage beschäftigen, ob er seine Klinik schließen solle oder nicht. Alle Wunden vereiterten und selbst noch die kleinsten Operationen wurden zu lebensgefährlichen Prozeduren. Schlimmer noch sah es in den Gebärkliniken aus. In Scharen starben die Wöchnerinnen. Alles Suchen nach der Ursache blieb vergeblich. In dieser Situation betraten 2 Männer die Bühne der klinischen Wissenschaft, die durch subtile Beobachtung und messerscharfen Schluß das Selbstverständnis der Heilkundigen und der Pflegenden von Grund auf neu veränderten, Josef Lister und Ignaz Semmelweis. Der eine wurde mit allen Ehrentiteln der Welt geehrt, der andere nach für ihn erfolglosen Kämpfen zermürbt und zerbrochen. Allen Widerständen zum Trotz war nach erbittertem Widerstand der akademischen Medizin das Neuland der *Asepsis* und der *Antisepsis* erschlossen. Das befähigte die Ärzte des 19. Jahrhunderts zur Überwindung des Hospitalbrandes, des Kindbettfiebers und zur Bezwingung der Seuchen.

Noch etwas müssen wir in diesem Zusammenhang erwähnen. Es ist das traurige Schicksal der Geisteskranken, das in allen Ländern der damaligen Welt beklagenswert war. Teilweise wie Tiere eingesperrt, mußte sie schauerliche Inszenierungen und absurde Therapien über sich ergehen lassen. Der Besessenheit von Teufeln und Hexen standen die meisten Ärzte jener Zeit verständnislos und hilflos gegenüber. In einem zeitgenössischen Buch lesen wir:

> Es muß gewiß für jeden Menschenfreund eine der schauderhaftesten Anblicke sein, wenn man in sehr vielen Irrenhäusern die unglücklichen Opfer dieser schrecklichen Krankheit in finsteren, feuchten Löchern, wo die frische Luft nie hineingebracht werden kann, auf unreinem, selten gewechseltem Stroh, mitten in ihrem eigenen Kote, oft mit Ketten gefesselt und ganz nackend liegen sieht. In solchen Wohnungen des Schreckens könnte der Vernünftigste wohl eher wahnsinnig, als ein Wahnsinniger zur Vernunft gebracht werden!

Nun wagte es in solcher Zeit ein Arzt in Paris, gegen Jahrhunderte alte Vorurteile, Anschauungen und Praktiken das Werk der Barmherzigkeit den Geisteskranken nicht nur zu predigen, sondern den „von Dämonen Besessenen" die Ketten abzunehmen und die körperliche Züchtigung aus der Pflege der Irren zu verbannen. Dieser Mann war A. Pinell (1755–1826). Er beendet das Auspeitschen der Geisteskranken durch den Henker. Noch hatte der große Pinell die Augen nicht geschlossen, als sich allenthalben menschenfreundliche und weitblickende Männer „der Irren" annahmen.

Frühkapitalismus – Reichsversicherungsordnung – naturwissenschaftliche Medizin – Organtechnologie

Was eben mit dem Aufblühen der klinischen Medizin und zur Überwindung der Seuchen und Infektionen so hoffnungsvoll begonnen hatte, drohte bereits Mitte des 19. Jahrhunderts durch die zunehmende Verelendung großer Massen in den Ballungsgebieten der frühindustriellen Entwicklung erneut zunichte gemacht zu werden. War bis dahin die unmittelbare personale Beziehung zwischen Arzt und Patient europäische Tradition durch Jahrtausende, die durch einen bereits strukturierten Krankenhausbetrieb ergänzt wurde, kam es nun zu einer grund-

legenden Umwälzung auf dem gesamten Gebiete des Gesundheitswesens.

> Um mit dem Problem der Krankenbehandlung in den neu ent-
> standenen industriellen Ballungszentren fertigwerden zu kön-
> nen, wurde Ende des 19. Jahrhunderts in Deutschland die in
> ihrer Grundstruktur (Solidargemeinschaft) heute noch gültige
> *Sozialgesetzgebung* geschaffen. Folgerichtig wurde analog zur
> industriellen Produktion Krankheit und Gesundheit zum
> rechtsfähigen Gut erklärt.

Gesundheit und Krankheit waren somit zum unverzichtbaren
Produktionsmittel einer Industriegesellschaft geworden, die keinen unmittelbaren Bezug mehr zum menschlichen Dasein
erkennen ließ. Gesundheit war rechtsfähig und anspruchswür-
dig, was in der Tradition der römisch-griechischen und auch der
christlichen Heilkunde einen vollkommen neuen und bisher
nicht gekannten subjektiven Anspruch darstellt. Der *Kranken-
schein* wurde Garantie für Konsum im medizinischen Kaufhaus.
Hunderttausende von Krankenbetten werden gefüllt, und wer
für diese Krankenbetten noch nicht taugt, fährt mit Kranken-
schein zum Kurlaub. *Wo findet sich in dieser gigantischen Medi-
zinmaschinerie der wirklich Kranke? Wo und wie ist die Stellung des
Kranken und seines Pflegepersonals in diesem hochtechnisierten
Medizinbetrieb?* Wieder hat sich das tradierte Arztbild verändert.
Kritik: Halbgötter in Weiß, der Arzt als moralische Figur wird
mit all seinen Eigenschaften erneut wie im ausgehenden Mittelalter in Frage gestellt.

> Die zunehmende Organspezialisierung und Funktionalisierung
> aller ärztlichen und pflegerischen Tätigkeiten, die Degradierung
> des Kranken zum Meßdatenobjekt führte zur Entpersonalisie-
> rung des Krankenhausbetriebes. Reparaturmentalität und
> Fremdbestimmung waren hierfür der zwangsläufige Preis.

Seitdem nun die Weltgesundheitsorganisation Gesundheit als
verfügbaren Besitz für „jedermann" proklamiert und Gesundheit als einen Zustand vollkommenen körperlichen, seelischen

und sozialen Wohlbefindens für „Jedermann" verbrieft hat, ist dieses Wohlbefinden in weiterer Steigerung der Bismarck'schen Gesetzgebung zur Sozialutopie entgleist. Die Diskussion um die Frage, was denn Gesundheit und Krankheit sei, wozu und v. a. wem sie dienen, ist offensichtlich nicht mehr zentrales Thema der Arzt-Patienten-Beziehung. Die *Wiederherstellung der Leistungsfähigkeit* in einer Leistungsgesellschaft setzt so den therapeutischen Imperativ. Die zentrale Aufgabe der Leistungsanbieter – wie sich Ärzte inzwischen nennen lassen müssen – ist folgerichtig die schnelle Reparatur unter Kosten-Nutzen-Gesichtspunkten. Wiederum bemerken wir eine Veränderung des Rollenverständnisses der Ärzte und der Pflegeberufe. Unter dem Titel *„Abschied vom hippokratischen Eid"* hat Dietrich Rössler[1] zum Wandel ethischer Fragen in der Medizin die Behauptung aufgestellt, die Medizin braucht eine neue Ethik. Spätestens seitdem ärztliche Tätigkeiten unter dem Kostendruck einer Sozialmedizin zur Leistungsbringung degenerierten und der allgemeine Medizinbetrieb zur Reparaturwerkstatt mit Ersatzteillager zu entarten droht und das Klonen von Menschen Faktum geworden sind, wird niemand Rössler widersprechen. Besonders eindringlich zeigen sich diese Wandlungen im Zusammenhang mit Therapiestudien – hierfür stehen Schlagworte wie Heilversuch und Wissensversuch – aber auch in der gesamten Problematik der Patientenaufklärung. Die Vertrauenswürdigkeit derer, die Verantwortung tragen, war einst durch ihre persönliche Integrität und durch die ausdrücklich übernommene Verpflichtung, nach den Grundsätzen der hippokratischen Lehre zu handeln, begründet. Die weltweite Inanspruchnahme ärztlicher Fähigkeiten und pflegerischer Tätigkeiten für nichtmedizinische Zwecke führt zu einer Gefährdung bisher unbestrittener ethischer Grundpositionen von Ärzten und Pflegepersonal. Die Aufforderung an Ärzte zu aktiver Euthanasie, die Tötung fehlgebildeter neugeborener Kinder und durch Verhungern lassen weisen auf den eingeschlagenen Weg. Abtreibung auf Wunsch in vielen Ländern, und neuerdings auch zur Auswahl des

---

[1] Unveröffentlichtes Manuskript.

gewünschten Geschlechts des Kindes, Beteiligung von Ärzten an Folterungen und Vollzug der Todesstrafe durch Injektionen belegen, wie weit es mit dem hippokratischen Eid gekommen ist. Das Problem der Zwangsernährung, der Mißbrauch der Psychiatrie für nichtpsychiatrische Zwecke, extrakorporale Befruchtung und Embryotransfer mit den Spezialproblemen der Ammenfunktion, der biologischen Adoption, gemieteter Eispenderin, der Ersatz- und Surrogatmutter und last not least eingefrorene Embryonen und „human's cloning" runden das Horrorszenario ab.

Was hat dies alles mit dem Selbstverständnis von Ärzten und Pflegeberufen zu tun?

All dies hängt zutiefest mit dem *in eine Krise geratenen Vertrauen in naturwissenschaftliche Forschung und speziell auch in naturwissenschaftliche Medizin* zusammen. Die Legitimationskrise der Naturwissenschaft und Technik hat auch zu einer Infragestellung der gültigen medizinischen Praktiken geführt. Neu ist die Frage und die Entscheidung, ob lebensverlängernde Maßnahmen, auch bei äußersten Leiden, vertretbar sind und ob Leben bloß biologischer, nicht aber menschlicher Natur zumutbar erscheint. Ein Konsens hierüber kann nicht vorausgesetzt, er muß gefunden werden. Die Verantwortung des einzelnen ist dabei unerläßlich, es gibt hierzu keine Alternative. Die Auslegung des hippokratischen Eides – auch wenn er neu formuliert werden muß – kann auch unter den veränderten Bedingungen der technisierten Medizin nur und ausnahmslos in der vorbehaltlosen Hinwendung zum Kranken, in der Einsicht in die Grenzen des ärztlichen Handelns und in der Verantwortung für die Wohlfahrt aller bestehen.

Pflegeberufe heute: Vom Heilgehilfen zum Gesundheitsfachberuf

Über Jahrhunderte war es das Privileg einzelner Personen (Elisabeth, Vinzenz von Paul) oder gesellschaftlich relevanter Gruppen (Krankenpflegeorden und Kongregationen), die Krankenpflege individuell zu organisieren und auszuüben. Dies ist heute nicht mehr der Fall. Diese Tätigkeit wird jemand nur ergreifen, wenn „die Konjunkturdaten" diese Tätigkeit als zukunftsorientiert und sicher, als finanziell attraktiv und mit der Philosophie der Freizeit- und Erlebnisgesellschaft vereinbar erscheinen lassen. Die Frage nach dem geistlich-geistigen Standort einer Pflegeperson ist aus Sicht der Arbeitgeber bereits bei der Auswahl der Pflegeschüler nicht mehr relevant. Aus Sicht der Pflegeberufe ist er neben der Frage der materiellen Existenzsicherung durch Ausübung einer pflegerischen Tätigkeit weitgehend gegenstandslos geworden.

Vor Jahrzehnten konnten wir noch von einer Typologie der Pflegeberufe (Barmherzige Brüder, Vinzentinerinnen, DRK-Schwester, Diakonissen) sprechen, die sich – ohne materielles Gewinnstreben – der lebenslangen Krankenpflege zuwandten. Eine solche einheitliche Typologie gemeinsamer Merkmale von Menschen gleicher oder vergleichbarer Berufssituationen gelingt heute nicht mehr. Noch vor wenigen Jahrzehnten entsprach im Pflegebereich eine relativ kurze Ausbildungszeit einer lebenslangen Pflegetätigkeit. Langen Ausbildungszeiten stehen heute eher sehr kurze Zeiten tatsächlicher Berufsausübung gegenüber.

Wie kommt es, daß bestimmte Dienstleistungen mit sehr hohem sozialen Ansehen ausgestattet sind und sich darüber hinaus bei relativ geringer Verantwortung einer weit überdurchschnittlichen Bezahlung erfreuen? Andererseits finden sich die Pflegeberufe aller Art im gesellschaftlichen Ansehen nicht in dem Maß geachtet und daher auch am unteren Rande der Einkommensskala der Leistungsgesellschaft angesiedelt. Warum sind das hohe persönliche Engagement und die weit überdurchschnittliche Verantwortung der Pflegeberufe – besonders in Deutschland – einer so geringen gesellschaftlichen Wertschätzung ausgesetzt? Dies in einer Gesellschaft, in der Dienstleistungen aller Art, von der Autoreparatur über die Schornsteinfegergebühren bis hin zur Dauerwelle und Ferienreise, hoch geschätzt sind und klaglos bezahlt werden. Warum wird die Tätigkeit an der Maschine (EDV, Werbung, Produktion) gegenüber praktizierter Mitmenschlichkeit (Pflege) soviel höher eingeschätzt? Warum ist in dieser Gesellschaft die Dienstleistung, die der Mensch am kranken, alten und siechen Menschen erbringt, so gering erachtet? Wie kann es zu einer solchen Fehleinschätzung und Minderbewertung pflegerischer Tätigkeit in unserer Zeit kommen? Hängt dies nicht mit unserem Menschenbild der „Moderne" zusammen?

In der Leistungs- und Erlebniswelt der Gesunden, Schönen, Erfolgreichen, die sich dem Ethos des Erfolgs verschrieben haben, muß sich die Verdrängung von Krankheit und Tod als klassisches Symptom geradezu zwangsläufig einstellen. Die irrationale, scheuklappenartige Verengung unseres Gesichtsfeldes auf den „Fetisch" Körper/Gesundheit hat in der Reparaturmentalität unseres technisierten Medizinbetriebes – der den Menschen wieder zum Funktionieren bringt, ihn wieder produktiv macht – ihren vorläufigen und mit weit überhöhten Erwartungen überfrachteten Höhepunkt erreicht. Krankheit ist in der emotionslosen abstrakten Welt der Computer und Roboter ein Störfaktor ersten Ranges. Die Einführung der Kosten-Nutzen-Rechnung im Krankenhaus hat es an den Tag gebracht: Wir haben nicht mehr genug Geld für alle. Wir müssen sparen – vor allem für die, die uns ernähren, also diejenigen, die noch in der Produktion stehen. So können wir auch bei den Pflegeberufen heutigen Tages ein „Ranking" feststellen: Technisch hochversiertes OP- und Intensivpersonal, perfekt im Umgang mit Infusomaten, Perfusoren und Computern, hebt sich deutlich vom Altenpflegepersonal und Hospizpflegepersonal ab, für deren Tätigkeit oft kein Geld mehr da ist. Das parlamentarische Trauerspiel zum Thema „Pflegeversicherung" zeigt dies besonders deutlich, obwohl gerade im letztgenannten Bereich die mitmenschlich großartigsten Leistungen erbracht werden. Wir können dies auch an der Akzeptanz von Krankheiten feststellen. Akute Erkrankungen und Unfallopfer werden von der Gesellschaft klaglos akzeptiert. Chronische Krankheit und Siechtum ohne Aussicht auf Wiedererlangung der Produktivität durch Pflege leitet bereits über in eine Grauzone. Wenn wir weiterschreiten auf der Skala der Akzeptanz von Not und Elend durch die Gesellschaft, kommen wir zu psychischen Erkrankungen, zu Aids-Gezeichneten und Drogenopfern und zur Pflege von Sterbenden, die in ein

Randgruppendasein abgedrängt werden und in der „gesunden"
Scheinwelt der Konsumenten nicht mehr vorkommen.

Diese Darstellung darf nicht überbewertet werden. Sie sagt
aber doch etwas über unsere Sittlichkeit, über unser Selbstverständnis und über das Wertgefüge unserer Gesellschaft aus. Wie
geht der Mensch mit dem Menschen um? In bezug auf unser
Thema „Pflegeberufe heute" bedeutet dies, daß Pflegeberufe
solange nicht aus dem langen Schatten – den Verdrängung und
Verleugnung von Krankheit und Tod in das helle Licht unserer
Konsumgesellschaft werfen – heraustreten können, als Krankheit mit negativem und Gesundheit mit positivem Konsumverhalten im weitesten Sinne identifiziert werden. Ganz offensichtlich haben wir es hier mit einem gesellschaftlich relevanten Problem zu tun, in dem *positives Konsumverhalten* (Persönlichkeit,
Gesundheit, Erfolg) in bewußtem oder unbewußtem Gegensatz
zum scheinbar unproduktiven negativen Schattendasein von
Krankheit und Siechtum gesetzt werden. In diesem rational wie
emotional negativ besetzten sozialen Umfeld lebt und arbeitet
auch das Kranken- und Altenpflegepersonal.

> Wir müssen begreifen, daß Pflegeberufe, auch in unserer Zeit
> der speziellen technologischen Leistungserbringung Engage-
> ment und Opfer für die gesamte Gesellschaft erbringen. Pflege
> ohne persönliche Hingabe ist nicht möglich. Das Problem der
> Pflege ist nicht mehr nur das Problem der Erkrankten, sondern
> bereits das Problem der Gesunden. Ein besseres soziales
> Ansehen der Pflegeberufe und auch eine bessere existentielle
> Sicherung sind unerläßliche Zukunftsaufgaben.

Es geht nicht an, daß eine Krankenschwester oder ein Krankenpfleger mit Familie in der Großstadt deshalb nicht mehr arbeiten können, weil es ihnen nicht möglich ist, eine wenn auch
noch so bescheidene Wohnung zu bezahlen. Wir werden der
Pflege bzw. den die Pflege ausübenden Menschen jene persönliche Würde und das ihnen gebührende gesellschaftliche Ansehen
zurückgeben müssen, das sie in Jahrhunderten selbstverständlich für sich in Anspruch nehmen durften. Wir müssen begreifen,
daß die Endlichkeit jeder Ich-Wirksamkeit uns alle betrifft. Der

in den letzten Jahren zu beobachtende Versuch der pflegerischen Berufsverbände durch verbesserte Aus- und berufliche
Fortbildung – vom Stationsleiterlehrgang bis hin zur Fachhoch-
schulreife – die Attraktivität der Pflegeberufe zu erhöhen, hat
sich bisher nicht erfüllt. Warum ist die Zahl der Ausbildungs-
plätze von 1985–1992 in Deutschland um 10 % zurückgegangen?
Warum können wir sowohl in den Fachzeitschriften als auch in
den Wochenendausgaben der Zeitungen allwöchentlich Spalten
von Anzeigen sehen, in den Krankenschwestern, Krankenpfleger und Altenpfleger gesucht werden? Warum ist selbst die noch
relativ gut bezahlte Tätigkeit im Operationssaal oder auf der
Intensivstation nicht mehr attraktiv? Die Patentlösung scheint
das Fachhochschulstudium für Pflegeberufe zu sein. So logisch
dies klingt und so wichtig es auch für einen Teil der Pflegeberufe
ist, wird jedoch das „Fachhochschulstudium für alle Pflegeberufe" die Pflegeengpässe vor Ort mit an Sicherheit grenzender
Wahrscheinlichkeit nicht beseitigen.

> Krankenpflege und die Pflege von alten Menschen sind kein
> akademisches Problem. Diese Tätigkeit erfordert Bereitschaft,
> Hingabe, physische und psychische Belastbarkeit und die
> Bereitschaft, Krankheit nicht nur als Betriebsstörung zu verste-
> hen, sondern Krankheit als außerordentliche Befindlichkeit in
> einer besonderen Situation zu akzeptieren und sich selbst in
> den Dienst dieser Befindlichkeit zu stellen.

Mit besseren Führungskräften können institutionelle Hilfen zur
Bewältigung der täglichen physischen und psychischen Belastungen des Pflegepersonals gegeben werden und zu einem besseren Verständnis und besserer Zusammenarbeit von Ärzten
und Pflegepersonal beitragen. Die reine Pflegearbeit am und
mit dem Kranken, d. h. die Lagerung von Schwer- und Schwerstkranken, Füttern der Patienten, mehrfaches Betten und Reini-
gen und schließlich das für den Patienten so lebensnotwendige
Gespräch läßt sich weder durch Fachhochschulstudium noch
durch die Erkenntnisse der Betriebswirtschaft *ohne* Zwang auf
die Arbeitsabläufe eines Krankenhauses, Alten- und Pflegehei-
mes oder gar eines Hospizes übertragen.

> Pflege soll pflegen, und wenn Pflege Elite braucht, nämlich im Umgang mit dem Menschen, muß dies auch in der Anerkennung dieser Tätigkeit durch die Gesellschaft zum Ausdruck kommen.

Wenn dies nicht geschieht, werden alle Versuche, junge Menschen für den Pflegeberuf, d. h. für den Dienst des Menschen am Menschen, zu gewinnen, zum Scheitern verurteilt sein. Fachhochschulabsolventen der Pflegeberufe ohne Berufserfahrung werden das Pflegeproblem vor Ort nicht lösen können, allenfalls das Heer der arbeitslosen Akademiker vermehren. Ein Umdenken ist notwendig. Wenn in der Schweiz, den USA und in Großbritannien die Situation für die Pflegeberufe wesentlich besser ist, liegt dies sicher nicht nur daran, daß die Pflegeberufe eine akademische Ausbildung haben, sondern daran, daß sie einen *hochangesehenen Berufsstand* repräsentieren. Der Pflegeberuf in unserem Lande, d. h. der Dienst am Menschen, ist nicht attraktiv. Hier ist ein Umdenken der Gesellschaft – die diesen Dienst bezahlen muß – neben einer verbesserten Aus- und Fortbildung zwingend. Mit der Verschiebung der Alterskurve in die 7. und 8. Lebensdekade erwächst daher den Sozial- und Gesundheitsplanern eine Bugwelle, die politischer Entscheidung bedarf, da der Bedarf an Pflegeberufen weiter wachsen wird.

Mit der Einordnung der Pflegeberufe in das Stückzahlenmanagement der Industrie und der Aufrechnung von Material- und Lohnkosten gegen Gesundheit, Siechtum und Tod ist der Rahmen auch für die Pflegeberufe abgesteckt. War die Pflege effektiv, wenn Berufsfähigkeit nach Krankheit wiederhergestellt werden konnte? Wenn also „Produktivität" durch Behebung der „Betriebsstörung" wiederhergestellt wurde? War Pflege ineffektiv, wenn auch mit größtem finanziellen Aufwand Arbeitsfähigkeit, Siechtum oder gar Tod nicht verhindert werden konnten?

Humanität am Krankenbett kann niemals gleichgesetzt werden mit der Frage des Erfolgs oder des Mißerfolgs medizinischer Verfahren. Pflege ist keine industrielle Ware. Bei dieser Tätigkeit wird kein „Ausschuß" produziert, da Humanität am Krankenbett unteilbar ist.

Pflege ist eben nicht nur die Beseitigung einer vorübergehenden Körperfunktionsstörung. Pflege muß vordringen zur ganzheitlichen Ich-Wirklichkeit des Kranken.

Innere Entwicklung des Berufsausübenden[*]

W. T. Kanzow

Wir lernen nicht nur, wir ändern uns

Ein Beruf wird ausgeübt. Er bleibt derselbe und bleibt es doch nicht. Ohne viel Phantasie stellen sich Bilder verschiedener Arbeitsplätze ein, in denen sich die Pflegekraft tätig sieht: auf dem Weg mit einem alten Menschen zum Klo, steril vermummt als angespannter Akteur im Operationssaal, Medikamente stellend, assistierend bei der Endoskopie, als Sitzwache bei dem katatonen Patienten oder über einem Dienstplan jonglierend. Dieses Nebeneinander der verschiedenen möglichen Aufgabenbereiche ist während der Ausbildung ein Nacheinander wechselnder und sehr unterschiedlicher Stationen gewesen. Und die Eigenheiten der sehr unterschiedlichen Anforderungen hatten ein ebenso verschiedenartiges Entgegenkommen in der Vergangenheit gefordert und gefunden: es gab Bereiche, die einem lagen und andere, die mehr Überwindung und Anstrengung kosteten.

Und wenn der Blick rückwärts gerichtet ist und Erinnerungen geweckt werden, stellen sich Bilder von Arbeitssituationen ein, in denen neue Aufgaben und vielleicht Schwierigkeiten zu überwinden waren. Es bleiben aber auch Bilder haften, die zuerst nichtssagend erscheinen, wenn sie wieder vor Augen treten, sich beim weiteren Nachdenken aber doch als bedeutsam erweisen. Bevorzugt bleiben solche Bilder und Erinnerungen hängen, die für ein bestimmtes damaliges Erlebnis stehen, das gelöst und nur von vorübergehender Bedeutung zu sein schien.

---

[*]Gewidmet Pastor Uwe Jochims.†

Und unter den Bildern werden solche sein, die ein inneres Fragezeichen hinterlassen haben. Ob die damalige persönliche Entscheidung, die vergangene eigene Sichtweise richtig waren? Ob man heute das gleiche nicht anders sehen würde? Und es ist noch bemerkenswerter: bei der Erinnerung an solche bewegenden Ereignisse wird deutlich, *wie sehr die eigene Entscheidung, die eigene Haltung sich gewandelt hat.* Das, was einen einmal empört hat, gewinnt plötzlich eine gewisse Anerkennung und sieht im Laufe der Jahre anders aus.

An diesen Geschehnissen, die wie ein *Ohrwurm* immer wieder in den Sinn kommen, zeigt sich die eigene wandelnde Einstellung. Nun wächst natürlich die eigene berufliche Erfahrung, der Umgang mit wechselnden Kollegen und meist ja Kolleginnen wirkt ein, und die Rückmeldungen, die man erhält, formen. So kann die Fülle der Aufgaben zunehmend vernünftiger, sachlicher und differenzierter gesehen und eingeschätzt und mit einem geringeren Maß an Entscheidungskraft *selbstverständlicher* bewältigt werden.

Der berufliche Erfahrungsschatz wird auch bereichert durch das Privatleben: Die Entwicklung und die Auseinandersetzung in der eigenen Partnerschaft, die Fürsorge, Verantwortlichkeit und langsame Trennung von den Kindern, das Älterwerden und Sterben der Eltern und zuletzt die Situationen, daß man zu der Generation der Älteren gehört, die keine mehr über sich hat, prägen zumal die eigene Haltung im Umgang mit Patienten.

Und doch ist der Lebenslauf kein sich unendlich aufeinandertürmendes Lernen: nicht nur, daß vieles in Vergessenheit gerät, es verblaßt auch vieles in seiner Bedeutung, Interessen verlieren sich, und neue Sichtweisen werden wach. So ist der Mensch kein sich stetig aufwärts entwickelndes Wesen, sonst müßte an seinem Ende der babylonische Turm in geglückter Konstruktion und nicht der von Geburt an vorgegebene Tod stehen, dann wäre das Altwerden und der Weg zum Sterben nur ein plötzlicher Absturz.

Der Mensch wandelt sich. Das Fortschreiten in der Lebenszeit ist nicht Fortschritt, sondern ein Ändern. Dem blühenden Leben den Tod vor die Nase zu halten oder in der Jugend das

> Sterben als Lebensziel zu nennen: das Gefühl sperrt sich und doch muß der Bogen vom jungen Menschen zu dem Alten geschlagen und müssen das Entwickeln und Wandeln angenommen werden. Wenn dies nicht geschieht, kann dem älterwerdenden Menschen keine Würde zugestanden werden und die Vorstellung fiele zu schwer, diesen Weg selbst gehen und alt werden zu müssen.

Diese Vorstellung des Altwerdens wird tragbarer, wenn dem einzelnen der Rückblick auf das bisherige eigene Leben gelingt, die eigene Auseinandersetzung auszuhalten ist und ein Zeugnis, wer man gewesen sei, abgelegt werden kann.

Die Diskussion über die *Ethik,* über die Grundlagen der *Moral* unseres Handelns ist in Blüte und erstreckt sich nicht zufällig im besonderem Maße in das Feld sozialer Tätigkeiten. Woher kommt dies? Vielleicht, weil der religiöse Hintergrund als Wertbestimmer weniger selbstverständlich und schwerer zu erkennen geworden ist: durch die eigene Verweltlichung der Kirche und deren Mühe, sich der Vielfalt der Welt anzupassen. Wohl auch, weil der moderne Mensch selbst der Kirche nicht mehr entgegenkommt und sie seinerseits zwingt, ihm soweit entgegenzukommen, daß sie ihre Konturen zu verlieren droht. Die Idee der Selbstverwirklichung, die die jugendliche Triebfeder des Handelns ist, verträgt sich kaum mit einem von sich absehenden Entgegenkommen in der Frage unseres Sinnes.

Die Popularität des Themas *Ethik* in den Heilberufen weist aber auch darauf hin, daß ein Helfen ohne eine dahinterstehende *Moral* nicht denkbar ist und daß wir in unserem täglichen Handeln diese Moral zu verlieren drohen. Um diese Entwicklung auf einen kurzen Nenner zu bringen: *Wird das Helfen industrialisiert und zu einer Serviceleistung reduziert?*

Aber auch die andere, bedeutendere und wohl schlimmere Seite enthüllt sich: Mit unserer Frage nach der Ethik in den Heilberufen signalisieren wir, daß wir selbst als derzeit Gesunde Mühe haben, Vertrauen in die Gesellschaft zu entwickeln und uns der Ethik vergewissern wollen, um unsere persönliche Skepsis, unsere Ängstlichkeit und unser Mißtrauen vor anderen Menschen zu überwinden.

In der Ethikdiskussion über die Stellung des helfenden Menschen in der Medizin und die Moral seines Handelns sind wenige Begriffe immer wieder herausgearbeitet worden, die zumeist unverbunden dargestellt werden, aber doch in einer engen Beziehung, ja mehr noch: in einem Entwicklungsprozeß zueinander stehen. Es sind die Begriff

- Autonomie
- die Respektierung des anderen und
- die Gerechtigkeit.

Diese Kernbegriffe werden von verschiedenen Wissenschaftlern in der Ethikdiskussion unterschiedlich gewichtet und die Akzentsetzung für eine dieser Maximen läßt durchaus persönliche Sympathien erkennen.

Solche persönlichen Sympathien zu einem dieser komplexen Begriffe stellen sich wohl bei jedem Interessierten ein. Welcher der 3 angeführten Inhalte den einzelnen persönlich anspricht, hängt durchaus vom Alter und vom Entwicklungsstand ab, und im Laufe der persönlichen Entwicklung wechselt diese Resonanz. Die Neigung zu bestimmten ethischen Inhalten wandelt sich nicht zufällig im Lebenslauf und es wird zu zeigen sein, daß die 3 genannten ethischen Bereiche in einem Zusammenhang stehen, wobei der eine aus dem anderen im Sinne einer Reifung erwächst.

Autonomie – Ethik der Jugend?

Wenn der Begriff der *Autonomie* mit wenigen Worten übersetzt werden sollte, dann vielleicht so:
Selbstbestimmung aus eigener Kraft und Vernunft gemäß der eigenen Natur.

Die Selbstbestimmung jedes Menschen, also auch die des Menschen in der Patientenrolle soll nicht nur geachtet, ihr soll gefolgt werden. Denke ich mich in die Rolle eines Patienten hinein, werde ich ihm spontan als dessen Gegenüber, als Pfleger, diese Autonomie im Grunde zubilligen. Er soll mir gegenüber bestimmen, nachdem er informiert ist und bedacht hat, was mit ihm geschehen soll. Und er wird seine Entscheidung gemäß seiner Person (seiner „Natur"), nach seinen Einsichtsmöglichkeiten und gemäß seiner Wertwelt fällen – also als „Zeuge Jehovas" eine durchaus hilfreiche Bluttransfusion ablehnen.

Mit Absicht sei die *Autonomie des anderen* vorangestellt. Der andere, der klar zu erkennen geben möchte, was er will, erleichtert mir die eigene Entscheidung, die ich vielleicht gar nicht mehr zu treffen brauche. Schwieriger wird es, sich selbst das Gesetz der Autonomie aufzuerlegen. Dann zeigen sich sehr bald deren Grenzen, und die Notwendigkeit anderer, weiterführender Maximen drängt sich auf.

„Selbstbestimmung aus eigener Kraft und Vernunft gemäß der eigenen Natur." Seine geistige Herkunft hat diese Idee der Autonomie in der Aufklärung, die die festgefügte Ordnung des Absolutismus aufgebrochen hat – ein Vorgang, der geschichtlich in der Szenerie der Französischen Revolution seinen Ausdruck findet. Wenn man den Satz liest und auf ein einzelnes Menschenleben überträgt, dann meint man eine junge Stimme zu vernehmen, die aus der Abhängigkeit von den Eltern aufbricht und sich nun selbst bestimmen will. Eine Verwandtschaft zu dem ebenso jungen zeitgenössischen Begriff der „Selbstverwirklichung" ist nicht zu überhören.

In der jugendlichen Aufbruchsituation ist die Vorstellung, wer man sei, noch recht ungeformt und sie trägt die Züge eines weitreichenden und etwas verschwommenen Ideals. Wer man selbst ist und was sich verwirklichen soll, gewinnt allmählich seine Konturen aus den Erfahrungen, die man mit sich macht, die man besonders auch mit sich im Spiegel einer Partnerschaft und anderer Menschen erwirbt. Die Person gewinnt ihr Profil, in dem sie Aufgaben übernimmt und sich auseinandersetzt. Dies sind Entwicklungen, die mehr als im Bewußten aus einer vorbewußten Selbstverständlichkeit geschehen.

Erfahrungen sind auch Abschiede: Sie bewirken Abschiede von Vorstellungen, die man von sich hatte und die noch unklar waren, zugunsten von bescheideneren, aber zutreffenderen. Aus dem entschuldigenden Hinweis auf die Umstände erwächst die – reifere – Bereitschaft, sich selbst verantwortlich zu fühlen. Das

„gemäß der eigenen Natur" wird zur akzeptierten Einschränkung und schafft Persönlichkeit und Selbstsicherheit.

Die unzureichende Weiterentwicklung und Reifung des eigenen Idealismus, letztlich ein Stehenbleiben, hat zur Folge, daß ich keine wirkliche Vorstellung von mir und von dem was ich bewirke, habe. Ungeduld, Lieblosigkeit, fehlende Anerkennung des anderen und Ängstlichkeit können im täglichen Leben dessen Ausdruck werden. Unter diesem Vorzeichen ist auch das in der Literatur oft beschriebene Ausgebranntsein, das *„Burnoutsyndrom"* in den therapeutischen Berufen zu sehen (s. S 67 ff.).

Dem liegt oft eine falsche, eine idealistische Vorstellung der eigenen Berufsrolle zugrunde, die wegen innerer Hemmnisse und Konflikte hindert an der Wirklichkeit zu lernen und Selbstvertrauen zu entwickeln.

Ebenso gehört in dieses Kapitel die nicht selten anzutreffende große *Bedürftigkeit nach Anerkennung*, die Patienten gegenüber unfrei macht und die rechte Haltung verzerren kann.

Anvertrauen

Wenn nun hier die autonome Pflegekraft, dort der autonome Patient stünde oder – vielleicht noch deutlicher – sich eine Krankenschwester selbst in die Rolle eines Patienten versetzte und sich fragte, ob sie in dieser Situation autonom sein möchte: zwischen derart aufgeklärten Personen beinhaltete der geschriebene und auch der ungeschriebene Behandlungsvertrag kaum mehr als eine Serviceleistung, die zur Not vor Gericht einklagbar wäre. Bei dieser Vorstellung wird deutlich, daß ich als Patient etwas anderes erwarte. Als Patient weiß ich, daß ich in dieser Rolle nicht autonom und alle Fäden der Entscheidung mit Kompetenz selbst in der Hand behalten kann, weiß ich, daß der Pflegende mir in vieler Hinsicht voraus ist und es auch bleibt, wenn er viel zu erklären versucht. Jenseits dessen, was als Patient nachzuvollziehen und zu verstehen ist, hoffe und suche ich, daß ich Verläßlichkeit finde, *daß ich vertrauen und mich letztlich hingeben kann.*

> Das Prüfen des Patienten, das Nachfragen und der Wunsch nach Aufklärung bezwecken keine Autonomie des Patienten, sondern sie sind der von ihm aufgerichtete *Prüfstein*, um sich zu versichern, ob er sich letztlich anvertrauen kann. Das Aufklärungs- und Informationsritual dient aber auch dem Patienten zur Klärung, daß er sich *nicht als „ganzer Mensch" anvertraut*, sondern nur menschlich und fürsorglich in den Grenzen des Behandlungsauftrages.

So wie ich als Pflegekraft einen Patienten nicht als „ganzer Mensch", der ich bin, gegenübertrete, sondern als „Schwester Eva" oder „Pfleger Adam", so kann ich von einem Patienten auch nicht als ganze Person abgelehnt werden, sondern nur in dem umschriebenen gemeinsamen Bereich, nämlich wie und was ich ihm gegenüber mache. Eine solche mögliche Ablehnung kann geschehen, weil der Patient vielleicht andere Vorstellungen von dem Tun und den Aufgaben der einzelnen Pflegekraft hat als diese selbst. Vielleicht versteht er diese nicht: entweder sprachlich, oder weil er intellektuell nicht versteht oder weil er zwar versteht, aber die Dinge anders bewertet.

Es ist aber nicht nur die abweichende Weltanschauung, die andere Wertwelt, die mit zunehmender eigener Entwicklung und Reifung gesehen und respektiert werden kann. Der eigene Standpunkt bei der Frage, welche Bedeutung der Pflegende für den anderen hat, durchläuft eine zunehmende Bescheidung, aber auch eine zunehmende Klärung. Wenn ein Diabetiker neben seiner Diät ständig Süßigkeiten nascht und damit die Insulineinstellung während des stationären Aufenthaltes nicht gelingen läßt, dann könnte man pointiert sagen, der Patient habe eine andere Wertwelt als der Behandler. Sicher bewertet dieser Patient die Situation anders. Wenn der Pflegende seine Rolle nicht zu relativieren gelernt hat, möchte er den Patienten herausschmeißen; so wird er ihn respektvoll über die Erwartungen des Krankenhauses (das für den Patienten von der Solidargemeinschaft finanziert wird) aufklären, verdeutlichen, was seine Haltung bewirkt, und versuchen das Gemeinsame – nämlich das Behandlungsziel – zu stärken oder vorschlagen sich zu trennen, weil kein vertretbarer Nutzen derzeit zu erkennen sei.

Dabei bleibt die Achtung und die Würde des anderen Menschen unbeschadet.

Gleiche Schwierigkeiten können sich im Umgang mit einem alkoholabhängigen Patienten einstellen: trotz einer Lebererkrankung trinkt ein Patient. Nach einem ersten Ärger entstehen widerstreitende Tendenzen, die zwischen der Sicht der grundsätzlichen Hilfsbedürftigkeit einerseits und der Frage nach dem konkreten Nutzen des eigenen Handelns schwanken. Da kein Mensch und auch nicht einer in einem helfenden Beruf die *Verantwortung für das Glück oder Unglück* eines anderen erwachsenen Menschen auch nicht in einer solchen Situation übernehmen kann, wird der Pflegende auf ein Helfen verzichten müssen – verzichten müssen ohne nachtragend zu sein. Das Nachtragen steht ihm nicht zu, weil ein Patient wie ein anderer Mensch, anders als ich es möchte – und sei es in meinen Augen auch falsch – handeln darf. Und, wenn ich es ihm nicht nachtrage, bleibe ich auch frei, ihn in einer anderen Situation wieder annehmen und ihm helfen zu können.

Dieser Weg von der Vorstellung der Autonomie des Patienten zur Fähigkeit, das Gegenüber in seiner Eigenheit zu respektieren, ist mit Zweifeln und Enttäuschungen gepflastert, er schafft aber Klugheit, Freiheit, Rücksicht und Verläßlichkeit.

Verläßlichkeit klingt zwar in den Ohren eines jungen Menschen derart unspontan, daß es ihm nicht gelinden Schrecken einjagen muß, *Verläßlichkeit ist aber eine Voraussetzung, daß sich ein Patient anvertrauen kann,* daß er sicher sein kann, daß er im Rahmen des Behandlungsauftrages sich hingeben darf: daß er die gegebene Medikation ohne Gegenkontrolle nimmt, der Aufforderung zur vorsichtigen Belastung folgt und die Kreißende, die „Befehle" der Hebamme ausführen kann.

Verlassen möchte sich der Patient aber nicht nur darauf, daß er sich in einem Behandlungsrahmen anvertrauen kann und das Richtige mit ihm getan wird; zur Verläßlichkeit gehört auch die Sicherheit, daß sich der Patient auf den Behandlungsrahmen selbst verlassen kann und daß dieser nicht verändert und v. a. auch nicht ausgeweitet wird. Es soll nicht mehr behandelt werden als worüber Notwendigkeit und Einigung bestand. Der Patient soll nicht über diesen Rahmen hinaus operiert, aber auch nicht in seiner Person ergriffen, vielleicht bekehrt oder abhängig gemacht werden. Das heißt der *Eingriff* – körperlich, seelisch, in die Intimsphäre oder den Schambereich – *soll begrenzt bleiben.* Dies gilt auch dann, wenn der Patient selbst den ungeschriebenen Vertrag auszuweiten sucht.

Ein markantes Beispiel ist hierzu das Thema der sexuellen Beziehung zwischen Psychotherapeut und Patienten. Zum Rahmen der Therapie gehört dies nie. Die in der Therapie aufgenommene sexuelle Beziehung zerstört und beendet die Behandlung: Der Therapeut hat seine Verläßlichkeit verloren, nur im Rahmen des therapeutischen Auftrages bei der seelischen Entwicklung einer anderen Person behilflich zu sein, indem er – mit Fleisch und Blut – ganze Person für den anderen wird. Und ein solcher Schritt bliebe genauso falsch, auch wenn die Initiative von dem Patienten ausginge. Hilfreich wäre in solchen Situationen, die nicht nur in der Psychotherapie auftreten können, der Widerstand und das verläßliche Festhalten am gemeinsamen Auftrag gewesen. (Dieses Beispiel mahnt auch, daß der persönliche Bereich und die Beziehung gegenüber dem Hilfsbedürftigen streng zu trennen sind: Untersuchungen haben nämlich belegt, daß sexuelle Kontakte zu Patienten insbesondere während *persönlicher Beziehungskrisen* des Therapeuten geschehen)

Dem Leben eines anderen gerecht zu werden

Der Weg von der eingangs betonten Autonomie über die Anerkennung und Respektierung der umschriebenen Abhängigkeit des anderen führt auch in der persönlichen Entwicklung zu der Frage einer tieferen Grundlage der Ethik des Handelns, die über die Selbstbestimmung und die Wertwelt des Gegenübers hinausgeht. Diese Frage scheint die schwierigste und die reifste, und das nicht allein, weil sie nur unvollkommen zu beantworten, sondern sogar das Offenbleiben einer Lösung Teil ihrer Antwort ist.

Auch im Leben stellt sich uns die Frage nach *der Grundlage unseres fürsorglichen Handelns.* Sie wird besonders in dem

Lebensabschnitt gefordert, wenn man selber Kinder hat und Eltern wird, und sie wird erneut in hohem Maße verlangt, wenn die eigenen Eltern hilfsbedürftig werden und nicht mehr zu umgehen und hinauszuzögern ist, daß Entscheidungen für und oft auch gegen sie getroffen werden müssen.

In unserer Betrachtung waren wir bisher davon ausgegangen, daß das Gegenüber der Betreuung sich zumindest zum Teil selbst bestimmen, seine Wertwelt vertreten und sich nach seiner Prüfung zustimmend anvertrauen kann. Aber genauso, wie weder Kinder noch hilfsbedürftige alte Menschen „autonom" auftreten und gleichgewichtige Partner sein können, gibt es auch Patienten und zu Pflegende, deren Bekundungen ich nicht folgen kann und die ihrerseits auch nicht prüfen können. Das Gefühl sagt: *leider* nicht folgen kann, weil damit in der Betreuung dem Pflegenden auch eine Orientierung und Hilfe verloren geht, die entlastet, und der Helfende alleine mit einer Entscheidung und Verantwortung für einen anderen dasteht. Natürlich soll sich der einzelne in solchen Situationen beraten, er kann sich auch hinter dem Begriff des „Teams" verstecken, aber eine Verantwortung, eine persönliche Verantwortung bleibt doch (und sie soll auch als eine Quelle der Freude bleiben).

Beispiele drängen sich schnell auf:

● Eine alte Patientin drängt von der Station; sie möchte ihr Elternhaus aufsuchen, einen Ort, der in ihrer Biographie zeitlich weit zurückliegt und in der Gegenwart nicht mehr zu finden ist.
Oder:

● Ein Alkoholiker fühlt sich im beginnenden Delir durch Stimmen bedroht, die ihn als „Trinkerschwein" zu schlachten ankündigen und will Scheiben einschlagen, um sich einen Fluchtweg zu eröffnen.
Oder:

● Der Depressive wünscht den verdienten Tod und will nicht behandelt werden.

Wie soll ich mich verhalten? Was wäre ethisch richtig? Wonach kann ich mich selber ausrichten in meiner Entscheidung?

> Vor dem Hintergrund einer machtvollen Medizin mit ihren Möglichkeiten, Leben zu verlängern – oder den Tod herauszuschieben – hat sich die Frage nach der Ethik neu gestellt. In der Diskussion über das Sterben oder Nichtsterben wird – meist unausgesprochen – über den *Lebenswert* verhandelt. Ist das, was durch medizinische Maßnahmen an Zeit gewonnen wird, unter den gegebenen Voraussetzungen wert, gelebt zu werden?

Der Begriff „lebenswert" ist nicht denkbar ohne mit „lebensunwert" verknüpft zu werden. Durch die Geschichte beispielhaft belastet ist der Blick verstellt, und die Diskussion scheint grundsätzlich aufgehoben. Über die Hintertür allerdings bleibt sie lebendig: Ihm Rahmen der Abtreibungsfrage bei der Abwägung mütterlicher Interessen gegen das Leben der Frucht wird unumgänglich doch um Lebenswerte und -unwerte gestritten.

Hilft bei der einsamen ethischen Entscheidung als Bezugspunkt der Begriff der „Menschenwürde"? Hilft mir das beispielsweise gegenüber einem zur Selbsttötung entschlossenen? Müßte ich ihn da nicht gewähren lassen? Und man kann sich auf den Standpunkt stellen, die Menschenwürde sei etwas den Menschen verliehenes und ohnehin unantastbares. Dann finde ich aber bei meiner persönlichen Entscheidung keine Hilfe, denn *dann kann ich durch mein Verhalten nicht der Menschenwürde, sondern allein einem menschlichen Leben und dessen Würde gerecht werden.*

> Dem Leben eines anderen *gerecht* zu werden, setzt als Bezugspunkt nicht eine umschriebene Situation, sondern eine Einschätzung des gesamten Lebens bis hin zum Tod voraus.

Danach wäre es erlaubt, ja wohl geboten, dem Patienten, der sich aus einer umschriebenen Depression heraus das Leben nehmen möchte, gegen seinen derzeitigen Willen und gegen seine augenblickliche Wertschätzung an der Umsetzung seiner depressiven Sicht – der Selbsttötung zu hindern. Dieses Beispiel ist noch einfach und erfordert wenig Mut, um zu einer Entscheidung zu kommen. Auch bei der Ablehnung extremer, nur noch durch Maschinenhilfe ermöglichten bewußtlosen Lebens, mag die ethische Entscheidung leicht werden, v. a. da eine öffentliche Übereinstimmung zu spüren ist, die die Entscheidung des einzelnen entlastet.

Nur die Mehrzahl der Entscheidungen, die fürsorglich getroffen werden müssen, sind nicht so klar gezeichnet und plakativ wie diese beiden genannten. Die Entscheidung in der Medizin über Leben und Sterben, genauer: über einen früheren oder späteren Zeitpunkt des Sterbens ist eine nahezu Alltägliche: Soll der schwer atmende Patient, der im Sterben liegt, doch noch herzstärkende Mittel bekommen? Soll man ihm bei einem beginnenden Lungenbefund noch ein Antibiotikum geben? Soll er, der nicht mehr zureichend Essen und Trinken aufnimmt und an Auszehrung vorzeitig zu sterben droht, eine Magensonde legen, oder wenn das nicht geht, mittels einer kleinen Operation einen venösen Katheter einrichten, damit die Flüssigkeits- und Kalorienzufuhr gewährleistet sei?

In diesem, medizinisch banalen Bereich – und nicht in dem spektakulären – sind regelmäßig für den Pflegenden ethische Entscheidungen mitzuvollziehen.

Eine Hilfe bei der Frage, wonach ich mich richten soll, ist der Gedanke, dem Menschenleben dieses Patienten *gerecht* zu werden, *ihm beim Gelingen seines Lebens zu stützen.* Schon bei der Entscheidung über die oben genannten kleinen medizinischen Situationen ist zu erkennen, daß es eine eindeutige und eine richtige Antwort nicht mehr gibt, und daß das, wofür ich mich nach eigener Prüfung entschieden habe, im Augenblick zwar richtig gewesen sein, später aber auch bezweifelt werden kann, auch von mir selbst. **So wird die Frage nach der Ethik nicht mehr nur die Frage nach dem richtigen Verhalten, sondern die Frage danach, ob ich verantwortlich, ethisch verantwortlich, zu meiner Antwort und meinem Handeln gekommen bin – ob ich mich angemessen bemüht habe, dem anderen „gerecht" zu werden.**

Zusammenfassung

Weil der Mensch nicht nur lernend fortschreitet, sondern sich auch in seinem Lebenslauf ändert, ändert sich auch seine Einstellung zur ethischen Norm als Ausdruck seines Reifungsprozesses.

So gestalten sich in der persönlichen Entwicklung Vorlieben für den Gedanken der Autonomie, dann für den Grundsatz der Respektierung des anderen und münden letztlich in die Einstellung, durch das eigene Handeln dem Leben des anderen gerecht zu werden. In den ethischen Normen spiegelt sich ein Reifungsprozeß wider, der unmittelbar Auswirkungen auf den Umgang mit anderen Menschen in der Pflege hat und dabei hilft, eine anhaltend tragfähige und sinnvolle Rolle in seinem Beruf zu entwickeln.

Ethos auf dem Prüfstand: Besondere Aufgaben und Probleme

Grundverständnis von „Ethik" und „Moral"

V. Eid

Moral und Lebensgestaltung

Die Begriffe *„Ethik"* und *„Moral"* sind uns zwar recht geläufig, doch werden sie im Alltagsverständnis sehr oft mißverstanden. Beispielsweise verbindet man mit ihnen die Vorstellung, es seien strenge Weisungen bzw. Normen zu erfüllen, die „irgendwie" von außen auferlegt werden. Im religiösen Zusammenhang spielt oft die Vorstellung eines überwachenden, gegebenenfalls mit Strafe drohenden Gottes eine Rolle. Insgesamt kommt es so zu einem autoritären Verständnis von „Ethik" und „Moral", bei dem nur noch Gehorsam oder Ungehorsam möglich sind, aber kein Raum bleibt für eine eigenständige, überzeugungsgetragene Verantwortung. Diesem Grundverständnis entsprechend werden dann die Begriffe „Ethik" und „Moral" sehr eingeengt auf die Frage nach der Richtigkeit oder Falschheit des Entscheidens und Handelns: Als ginge es nur darum, irgendeiner „Liste" von moralischen bzw. ethischen Kriterien und Maßgaben zu genügen, also ja nichts falsch zu machen und keine moralische Norm zu übertreten.

Zwar sehen wir wohl alle ein, daß wir ohne die Beachtung ethischer bzw. moralischer Regeln nicht vernünftig miteinander leben können, doch ergibt sich bei dem soeben gekennzeichneten Verständnis von Ethik und Moral sehr oft das Gefühl, eingeengt zu sein und gewissermaßen kontrolliert zu werden, zumal man den Sinn von Anweisungen und Normen im einzelnen Fall nicht immer einzusehen vermag. Normen erscheinen oft wie technische Regeln, die „man" einfach einhalten muß.

> Es ist daher notwenig, über den Sinn von Ethik und Moral nachzudenken, und zwar im Blick darauf, was wir mit **„Verantwortung"** meinen. Denn bei diesem Begriff, der ja zutiefst „moralisch" ist, denken wir bezeichnenderweise weniger an abstrakte Normen und an bloßen Normgehorsam, als vielmehr z. B. an den anderen Menschen und seine Pflegebedürftigkeit sowie an das, was wir tun können, was ich tun kann.

Das Wort Ethos, wie wir es im Deutschen als Fremdwort gebrauchen, ist von den griechischen Begriffen *éthos* und *êthos* abzuleiten. Sie bedeuten zusammen so etwas wie die „Lebensordnung", in der wir zu Hause sind und einigermaßen gerecht leben können. Unser Begriff Ethos, der gleichbedeutend ist mit dem aus dem Lateinischen abgeleiteten Begriff der „Moral" („Sitte, Brauch"), verweist speziell auf folgenden Grundtatbestand:

> Zwar ist auch beim Menschen der individuelle und soziale Lebensverlauf in vielerlei Hinsicht „biologisch" vorentschieden und geregelt; doch bleibt ein großer Teil des Lebensvollzugs gewissermaßen offen, er bedarf der Gestaltung.

Was wir mit unserem Leben anfangen (welche Partner wir wählen, welchen Beruf wir ergreifen, welche Schwerpunkte wir je nach Lebensphase und Lebenssituation setzen, welche Interessen wir verwirklichen, welchen Verzicht wir ggf. leisten, was wir für andere tun, wofür wir uns sozial und politisch einsetzen usw.), ist von jedem Menschen für sich zu planen und zu entscheiden bzw. ist, wenn es sich um gemeinsame Aufgaben handelt, gemeinsam zu planen und zu entscheiden. Hier geht es nicht zuletzt auch um die Frage der gegenseitigen Hilfe zur Lebensgestaltung in den Situationen der Schwäche, der Krankheit, der Behinderung, der Altersschwäche und des Sterbens.

> Soweit unser Leben offen ist, braucht es Ausgestaltung. Wir sind als einzelne für uns selbst und zugleich gemeinsam zur Lebensgestaltung herausgefordert. Nur so kann ein „Zuhause" mit einer gerechten, verläßlichen Lebensordnung entstehen.

Da wir aber kein angeborenes Wissen darüber haben, welche Art der Lebensgestaltung schlechthin richtig ist, da wir z. B. uns auch irren oder nach Lust und Laune falsch handeln können, müssen wir herausfinden, was richtig und was falsch ist, was unserem individuellen und gemeinsamen Leben dient, was nicht.

Diese Lebensgestaltung hat zumindest 3 Perspektiven oder Aspekte, die unlöslich zusammengehören;

● Ich persönlich habe eigenverantwortlich herauszufinden, was mir gemäß ist, was ich möchte und *was mein Leben sinnvoll macht.* Das geschieht in den großen und wichtigen Plänen und Entscheidungen (Partnerschaften, Beruf, usw.), das geschieht aber auch alltäglich, wenn ich zu überlegen habe, was ich in dieser oder jener Situation tue oder auch nicht tue, welche Hobbys ich pflege, welche Fähigkeiten ich mir aneigne, wieviel Zeit ich mir für irgendetwas nehme, welche (Berufs)aufgaben ich jetzt übernehme und ausführe usw.

● Wir müssen aber auch *gemeinsam unsere gemeinsamen Bedürfnisse, Aufgaben und Interessen ausgestalten.* Oft haben wir den Eindruck, das Soziale sei das Betätigungsfeld allein der Spezialisten (Politiker, Wirtschaftler, überhaupt Fachleute wie z. B. Mediziner), wir als einzelne könnten nicht viel tun. Zwar sind wir auf Zuständigkeits-, Kompetenz- und Arbeitsteilung angewiesen, da nicht jede(r) alles wissen und tun kann, doch darf das Bewußtsein der Verantwortung für das Soziale nicht verschwinden. Denn das individuelle Leben und seine Gestaltung hängen mehr von der Qualität der sozialen Vorgaben ab als wir oft denken. Das ist uns bei den Problemen der Ökologie sehr bewußt geworden, nicht weniger ist das der Fall bei der Aufgabe der Pflege von Behinderten oder physisch hilflosen bzw. schwer kranken Menschen. Genereller: Was immer in den Bereichen Politik, Wirtschaft, Wissenschaft, Kultur, Technik, Sozialwesen usw. aufgebaut und ausgebaut wird, ist ausschlaggebend für die individuellen Lebensbedingungen und Chancen: Ausbildung, persönliche Lebensqualität und -kultur, soziales Netz/soziale Sicherung.

● Bei all dem ergibt sich eine spezifische Qualitätsfrage. Denn offensichtlich kann es nicht genügen, individuelles und soziales Leben nur „irgendwie", womöglich nach (Un)lust und Laune oder nach Rentabilitätsmaßstäben, auszugestalten. Wir kommen sonst sehr leicht in die Gefahr, nicht dem Gelingen des Lebens zu dienen, sondern dem Mißlingen. Überdies können wir nicht von der Tatsache absehen, daß wir Menschen gewissermaßen *„unberechenbar"* sind, wieso auch immer, und uns nicht selten dazu verleiten lassen, Unvernünftiges und Falsches zu tun, uns „gehen zu lassen". Verantwortung heißt: Wir müssen uns der Qualitätsfrage stellen.

> In der Grundtatsache, daß wir unser Leben gestalten müssen, ist von Anfang an die Grundherausforderung der Verantwortung dafür enthalten, daß wir uns für das Gelingen des Lebens einsetzen und uns gegen alles wenden, was zum Mißlingen führt oder führen kann. Diese Verantwortungsherausforderung ist der Kern dessen, was wir Moral nennen. Moralische Verantwortung meint die Aufgabe, unser individuelles Leben, das Miteinanderleben und die sozialen Lebensbedingungen gut und gerecht zu gestalten.

Es geht bei der *Moral* grundsätzlich um ein aktives Gestalten und nicht um Vollzugsgehorsam. Was heißt das? – Wenn unser Leben, von den „biologischen" Bedingungen abgesehen, offen ist, d.h. gestaltungsoffen und gestaltungsbedürftig, dann sind wir – wie gezeigt – zuständig und verantwortlich für diese Gestaltung. Diese hat eine sozusagen sachliche Seite. Es geht um die sachgerechte Gestaltung aller konkreten Aufgaben: von der alltäglichen Bewältigung z.B. der familiären Aufgaben, der Berufsaufgaben usw. bis hin zu den sozialen und politischen Problemen und Zielen. Sie hat darin aber zugleich eine Qualitätsseite; denn es geht ja immer um das Wohl des einzelnen Menschen und um das der Gemeinschaft und Gesellschaft. Es geht um soziale und zwischenmenschliche Gerechtigkeit, um die Entfaltungschancen, um die Sicherung von Freiheit, von solidarischem und tolerantem Denken und Verhalten. *Moral* ist nichts Freischwebendes, kein Ding an sich neben den „sachlichen"

Aufgaben, sondern sie ergibt sich aus der Notwendigkeit, die sachlichen Aufgaben so zu erfüllen, daß sie der Lebensentfaltung dienen, daß Freiheit, Solidarität und Toleranz verwirklicht werden, daß unausweichliche Konflikte nicht mit Gewalt „gelöst" werden, sondern in sachlicher Auseinandersetzung, daß schwach und krank gewordene Menschen nicht nur versorgt, sondern durch partnerschaftliche Pflege in ihrer jetzigen Lebenssituation gestützt werden.

Der Sinn moralischer Normen und Werte

Viele Regeln, die der Lebensqualität dienen sollen, sind uns gewiß durch die Tradition vorgegeben, doch hilft es nicht sehr, sie einfach zu erfüllen, ohne daß wir selbst uns fragen, was unsere Lebensqualität und was diejenige der nach uns lebenden Menschen (samt der Umwelt) erfordert: Wir bauen auf den Erfahrungen und den Qualitätserkenntnissen der Menschen vor uns auf, wir nehmen selbst Stellung, wir setzen selbst die nie endende Arbeit an den Qualitätssicherungsmaßnahmen fort. Dies bedeutet, daß die *Moral als Qualitätssicherungsmaßnahme* immer schon von Menschen für Menschen gestaltet wurde und immer weiter gestaltet wird. In welcher Weise?

Modellhaft kann man sich das so vorstellen: Als die Menschen, die wir sind (nämlich als Personen mit Selbstbewußtsein und Vernunft, mit tiefen mitmenschlichen Bedürfnissen, mit Glücks- und Lustbedürfnissen), kommen wir in kaum begrenzbarer Vielfalt miteinander in Beziehungen: durch Kommunikation, durch Zusammenarbeit, durch partnerschaftliches Handeln, durch erotische Bedürfnisse, durch kulturelle Interessen, durch wirtschaftliche und (sozial)politische Aufgaben und Interessen. Dabei machen wir Erfahrungen: wir stellen in unserer Reflexion „nachdenklich" fest, daß diese und jene Aufgabe, diese und jene partnerschaftliche, wirtschaftliche, soziale Situation gut bewältigt wurde, d.h. so, daß nicht unterdrückt, daß vielmehr gerecht, solidarisch, fürsorglich und pflegerisch-hilfreich gehandelt wurde. Und wir stellen andererseits fest, daß dieses oder jenes Tun (auch schon das Denken) schädlich war, weil unterdrückend, verletzend usw. Unsere Vernunft (die die Gefühlserfahrung ja genauso braucht, wie die „rationale" Sachlichkeit) hilft uns, herauszufinden, was der Personalität, der Mitmenschlichkeit nützt bzw. schadet.

> Da sehr viele Lebensverhältnisse und Situationen in gleicher oder ähnlicher Weise wiederkehren, stellen wir Erfahrungsregeln für die Sicherung der Lebensqualität und für das verantwortliche Handeln auf. Diese Regeln nennen wir *moralische Normen.*

Sie können sehr allgemein sein, z. B.

- immer sozial-gerecht handeln,
- menschliches Leben ist unbedingt zu schützen,
- Verträge sind getreu und ehrlich einzuhalten,
- menschliche Kommunikation darf nicht durch Lüge und Täuschung verzerrt werden usw.

Sie können aber, gewissermaßen als Konkretisierung dieser allgemeinen Festlegungen, sehr viel konkreter sein, z. B.

- du darfst die (momentane) Schwäche dieses Mitmenschen nicht ausnützen,
- du sollst diesem hilfs- und pflegebedürftigen Mitmenschen solidarisch beistehen,
- du darfst deinen Partner nicht ausbeuten und unter Druck setzen,
- du sollst alles unterlassen, was die Umwelt schädigt,
- du sollst dich als verläßlicher Geschäftspartner verhalten usw.

Das führt dann dazu, daß wir in bestimmten Situationen fragen, welche moralischen Normen einen verläßlichen Hinweis dafür geben, wie ich mich jetzt verhalten soll. Letztlich geht es aber nicht um die gerade „zuständigen" Normen, sondern um das jetzt richtige Verhalten. Da wird ggf. sehr konkret abzuwägen und zu entscheiden sein, daß es jetzt richtiger ist, einem Kranken oder Sterbenden Zeit zu schenken, als die notwendigen und gewiß auch dringenden normalen Dienstaufgaben zu erfüllen.

Wenn moralische Normen einmal festgelegt sind, dann achten wir sie und wir erlernen sie, da sie ja zu einem großen Teil in der Gesellschaft, in die wir hineingeboren werden, schon früher ausgebildet wurden und feststehen. Indem wir uns mit ihnen auseinandersetzen, was unbedingt erforderlich ist, modifizieren wir die überkommenen Normen aber auch, wir verändern sie und zwar in dem Maße, in dem sie neue Aspekte des Lebens, neue Aufgaben noch nicht hinreichend berücksichtigen. Wir sind wirklich nicht einfach nur Gehorsamsobjekte moralischer Normen, wohl aber werden sie dadurch zur „Autorität", daß wir sie im individuellen und sozialen Leben als verläßliche Maßgaben anerkennen. Dies hat u. a. mit 2 generellen Aspekten menschlichen Lebens zu tun:

- Zum einen brauchen wir für ein verläßliches und auch berechenbares Zusammenleben Regeln (Normen) einer umfassenden sozialen Gerechtigkeit;
- zum andern müssen wir immer auch mit unserer „Lust und Laune" rechnen, die uns oft dazu verführen, manchmal ein wenig, manchmal aber auch sehr unverantwortlich zu denken und zu handeln; hier sind moralische Normen nicht zu unterschätzende Vorkehrmaßnahmen im Sinne eines „heilsamen Zwanges".

Faktisch war nun aber immerfort auch schon von den *moralischen Werten* die Rede: z. B. (soziale) Gerechtigkeit, Wahrhaftigkeit, Treue, Freiheit, Partnerschaftlichkeit, Solidarität, Toleranz usw. Auch diese Werte formulieren wir und legen wir fest aus unseren Erfahrungen heraus. Wenn wir in vielen verschiedenen Situationen (individuell und sozial), die Erfahrung machen, daß etwa Wahrhaftigkeit und Toleranz der Lebensentfaltung dienen und unbedingt beachtet werden müssen, dann formulieren wir sie als Werte und melden sie an als verpflichtende „Fixpunkte" des mitmenschlichen und sozialen, des politischen und wirtschaftlichen Handelns, als Fixpunkte, an denen wir Situationen, Aufgaben und Lösungsmöglichkeiten messen, an denen wir uns selbst, uns aber auch gegenseitig messen.

Die Begriffe *Ethos* und *Moral* bezeichnen die von uns festgelegten und uns von selbst verpflichtend auferlegten sittlichen

Normen und Werte, die das Gelingen unseres Lebens, die unsere Lebensqualität sichern sollen, und zwar dadurch, sichern sollen, daß sie respektiert und befolgt werden. Da es, wie oben schon betont, nicht ausreicht, diese Normen und Werte nur als von außen her auferlegte Verpflichtungen oder gar als technische Regeln zu begreifen, meint „Moral" bzw. „Ethos" zugleich die persönliche Überzeugung: ich bin gefragt, wie ich selbst diese Normen und Werte verantwortlich akzeptiere, wie ich mit ihnen umgehe und sie realisiere.

Diese persönliche Verantwortungsüberzeugung betrifft das, was wir *Gewissen* nennen, nämlich die Tatsache, daß sich die existentielle Herausforderung, das Leben individuell und sozial gut bzw. gelingend zu gestalten, in jedem Menschen als Sollen meldet, als Forderung, jetzt das Richtige verantwortlich herauszufinden und auch zu tun. Tue ich es nicht, tue ich das nichtverantwortbare Falsche, wird mich mein Gewissen tadeln, werde ich mich schuldig fühlen und zusehen müssen, wie ich die Schuld bearbeite, wie ich in Zukunft gewissenhafter lebe und arbeite.

Der Begriff Ethik schließlich bezeichnet die wissenschaftlichmethodische Reflexion über die *Moral* bzw. das *Ethos*. *Ethik* ist notwendig, weil wir im Alltagsverhalten Reflexionshilfe brauchen, weil wir zur Bewältigung vieler neuer Aufgaben Hilfe brauchen und weil wir auch Hilfe dazu brauchen, überkommene Selbstverständlichkeiten (z. B. Autoritätsgehorsam) dann kritisch zu sondieren, wenn sie möglicherweise falsch sind oder sich erkennbar überlebt haben.

Daß wir im alltäglichen Sprachgebrauch die Begriffe „*Ethik*" und „*Moral*" („Ethos") meist gleichbedeutend verwenden, ist nicht so wichtig. Wichtig aber ist, daß wir uns klarmachen: Es geht um unsere eigene verantwortliche Überzeugung, um das, wozu wir in unserer Verantwortung selbst stehen.

Gestalterische, nicht autoritäre Moral

Gerade hier ist eine kurze Erklärung zum oben gebrauchten Begriff des autoritären Moralverständnisses nachzutragen. Dieses hat mit der eigenen verantwortlichen Überzeugung in aller Regel nichts zu tun, ja, will sie gar nicht und verdächtigt sie sehr schnell der Willkür.

> Autoritäres Moralverständnis läßt nur eine „strenge" Gehorsams- und Pflichtenlehre zu, die von „außen" kommt und in keiner Weise der eigenen vernünftigen Verantwortung untersteht.

Hier ist etwa an eine rigide Moralerziehung zu denken, die Menschen von klein auf auf unbedingten Gehorsam dressiert, ohne je eine eigenständige Stellungnahme zu Befehl und Gehorsam zuzulassen oder gar zu fördern. Es ist an die Gehorsamsideologie zu denken, die darauf aufbaut, daß Menschen sich erst dann sicher fühlen, wenn ihnen Handlungsregeln als etwas „Festes" auferlegt werden, an dem sie sich zwar oft reiben, das aber auch „irgendwie" Sicherheit bedeutet. Man braucht nicht das Risiko eigener Verantwortung zu übernehmen, es ist bequem, nur zu fragen, *was „man" tun muß oder auch nicht.* Schließlich müssen wir auch damit rechnen, daß für sehr viele Menschen die herrschende Moral einfach als vorhandene „Institution" gilt, die man hinnimmt und mal mehr, mal weniger respektiert, ohne sich große Gedanken über die eigene Verantwortung zu machen. Zugleich ist von hier aus jeglicher billiger Vorurteilsbildung (gegen Außenseiter, Fremde, „Kriminelle" usw.) Tür und Tor geöffnet, zumal dann, wenn man in billiger Weise irgendwelchen Parolen glaubt, ohne sich um eigene Überzeugung, um eigenes Urteil zu bemühen.

Das autoritäre Moralverständnis setzt auf die Normen, so als wären sie und nur sie das entscheidend Wichtige. Das Raster der Normen wird der Wirklichkeit auferlegt. Man nimmt z. B. die Situation eines Mitmenschen, etwa eines pflegebedürftigen Mitmenschen, nur durch das Normraster wahr: Was muß ich ihm laut moralischer Norm tun, was muß ich ihm (hoffentlich) nicht tun. Dies aber verhindert, daß ich selbst – weit über das Normniveau hinaus – frage, was der Mitmensch in seiner Situation jetzt braucht. Es verhindert meine Sensibilität, meine Spontaneität auch und reduziert mein Denken und Verhalten auf die Frage, ob ich meine Normpflicht erfülle oder nicht. Das Ganze kann dann dazu führen, daß ich, obwohl ich meine „Pflichten" erfülle, innerlich unberührt bleibe, daß der pflegebedürftige Mitmensch zwar „bestens versorgt" wird, trotzdem aber hilflos und einsam bleibt.

Gegen das autoritäre Moralverhältnis ist das der gestalterischen Moral zu setzen. Moralische Normen und Werte sind notwendig als sehr wichtige Hilfsmittel. Sie entlasten von der sonst unumgänglichen Aufgabe, jede Situation stets total zu untersuchen und entsprechende Kriterien des Handelns immer neu zu entwickeln. Auch geben sie uns die entscheidend wichtige Möglichkeit, uns durch sie anstoßen zu lassen, durch sie unsere Überzeugungen zu formen, uns im einzelnen Fall auch mit ihnen auseinanderzusetzen und gerade so zu lernen und unsere Verantwortung weiter „auszubauen". Genauso wichtig ist die Auseinandersetzung mit den moralischen Werten, etwa, wenn es im Blick auf den kranken, den pflegebedürftigen, den sterbenskranken Menschen darauf ankommt, den Sinn der Werte Gerechtigkeit und Menschenwürde in einer ganz bestimmten Situation zu verstehen. Solche Auseinandersetzung nützt dann nicht nur dem hilfebedürftigen Mitmenschen, dem ich mich verpflichtet fühle, sondern auch mir selbst: ich werde einfühlsamer, geduldiger, liebesfähiger, gerechter usw. Dazu kommt: Was ich in dieser oder jener Situation „lerne" und mir aneigne, hilft auch in anderen Lebensbereichen und Situationen, z. B. bei der Ausgestaltung von Partnerschaft.

> Gestalterische Moral zielt nicht zuerst auf Normgehorsam, sondern auf sensible Wahrnehmung und auf gestalterisches Engagement. Sie setzt darauf, daß mir letztlich nicht Normen sagen, was mein Nächster braucht, sondern dieser selbst.

Sie setzt darauf, daß ich mir „etwas einfallen" lasse, weit über das Normniveau hinaus, daß ich aus Überzeugung gewissenhaft entscheide und handle, nicht mit Risikoangst, sondern durchaus mit einer gewissen Risikofreude. Überzeugung aber hat es mit Gesinnung zu tun: Wie sehe und achte ich den anderen Menschen in seiner Situation?, wie sehe und achte ich mich selbst?

Moral und Grundüberzeugung

Eine Moral, die nur garantieren soll, daß wir uns gegenseitig „nicht zu nahe" kommen oder daß wir uns mit einem „Mindestmaß an Anstand" begegnen, wäre nicht sehr trag- und belastungsfähig.

> Soll unsere Moral wirklich ein verbindlicher Entwurf von Menschlichkeit sein, so hängt sie ab von der Art und Weise, wie wir uns gegenseitig grundsätzlich sehen, wie wir zu uns selbst und zueinander stehen. Daher setzt Moral eine Grundüberzeugung voraus, sie muß sie enthalten.

Diese Grundüberzeugung ist auch mit dem Wort *Weltanschauung* gemeint, wenn man dieses wirklich ernst nimmt. Denn es spricht unser Bedürfnis an, nach dem Sinn unseres Lebens in der „Welt" zu fragen: unseres Miteinanderlebens auch, unseres Lebens in und mit der Umwelt. Im Grunde geht es dabei um „Religion" in einem grundsätzlichen und allgemeinen Verständnis, vor aller Festlegung auf irgendeine bestimmte Religion. Religion bedeutet „Selbstbindung", genauer: frei gewählte Bindung an und das heißt Ausrichtung auf einen umfassenden Sinn unseres Lebens. Solche Bindung und Ausrichtung vollziehen wir, weil wir eine Sicht „aufs Ganze" brauchen. Im Alltag sehen wir unser Leben nur bruchstückhaft, spüren aber ein tiefes Bedürfnis danach, zu sehen, ob und wie unser Leben in einem größeren Zusammenhang steht und von ihm her zu begreifen und zu gestalten ist. Diesen großen Zusammenhang haben wir nicht einfach zur Verfügung, wir können ihn schon gar nicht einfach wissen. Wir müssen vielmehr versuchen, das, was wir von unserem gemeinsamen und individuellen Leben verstehen, was wir v. a. von unseren tiefen Bedürfnissen nach Lebensqualität, nach Gerechtigkeit, Liebe, Verläßlichkeit, Hoffnung, Glück und Lust verstehen, auszuziehen und „durchzufühlen". Wir möchten begreifen, wer dieser Mitmensch zutiefst ist, wer ich bin; und wir möchten schließlich wissen, ob Gerechtigkeit, Solidarität und Glück, die wir für so wichtig halten, letztlich Bestand haben werden oder nicht. Wir bedürfen einer Lebens- und Welt"anschauung", d. h. einer uns überzeugenden und tragenden Deutung des Lebens in und mit unserer Welt.

Solche Deutung steht uns nicht einfach zur Verfügung. Wir sind vielmehr darauf angewiesen, sie uns durch eine beharrliche Reflexion der Umstände und Bedingungen des Menschseins und der Umwelt zu erarbeiten, nicht zuletzt auch durch eine beharrliche Reflexion alles dessen, was wir Unglück nennen, was wir als Leid erfahren, z. B. schwere Krankheit, Behinderung, Pflegebedürftigkeit, Sterben. Diese Deutung ist letztlich nur als Überzeugung möglich: Ich komme dazu, das, was mich mit anderen Menschen und sie mit mir verbindet, als eine uns allen vor- und aufgegebene Liebe und Solidarität, auch als Respekt zu begreifen, die viel weiter und beständiger sind als das Stück Leben, das wir gerade erkennen. Ich kann diese Liebe und Solidarität „Gott" nennen und meine Hoffnung auf ihn ausrichten. Ich kann mich dazu entscheiden, christlich an Gott zu glauben, wenn ich zur Überzeugung komme, das Leben und die Botschaft des Jesus von Nazareth seien unbedingt vertrauenswürdig und für mich entscheidend hilfreich. Ich kann aber im Sinne eines prinzipiellen Humanismus, der sich Gottes nicht so ganz sicher ist, auch dazu kommen, zu sagen: Es ist zwar nicht zu erkennen, ob es eine Kraft gibt, die unser Leben und unsere Zukunft in Händen hält, ich erkenne aber, daß Menschen nur dann erfüllt leben können (soweit möglich: auch in schweren Krisen), wenn sie sich in *Solidarität, Gerechtigkeit, Liebe und Respekt* begegnen. Auch wenn wir „das Ganze" nicht sehen, so bedürfen wir doch einer Basis der Menschlichkeit.

An dieser Stelle ist es nicht wichtig, zu entscheiden, welcher Glaube, welche Religion richtig seien, aber dies ist sicher wichtig:

In dieser oder jener Form versucht wohl jeder Mensch eine grundsätzliche Deutung des „Sinnes" des Lebens, der „Basis" zu finden. Von dieser Deutung hängt es ab, ob daraus gegenseitiger Respekt, gegenseitige Fürsorglichkeit und Hilfe, ob daraus auch der Widerstand gegen Unrecht und Unterdrückung abgeleitet werden.

Davon, wie ich das Leben des anderen und das eigene, wie ich die Umwelt sehe und schätze, hängt die Art meiner Überzeugung *(Moral)* ab: Ellenbogenmoral oder gerechter Respekt; gegenseitiges Desinteresse oder Anteilnahme; Verlogenheit oder Wahrhaftigkeit; Egoismus oder Altruismus; Gleichgültigkeit oder aktives Engagement für die Wahrung der Menschenwürde?

Spätestens hier kann man erkennen, daß es **Moral** über alle engeren Normfragen hinaus, so wichtig sie auch sind, mit der Gesinnung zu tun hat, mit der Überzeugung, die wir uns erarbeitet und angeeignet haben, mit dem „Geist", der uns beim Miteinanderleben bewegt: Respekt, Liebe, Toleranz, Solidarität, Fürsorglichkeit, Gerechtigkeit.

Pflegen, Helfen und Trösten.
Moralische Motivation bei der Pflege

Hier sollen einige Grundeinstellungen und Verhaltensweisen besprochen werden, welche für einen menschenwürdigen Umgang mit kranken, behinderten und sterbenden Menschen wichtig sind.

- Die *Wahrung der menschlichen Würde* erfordert im Sinne der vorausgehenden Überlegungen eine realistische Annahme des ganzen Lebens, also auch seiner Schwäche- und Leidseiten. *Pflege* setzt solche Annahme voraus; ja, sie muß selbst Verwirklichung solcher Einstellung sein. Denn sie soll ja dort ergänzen und stützen, wo die psychischen und physischen

Kräfte behinderter, kranker oder sterbender Menschen nicht ausreichen. Realistische Annahme bedeutet demgemäß das Ausharren beim leid- und schmerzgeplagten Menschen, sie bedeutet das Ertragen und Mitfühlen der Klage, sie bedeutet auch, wenn gewünscht, das Sprechen eines Gebetes, selbst wenn sich die Pflegerin/der Pfleger selbst als nicht sehr religiös empfinden. Nicht weniger aber bedeutet sie z. B. auch die Basishilfe bei Reinigung und Körperpflege. Auch im Zustand äußerster Schwäche und Angewiesenheit gibt es keine menschenunwürdige Krankheitssituation, wohl aber gibt es menschenwürdige Behandlung.

> Menschenwürde kommt gerade dort zu ihrem Bewährungsfall, wo einer, der gerade (noch) stärker, gesünder und leistungsfähiger ist, dem anderen, der schwach, krank und mehr oder weniger hilflos geworden ist, das an Kraft gewissermaßen ergänzend zur Verfügung stellt, was fehlt.

Die realistische Annahme (und Bejahung) des *ganzen* Lebens, der Stärke- *und* Schwächeseiten, darf dann aber nicht erst in der Situation erfahrener Schwäche erwartet und verlangt werden. Sie ist vielmehr ein wesentlicher Teil der Einstellung zum gesamten eigenen Leben und zum Leben der Mitmenschen. Sie ist Voraussetzung all jener Haltungen und Einstellungen, ohne die menschliches und mitmenschliches Leben veröden: *des Mitgefühls, des solidarischen Mitleids, des Verständnisses, der Barmherzigkeit und der Zärtlichkeit.* Deshalb ergibt sich hier die Forderung nach einer frühzeitigen und dann lebenslangen Einführung in solche Haltungen und Einstellungen. Insofern bedarf der Pflegeberuf wesentlich auch einer entsprechenden Ausbildung.

● Schwerkranke Menschen dürfen nicht aus dem kommunikativen Umgang ausgeschlossen, auch nicht mit einem falschen Mitleid „behandelt" werden. Kommunikativer Umgang meint hier das Miteinandersprechen und überhaupt all jenes Verhalten, durch welches ein kranker Mensch als gleichberechtigter Partner anerkannt und geachtet wird. Das kann bedeuten, daß die Pflegerin/der Pfleger das spezielle Wissen und Können nicht selbstgefällig oder hoheitsvoll ausspielt, sondern dem kranken oder sterbenden Menschen zur Verfügung stellt. Es geht darum, auf die Fragen des Patienten einzugehen, nicht verstandene Zusammenhänge zu erklären (soweit dies einer Pflegekraft möglich ist), auch auf wichtige Details von sich aus aufmerksam zu machen; es geht darum, auf die Klagen und Angstgesten des Kranken oder Sterbenden einzugehen. Bei der großen Feinfühligkeit kranker Menschen kommt es sicher auch wesentlich auf die Art und Weise an, in der das Gespräch geführt wird: *Wortwahl und Benehmen* spielen eine große Rolle. Denn sie können Wohlwollen, Verständnis und Geduld signalisieren, aber auch Ungeduld, Zerstreutheit und Desinteresse. Und: es gibt auch falsche Schonung.

● Die Pflege muß gewiß kompetent sein, sachlich und nüchtern, v.a. auch in den wichtigen Diensten der Körperreinigung und der Basisbetreuung. Sie muß aber auch bestimmt sein von einem *erkennbaren Wohlwollen* und von einem immer durchgehaltenen *Respekt vor der Persönlichkeit* des geschwächten Menschen. Dies gilt v.a. auch dann, wenn z.B. ein alter Mensch nicht mehr seine geistigen Kräfte voll besitzt. Sonst wird der kranke oder sterbende Mensch zu einem puren Behandlungsobjekt gemacht, er wird nur noch versorgt. Die Ängste des Betroffenen werden dann wahrscheinlich schlimmer, Gefühle der Einsamkeit und Verlassenheit belasten dann außerordentlich und führen erst recht zu dem ohnehin dauernd drohenden Erlebnis der Sinnleere, der Trost- und Hoffnungslosigkeit.

● Nicht zuletzt kommt es auf den *Einbezug der Angehörigen* in den Umgang mit dem schwerkranken oder sterbenden Menschen an. Denn aller Erfahrung nach brauchen sie Begleitung und Anleitung, um in den Belastungen des Schmerzes und der Angst zur richtigen, ebenso behutsamen wie unverkrampften Art des Umganges mit dem Kranken zu finden. Vor allem die nächsten Angehörigen durchleiden ja auch den Prozeß der Krise des Kranken, auch die Krise des Sterbens. Die Gewißheit zukünftig behinderten Lebens ist für sie eine

schwere Belastung. Gerade sie sollten ja dem Betroffenen
Trost geben können und Stärke. Dazu müßten sie aber erst in
die Lage versetzt werden. Vermutlich sind wir unter den heutigen Lebensumständen nämlich gar nicht ohne weiteres darauf vorbereitet, die „Kompetenz" des Angehörigen in dieser
Situation richtig wahrzunehmen. Überrascht vom unter
Umständen plötzlichen Ereignis des Unfalls, der schweren
Krankheit oder des Sterbens, reagieren wir häufig mit blinder
Angst und Verdrängung oder aber mit voreiliger Beschwichti-
gung und sind dann gar nicht fähig, dem betroffenen Menschen mit der erforderlichen Gelassenheit und Offenheit zu
begegnen, welche sich – wenn nötig und wenn an der Zeit –
auch vor dem Aussprechen der Wahrheit grundsätzlich nicht
scheut. Dies alles, damit nicht falsche Rücksichtnahme und
unangemessene Behutsamkeit den Betroffenen geradezu
zwingen, sich selbst zurückzuhalten und das, was ihm wesentlich ist, dann auch noch aus Rücksicht auf Angehörige und
überhaupt auf die Umgebung zurückzuhalten.

Die Wahrheit sagen und trösten

Nicht die kalte Tatsachenwahrheit, wohl aber die wohlwollende
Wahrhaftigkeit ist der menschlichen Würde des Schwerkranken, des Behinderten und des Sterbenden angemessen.

Das Problem, wie man einem schwerkranken oder behinderten
Menschen bzw. einem sterbenskranken Menschen die Wahrheit
nahebringen kann, ob man es überhaupt muß oder soll, ist uralt,
höchst aktuell und in keiner Weise klar zu bewältigen. Dazu
kurz folgende Bemerkungen:
    Es ist eine Lebenserfahrung, daß die Mitteilung einer bela-
stenden und krisenträchtigen Tatsache so überfordern kann, daß
der betroffene Mensch mit Panik oder totaler Depression rea-
giert, jedenfalls nicht in der Lage ist, die mitgeteilte Tatsache so
gut wie möglich zu bewältigen. Deshalb gehört es zur Weisheit

mitmenschlichen Umgangs, jeweils zu bedenken, in welchem Maße der Betroffene fähig ist, *Wahrheit zu erfahren und mit ihr umzugehen.* Es gehört zu dieser Weisheit, die äußeren und inneren Bedingungen und das passende Maß der Wahrheitsmitteilung klug einzuschätzen, um dem Betroffenen (und auch den Angehörigen) ein allmähliches Hineinwachsen in die Wahrheit zu ermöglichen. Denn dies ist in der Tat ein Prozeß, der der sorgsamen und verantwortlichen Begleitung bedarf.

Es liegt an der Situation des kranken Menschen, wie sehr und in welchem Maße er fähig ist, die Wahrheit über eine Behinderung, seine sehr schwere Erkrankung und auch sein Sterben zu verarbeiten. Die von Kübler-Ross und dann auch von Sporken erarbeiteten Erkenntnisse über den Verlauf des Prozesses der existentiellen Auseinandersetzung mit der Wahrheit des Sterbenmüssens und der Annahme dieser Wahrheit als je meiner Wahrheit, die Erkenntnisse also über die Phasen dieses Prozesses, gelten ja im Grunde für jede schwere und leidbelastete Lebenskrise. Auch der Amputierte, der in Zukunft Blinde, der Krebskranke brauchen Zeit, um den Prozeß der Wahrheitserkenntnis und -annahme durchzustehen. Die Phasen des Prozesses müssen durchlitten werden, damit die jeweils tatsächlich gegebene Lebenswahrheit in das Selbstbewußtsein integriert werden kann, so gut als möglich. Nicht jeder erlebt und durchleidet die Phasen dieses Prozesses in der gleichen Weise, nicht jeder ist auch in gleicher Weise fähig, sie zu durchleben. Aber ganz ohne den *Prozeß der Aneignung der existentiellen Wahrheit* geht es wohl nicht, wenn es darauf ankommt, auch in schweren und schwersten Krisen Identität zu bewahren.

> Der sterbende Mensch soll die Chance haben, sein Leben bewußt abzuschließen, von seinen Angehörigen und Freunden Abschied zu nehmen, noch anstehende Aufgaben so gut wie möglich zu erfüllen.
> Der schwerkranke Mensch soll die Chance haben, sich auf ein zukünftig vielleicht sehr eingeschränktes, behindertes und auf dauernde Hilfe angewiesenes Leben einzustellen, darauf zuzuwachsen.

Es versteht sich dabei von selbst, daß eine Wahrheitsmitteilung nicht abstrakt und ohne Zuwendung des Mitteilenden erfolgen darf. Es kann sich fatal auswirken, wenn nur die Ärzte, nicht aber Pflegerinnen und Pfleger, für die „professionelle" Begleitung bei der Wahrheitsfindung zuständig sein sollen. Genauso fatal ist es, wenn man die Seelsorgerin/den Seelsorger oder die Psychologen für „die Spezialkräfte" der Krisenbehandlung hält und sie „jeweils hinzuzieht". Natürlich haben sie eine große Bedeutung und Aufgabe. Doch kann es sein, daß ein schwerkranker, ein behinderter, ein sterbender Mensch zu einer Pflegerin oder einem Pfleger besonderes Vertrauen hat. Dann ist es schlimm, wenn dieses Vertrauen nicht beantwortet werden darf, wenn dann zwar fachkompetente, aber eben doch „fremde" Menschen herbeigerufen werden zur angeblich „fachkundigen" Behandlung der Krise. Natürlich dürfen Pflegekräfte keine ärztliche Kompetenz wahrnehmen; natürlich sind sie auch nicht psychologisch so gut ausgebildet, daß sie in jeder Krisensituation standhalten können. Aber sie müßten soweit vorbereitet und ausgebildet sein, daß sie eben doch dem ihnen entgegengebrachten Vertrauen und der ihnen entgegengebrachten Hilfserwartung als wirkliche „Bezugs"personen gerecht werden können. Hier kommt es deutlich auf *Teamarbeit* an, darauf, daß gemeinsam besprochen wird, welche Aufgabe bei der Begleitung zur Wahrheit und zur Auseinandersetzung mit ihr den jeweils beteiligten Ärzten, Seelsorgern, Psychologen, Pflegekräften und Angehörigen zukommen soll.

> Wer Wahrheit mitteilt, hat zu „teilen", er hat sich dabei selbst auch mitzuteilen als eine(r), die/der bereit ist, die Last und die Schmerzen der Wahrheit auszuhalten.

Jener Wahrheitsbegriff ist technisch und kalt, der Wahrheit ohne Ansehen des auf Hilfe angewiesenen Menschen als pure Tatsächlichkeit, als „Tatsachenquantum" erscheinen läßt. Die Verabreichung der „Wahrheit" ist dann unmenschlich und würdelos; sie nivelliert die Menschlichkeit, weil sie den Betroffenen rücksichts- und rückhaltlos den „Tatsachen" aussetzt.

Wahrhaftigkeit bedeutet Respekt, Solidarität, aber auch die Entschiedenheit, den betroffenen Menschen nicht zu belügen und um jeden Preis zu „schonen".

Ein wahrhaftiger Partner schont sich selbst nicht, sondern stellt sich der schmerzlichen Wahrheit und kann gerade darum diese Wahrheit der Situation des leidenden Menschen entsprechend mitteilen. Und schließlich: *Wahrhaftigkeit* betrifft nicht nur das gesprochene Wort, sondern das gesamte Verhalten: auch das Zuhören, das Schweigen, den Händedruck. Es muß nicht immer die „ganze Wahrheit" gesagt werden, aber es soll auch nicht bewußt getäuscht werden. Schonung ist dann nötig, wenn ein Mensch nicht oder noch nicht in der Lage ist, seine Situation einigermaßen zu bewältigen. Schonung sollte aber nicht ein voreiliger Entlastungsgrund dafür sein, daß eine Pflegerin/ein Pfleger sich davor scheuen, die schwere und lastvolle Krise der Wahrheitsaneignung durch den Kranken mitzutragen und mitzuertragen.

Jeder Mensch unter der Last von schwerem Leid und großem Schmerz bedarf des Trostes.

Wenn Menschen einander trösten, dann deswegen, weil sie sich bei ausweglosem Leid und schlimmen Schmerzen gegenseitig helfen wollen, weil sie sich gegenseitig auch heilen wollen, ohne zu verdrängen, ohne zu *vertrösten*. Sie können die Ursachen des Leidens und der Schmerzen nicht einfach beseitigen und die Wirkungen nicht einfach ungeschehen machen. Aber sie können sich gegenseitig jene Nähe und jene behutsame Zärtlichkeit erweisen, welche die Lebenskräfte stärken und den Kranken und Leidenden dazu befähigen, sich zu fassen, sein Schicksal zu ertragen und es auch anzunehmen.

Trost ist eine Bekundung helfender und dabei zugleich zärtlicher wie auch respektvoller Liebe. Und er hat gerade dann seine größte Bedeutung, wenn an der Unausweichlichkeit eines Leidens nichts mehr zu ändern ist, wenn nur noch erduldet werden kann. Denn hier hilft er, aus der Gemeinsamkeit

> des Betroffenseins heraus hellsichtig zu werden für das ganze Leben und für die Umwelt. Er hilft dazu, die Unterstützung und Zuwendung, die angeboten werden, auch anzunehmen und also auch ein Leben „danach" zu planen und anzugehen, auch wenn „danach" heißt: mit schwerer und schwerster Behinderung leben zu müssen.

Im Sterben bedeutet Trost die Aufhebung der Einsamkeit und die Stärkung der Durchhaltekraft. Trost liegt dann vielleicht allein noch im Dabeisein, im Handhalten und im gemeinsamen Beten. Trost kann helfen, Hoffnung realistisch einzugrenzen und sich der Wahrheit immer noch mehr zu nähern, diese Wahrheit aber nicht mehr als nur schrecklich zu erleben, sondern als Bestandteil des Lebens, zu dem auch das Sterben gehört. Worin also besteht Trost? Die Frage ist nicht eindeutig zu beantworten. Allemal besteht er darin, daß ein Betroffener erfährt: Du bist geliebt, respektiert und nicht einsam, nicht einsam in deiner schweren Krankheit und Hilfsbedürftigkeit, schon gar nicht einsam im Sterben. Pflegerisches Helfen und Trösten, solidarisches Begleiten und verantwortliche Unterstützung bei der Planung und Gestaltung der Zukunft eines Schwerbehinderten und überhaupt Schwerkranken, um all dies geht es.

Solches alles zählte in der großen durch Jesu Beispiel der Gottes- und Nächstenliebe angestifteten Bewegung als Werk der Barmherzigkeit. Barmherzigkeit war seit dem Mittelalter leider in den Geruch einer allzu frömmlerischen Tugend gekommen; und die Werke der Barmherzigkeit konnten von vielen als betuliche, nicht selten überhebliche Almosen verstanden werden, mit denen man meinte, den Himmel verdienen zu können. – Heute hat bei vielen einsichtigen Menschen die Suche nach jener Praxis der Barmherzigkeit neu begonnen (vgl. die sog. Hospizbewegung und das Projekt der Lebenshilfe), die ohne auf Effizienz und Profit zu spekulieren, dem kranken, schwachen und sterbenden Menschen partnerschaftliche und solidarische Nähe, Achtung und durchaus „professionelle" Hilfe schenkt. *Barmherzigkeit* hat eine zentrale Bedeutung für die Wahrung der menschlichen Würde besonders unter unseren Lebensbedingungen.

Literatur

Amelung E (Hrsg) (1992) Ethisches Denken in der Medizin. Ein Lehrbuch. Springer, Berlin

Böckle F (1992) Verantwortlich leben – menschenwürdig sterben. Benziger, Zürich

Condrau G, Sporken P (^{2}1981) Sterben – Sterbebeistand. In: Christlicher Glaube in moderner Gesellschaft, Bd 10. Herder, Freiburg Basel Wien, 85–116

Becker P, Eid V (Hrsg) (^{2}1988) Begleitung von Schwerkranken und Sterbenden. Praktische Erfahrungen und wissenschaftliche Reflexion. Grünewald, Mainz

Eibach U (1976) Medizin und Menschenwürde. Ethische Probleme in der Medizin aus christlicher Sicht. Brockhaus, Wuppertal

Eid V (1985) Grundsätze medizinischer Ethik aus theologisch-ethischer Sicht. In: Reiter J, Theile U (Hrsg), Genetik und Moral. Beiträge zu einer Ethik des Ungeborenen. Grünewald, Mainz, S 162–170

Eid V (1991) Solidarität angesichts der Grenze. Erörterung der Hilfe beim Sterben als Vorüberlegung für eine Ethik des Helfens. In: Wagner H (Hrsg) Grenzen des Lebens. Wider die Verwilderung von Sterben, Tod und Trauer. Knecht, Frankfurt, S 125–146

Eid V (1991) Das Sterben bestehen. Konfliktsituationen am Lebensende. In: Pfammatter J, Christen E (Hrsg) Leben in der Hand des Menschen. Benziger, Zürich, S 179–209

Eser A et al. (Hrsg) (1989) Lexikon Medizin, Ethik, Recht. Herder, Freiburg Basel Wien

Kübler-Ross E (^{7}1973) Interviews mit Sterbenden. Stuttgart

Kruse T, Wagner H (Hrsg) (1986) Sterbende brauchen Solidarität. Überlegungen aus medizinischer, ethischer und juristischer Sicht. Beck, München

Meerwein F, Leuenberger R (^{2}1981) Trauer und Trost. In: Christlicher Glaube in moderner Gesellschaft Bd 10. Herder, Freiburg Basel Wien, S 117–139

Schipperges H et al. (^{2}1981) Leiden. In: Christlicher Glaube in moderner Gesellschaft, Bd 10. Herder, Freiburg Basel Wien, S 5–50

Schipperges H (^{2}1981) Gesundheit, Krankheit, Heilung. In: Christlicher Glaube in moderner Gesellschaft, Bd 10. Herder, Freiburg Basel Wien, S. 51–84

Sölle D (^{5}1980) Leiden. Kreuz, Stuttgart Berlin

Sporken P (1977) Die Sorge um den kranken Menschen. Grundlagen einer neuen medizinischen Ethik. Patmos, Düsseldorf

Der „schwierige Patient"

W. T. Kanzow

Im folgenden ist die Rede von dem Patienten, der keiner sein will, aber doch einer ist, und von den Schwierigkeiten, die sich aus dem fehlenden Einverständnis ergeben.

Nicht jeder Patient vertraut sich an

Die Wirklichkeit des Lebensalltages im Krankenhaus wird durch die Pflegekräfte repräsentiert, die rund um die Uhr für das Schlafen, Aufstehen, Aufrichten und Gehen, für das Essen, das Unterhalten, den Stuhlgang, das Waschen und Verbinden, für Medikamente und Verordnungen und auch für Schmerzen und Sorgen als erste unmittelbar zuständig und Partner sind. Sie sind die Mittler zu dem Arzt und für den Arzt. So sind sie auch anhaltender und direkter mit Fragen berührt, ob das, was mit dem Patienten geschieht, richtig ist, besonders dann, wenn der Patient mit seinen Wünschen nicht mit dem, was die Pflegekraft als ihren Auftrag sieht, übereinstimmt und er vielleicht grundsätzlich seinem Krankenhausaufenthalt nicht zustimmen kann oder ihn nicht akeptiert.

Bevor der Frage nachgegangen wird, woher in solchen Situationen eine Berechtigung zu beziehen ist, ohne oder sogar gegen den augenblicklichen Willen des Patienten tätig zu werden, seien zur Verdeutlichung einige Beispiele angeführt, bei denen die Pflegekraft trotz fehlendem, falschem oder gegenteiligem Auftrag handeln und den Entscheidungen des Patienten nicht folgen kann oder darf. Es sind Beispiele einer sicher noch erweiterbaren, vielgestalten Gruppe von Patienten, die nicht wie üblich und im Idealfall mit einem eindeutigen Hilfsbedürfnis kommen und sich der Behandlung anvertrauen, die also nicht dem Normalfall gegenseitiger Übereinstimmung genügen.

Der „kritische Patient"

Als erstes – und dem „Normalfall" am nächsten stehend – sei der sog. „kritische Patient" betrachtet. Gemeint sind Patienten, die viel von dem was der Pflegekraft *selbstverständlich* erscheint, in Frage stellen, „hinterfragen", bei denen das Gefühl entsteht, daß sie nicht recht mitmachen und sich eine gewisse mißtrauische Distanz entwickeln kann. In der Auseinandersetzung mit einem solchen Patienten ist einerseits der Frage nachzugehen, inwieweit Betriebsblindheit und persönliche Unzulänglichkeit die Patientenkritik herausgefordert haben, d.h. ich mache mir die Stellung des Patienten zu eigen und gehe dem in seinem Sinne nach. Die andere, nicht so naheliegende und hintergründigere Frage ist aber, warum dieser Patient Schwierigkeiten hat sich anzuvertrauen. Dies ist eine Schwäche, die sich hinter Besserwisserei, anhaltender Kritik oder Vorbehalten verbergen und hinter einem auf den ersten Blick imponierenden Überlegenheitsgehabe verstecken kann.

Einem solchen Patienten zu helfen heißt die *Auseinandersetzung* mit ihm nicht zu scheuen – und zwar sich auseinanderzusetzen und nicht aus eigener Unzufriedenheit und mit der immer irgendwie begründeten Kritik ins gleiche Horn wie der Patient zu stoßen und ihn damit für die eigene Unzufriedenheit zu benutzen, ja zu mißbrauchen. Angebracht wäre es dagegen, sich mit *Geduld* zur Verfügung zu stellen und ihm *Klarheit* darüber zu verschaffen über das, was man tut, v.a. Klarheit, über das, was man *nur* tut, um die seinerseits dahinterstehenden und den Patienten selbst behindernden zu großen Erwartungen an die Pflegekraft, oft überhaupt an seine Partner, zu korrigieren.

Wenn man eine solche Situation genauer betrachtet: ich versuche den Hintergrund des Patienten zu erfassen, seinem provokativen Vertrauensentzug entgegenzuarbeiten – oder ich helfe, indem ich nützlichen Widerstand leiste. Ich vermittle so dem Patienten die für ihn nicht selbstverständliche Erfahrung von Zuverlässigkeit, Zuwendung und *begrenzter* Macht und damit für ihn auch die Erfahrung *begrenzter* Abhängigkeit.

Wenn bei dem „kritischen Patienten" noch eine weitgehende Übereinstimmung über den Behandlungsauftrag vorausgesetzt werden kann, sind weitergehende, aber sehr unterschiedliche Formen fehlender Übereinstimmung an der Vielfalt suizidaler Patienten aufzuzeigen.

Nach dem Suizidversuch

Als Pflegekraft einer chirurgischen, inneren oder Intensivstation bleiben die frustrierenden Erfahrungen nicht aus, daß man sich nachts um einen akut aufgenommenen Patienten nach einem Suizidversuch gekümmert hat, der Tabletten eingenommen oder sich Schnittverletzungen am Handgelenk zugefügt haben mag, und daß dieser Patient sich am Folgetag, nachdem die Vergiftung entschärft und der Schnitt versorgt ist, und oftmals trotz psychiatrischen Konsils ohne Dramatik und ohne besondere erkennbare seelische Bewegung verabschiedet. So steht die erste Handlung, aus dem Leben zu scheiden neben der zweiten, zu tun als wäre fast nichts gewesen. Enttäuscht hat man zu lernen, daß der Suizidversuch wohl eine Botschaft war, die einem anderen gilt. In einer solchen Situation kommt leicht der Vorwurf auf, es sei kein ernster Suizidversuch gewesen und das Agieren nur demonstrativ. Hinter diesem ersten Vorwurf sollte aber auch die weitere Einsicht wach werden, daß es ein Zeichen von Schwäche und von Armut ist, bei Konflikten in einer Beziehung so zu reagieren, und auf der Grundlage dieser Kenntnis ist es deshalb angebracht, *jenen Patienten ernster zu nehmen als er es selber tut.*

Bei einem anderen Patienten mit einem Suizidversuch meist massiverer Form mag sich dieser als Ausdruck einer schweren Depression herauskristallisiert haben, einer Depression, die meist endogen, d.h. ohne nachfühlbaren Anlaß (was zu akzeptieren auch erst gelernt werden muß) entsteht und genauso – sinnlos – wieder vergeht. Auch hier erteilt der Patient oft keinen Behandlungsauftrag, sondern sagt: „Hätten Sie mich doch sterben lassen, mein Leben ist nichts wert, ich schädige nur andere ...". Dieser Patientenbekundung entgegenzuarbeiten und der Versuch ihm zu helfen, geschieht nahezu automatisch und diese Haltung findet mit zunehmender Besserung der Depression ihre Rechtfertigung und auch die Anerkennung durch den Patienten.

Von entgegengesetzter Tendenz und doch dem gleichen Prinzip folgend sollte die pflegerische Haltung sein, die sich in der Betreuungssituation eines Alkoholabhängigen entwickelt, der vielleicht auch nach einem der nicht seltenen Suizidversuche zur Aufnahme gekommen ist. Im Laufe seiner Behandlung wecken sein Scheitern am eigenen Leben, sein Abstieg und seine spürbare Verlorenheit und Unselbständigkeit Regungen ihm in hohem Maße zu helfen und ein schlechtes Gewissen, ihn alleine zu lassen, oft in einem solchen Grad, daß er als meist männlicher Patient Erfolge bei Schwestern oder Mitpatienten hat, so daß ihm Unterstützung, Unterschlupf angeboten und nicht selten sogar Bindungen eingegangen werden. Und so kommt der Abhängige zu „Erfolgen", bevor er sich selbst seinem Leben, seiner Eigenständigkeit und Verantwortung und dem arbeitsreichen Weg der Therapie stellt. So muß es für den Pflegenden heißen *gegen* die gewünschte Hilfestellung und *gegen* die spontanen eigenen Regelungen Widerstand zu leisten und die Hilfestellung zugunsten der, wenn auch oft schmerzlichen und zerstörerischen Eigenständigkeit des Abhängigen zu begrenzen.

Patient wider Willen

Das schwierigste Kapitel in der Reihe dieser Beispiele wird berührt, wenn sich der therapeutische Widerstand nicht in Geduld, Trost oder – wie zuletzt – Zurückhaltung erschöpft, sondern unmittelbar *gegen die ausdrückliche Absicht* eines Patienten gekämpft – und manchmal wirklich handfest gekämpft – werden muß: beim Hindern am Weglaufen oder Weggehen, beim Fixieren oder bei einer Zwangsinjektion. Eine solche Eingangssituation kann auftreten, weil der Patient nicht Patient sein will, sich nicht krank, schon gar nicht seelisch krank und im psychiatrischen Krankenhaus richtig fühlt, sondern sich in seinem Größenwahn als reine und weltbedeutende Figur berufen und von Mächten gelenkt sieht und jedes Gegenüber dem Bösen zuordnet und entsprechend ängstlich, zürnend oder wütend provoziert und handelt. Und so wie er in dieser akuten Erkrankung, in dieser Phase, seine Biographie abgelegt hat, wird auch eine Pflegekraft nicht mehr als solche, schon gar nicht als eigenständige Person gesehen, sondern zum fleischgewordenen Bösen umgedeutet.

Woher ist nun in dieser, die ethischen Normen in radikalster Weise befragenden Situation Sicherheit zu finden, eine Grundlage zu beziehen, um eine Haltung einzunehmen, einnehmen zu dürfen, die dem augenblicklich geäußerten Willen des Patienten widerspricht?

Die naheliegende Begründung, der Mensch sei krank, reicht nicht aus. Schon an dem Beispiel des Alkoholikers wird deutlich, daß trotz seiner Einbußen der Abhängigkeitskranke seinen eigenen Weg gehen muß, und auch der lange schon schizophren Erkrankte wird trotz seiner „Geistesstörung" einen, wenn auch bescheidenen, aber eigenen Weg finden, der respektiert werden kann und das gilt, auch wenn oft zu betrauern ist, daß vieles zu bescheiden, armselig, einsam und unvernünftig verläuft.

Dem Bewußtlosen ohne dessen Auftrag zu helfen, ist nicht nur nicht problematisch, sondern sogar vom Gesetz gebotene Pflicht. Und folgender Gedankengang ist wohl richtig, nämlich anzunehmen, daß wenn der Bewußtlose sich selbst in dieser

Situation erleben könnte, er um Hilfe nachsuchen und für sich einen zukünftigen, wieder heilen Zustand wünschen und erstreben würde. Es bedarf keiner geistigen Verrenkung, um im Depressiven einen sehr verwandten Zustand zu erkennen: auch der schwer depressive Patient ist sich seiner nicht mehr „bewußt", sondern lebt gefangen in seinem erstarrenden Pessimismus, der ihm eine halbwegs gerechte Sicht seines bisherigen und zukünftigen Lebens versperrt. Auch hier: wenn sich der Depressive selbst zum Gegenstand machen und von außen betrachten könnte, würde er sicherlich die Hilfe annehmen. Die Dankbarkeit der Patienten nach einer depressiven Phase, wenn sie wie von außen die abgelaufene Erkrankung betrachten können, unterstreicht die Richtigkeit dieser Spekulation.

> So ist die Hilfe ohne Auftrag bestimmt von der Voraussicht, daß der Mensch bewahrt werden soll für die Fortsetzung seines Lebenslaufes und nicht durch eine überwindbare Schwäche oder Ohnmacht seine Existenz als Person und in der Gemeinschaft zerstören oder schwerwiegend beeinträchtigen soll.

Was bei dem Bewußtlosen so selbstverständlich erscheint, folgt dem Gedanken, daß man einem Menschen in der Situation seiner Hilflosigkeit im Sinne seiner Zukunft hilft: er kann, er wird ja „wieder werden". In entsprechender Weise gilt das auch für den Depressiven und – das ist vielleicht die schwerste Entscheidung – gilt das auch als Grundlage gegen den unmittelbaren Willensausbruch des Schizophrenen. Wenn auch hier das Wahrhaben nicht so einfach ist: den krankhaft motivierten Wünschen des Schizophrenen zu folgen, wäre auf dem ersten Blick als Respektierung des Gegenübers und als Anerkennung des Patientenwillens hinzustellen, wäre aber doch nur ein Versagen, so als ließe man den Bewußtlosen liegen, weil er offensichtlich da liegen wolle! So muß der schizophrene Patient davor bewahrt werden, durch sein „verrücktes" Handeln sein Ansehen, seine Beziehungen und seine Lebensmöglichkeiten zu zerstören, die er nach seiner Besserung zum Wiederanknüpfen an seine Geschichte dringend benötigt. Genauso wird ein *zu starkes Helfen* bei einem Abhängigkeitskranken seine gelernte Hilflosigkeit und Sehnsucht, von anderen gelenkt und bestimmt zu werden, verstärken und nicht dem „wieder werden" dienen.

Das Ziel der Hilfe ist, daß sie möglichst wieder überflüssig werden sollte. In den genannten Beispielen ist die Hilfe auf die Zeit der Hilflosigkeit begrenzt. Bei zunehmender Kraft des Patienten muß sie wieder zurücktreten. Das ist nicht immer einfach: wenn ein Alkoholiker rückfällig wird oder sich ein schizophrener Patient an der Grenze der Verwahrlosung oder Vereinsamung bewegt, dann werden Gefühle geweckt, eingreifen und helfen zu müssen. Und ein Abwarten in einer solchen Situation kann Desinteresse oder kann Klugheit sein: ein Desinteresse aus Bequemlichkeit, aus Unerfahrenheit oder „was geht mich das an" – eine Klugheit, weil sie die Notwendigkeit der Selbständigkeit sieht und das noch Zumutbare richtig einschätzt. Vor der ethischen Forderung zu helfen, dem Leben eines anderen gerecht zu werden, sind das Aufgaben ohne Handanweisung.

Zusammenfassung

Das Ziel und der Auftrag in der Pflege sind nicht immer identisch mit den Vorstellungen des Patienten, mit dem was er wünscht, zuläßt oder fordert. Grundlagen des Umganges mit dem kritischen und mißtrauischen, mit dem Patienten nach einem Suizidversuch und dem oft verführerischen Abhängigkeitskranken wird ebenso nachgegangen wie dem ethischen Fundament, mit dem man bei Patienten ohne oder sogar auch gegen deren Willen dennoch helfend tätig werden soll.

Grenzen ärztlicher Behandlungspflicht – Zur Problematik lebenserhaltender Maßnahmen

T. Kruse

Die Medizin hat in den letzten Jahren größere Fortschritte gemacht als in den 300 Jahren vorher. Trotz dieser allgemein begrüßten Tatsache mehren sich aber zunehmend auch kritische Stimmen, die von einer entmenschlichten, inhumanen Medizin sprechen. Wenn es in den folgenden Ausführungen um Grenzen in der Medizin geht, genauer um die Behandlungspflicht seitens des Arztes und mittels lebensverlängernder Maßnahmen, sollen hier grundsätzliche Erwägungen zum Ende des Lebens angestellt werden.

Die Ausführungen gliedern sich in 4 Teile: Im ersten geht es um die Behandlungspflicht im allgemeinen und die Bestimmung des Todeszeitpunktes. Im zweiten wird der Frage nachgegangen, ob eine medizinische Behandlung um jeden Preis durchgeführt werden muß. Der dritte Teil handelt vom Abbruch der Behandlungsmaßnahmen, aufgezeigt am Beispiel der Intensivmedizin und im vierten Teil wird auf diesem Hintergrund die Forderung nach einer Ethik des Helfens, der Gedanke der Solidarität postuliert.

Zur Todeszeitbestimmung und Behandlungspflicht

Jeder Mensch hat die moralische Pflicht, seinem kranken, verletzten oder schwachen Nachbarn beizustehen.

Eine Selbstverständlichkeit, wie man meint. Dies ist auch Wissen und Überzeugung vieler Kulturen der Antike gewesen. Es hat sich niedergeschlagen in dem, was Ärzte seit jener Zeit als den Eid des Hippokrates kennen. Hierzu heißt es:

Ich schwöre bei Apollon, dem Arzt und Asklepios und Hygieia und Panakeia und allen Göttern und Göttinnen, sie zu Zeugen anrufend, daß ich erfüllen werde nach meinem Können und Urteil diesen Eid und diesen Vertrag: Dem, der mich diese Kunst gelehrt hat, meinen Eltern gleichzuachten und mein Leben in Gemeinschaft mit ihm zu leben und ihm, wenn er Geld nötig hat, an meinem Anteil zu geben und seine Nachkommenschaft meinen Brüdern in männlicher Linie gleichzustellen, sie diese Kunst zu lehren, wenn sie wünschen sie zu erlernen, ohne Honorar und Vertrag. An Regeln und mündlichen Unterricht in allen übrigen Wissen meinen Söhnen Anteil zu geben und den Söhnen dessen, der mich unterrichtet hat und Schülern, die den Vertrag unterzeichnet und einen Eid geleistet haben nach ärztlichem Brauch, aber sonst niemandem.

Ich will die diätetischen Maßnahmen zum Vorteil des Kranken anwenden nach meinem Können und Urteil, ich will sie vor Schaden und Unrecht bewahren.

Ich will *weder irgend jemandem ein tödliches Medikament geben,* noch will ich in dieser Hinsicht einen Rat erteilen. Ebenso will ich keiner Frau ein abtreibendes Mittel geben. In Reinheit und Heiligkeit will ich mein Leben und meine Kunst bewahren.

Ich will das Messer nicht gebrauchen, nicht einmal bei Steinleidenden, sondern will davon absehen, zugunsten der Männer, die sich mit dieser Arbeit befassen. In alle Häuser, die ich besuche, will ich zum Vorteil der Kranken kommen, mich freihalten von allem vorsätzlichen Unrecht, von aller Schädigung, insbesondere von sexuellen Beziehungen sowohl mit weiblichen als auch mit männlichen Personen, seien sie Freie oder Sklaven.

Was ich etwa sehe oder höre im Verlauf der Behandlung oder auch außerhalb der Behandlung über das Leben des Menschen und was man auf keinen Fall verbreiten darf, will ich für mich behalten, in der Überzeugung, daß es schändlich ist, über solche Dinge zu sprechen. Wenn ich diesen Eid erfülle und ihn nicht verletze, sei es mit vergönnt, mich des Lebens und der Kunst zu erfreuen, geehrt durch Ruhm bei allen Menschen und auf alle künftige Zeit; wenn ich ihn übertrete und ihn falsch schwöre, sei das Gegenteil von all diesem mein Los. (Übersetzung nach Ludwig Edelstein) [1]

Dieser Text, der später immer wieder modifiziert wurde, Kürzungen und Ergänzungen erfuhr, gibt 2 wesentliche Aspekte wieder:

- Ethos und Selbstverständnis des Arztes,
- Charakter einer Vereinbarung zwischen der älteren und jüngeren Arztgeneration, die in den exklusiven Kreis der Asklepiaden aufgenommen werden wollten, sozusagen ein Lehrvertrag.

Auf dieser Basis sind auch die ethischen Aussagen zu deuten. Bis zur Mitte dieses Jahrhunderts gab es demzufolge auch wenig Schwierigkeiten mit der Behandlungspflicht und deren Grenzen, da die bis dahin zur Verfügung stehenden Mittel ohnehin nur eine Maximaltherapie mit oftmals enttäuschendem Ausgang zuließen und der Tod als natürliche Grenze selbstverständlich war:

> Der Tod, als die Grenze der natürlichen Rechtsfähigkeit, ist ein so einfaches Naturereignis, daß derselbe nicht, so wie die Geburt, eine genauere Feststellung seiner Elemente nötig macht (Friedrich Carl v. Savigny 1840) [2].

Mittels der Technik sind in der Folge Räume eröffnet worden, die an der Grenze von Leben und Tod ein differenziertes Eingreifen zulassen. Mittels kontrollierter Beatmung, Herz-Lungen-Maschine, Transplantations- und Intensivmedizin ist es heute möglich, Leben in seiner biologischen Erscheinungsform nahezu unbegrenzt zu verlängern und den Todeszeitpunkt hinauszuschieben. Hierdurch wurde auch eine neue Definition des Todeszeitpunktes notwendig, der bis dahin der Herz-Kreislauf-Stillstand war und nun die irreversible Schädigung des Gesamthirnes mit komplettem Funktionsverlust wurde. **Der Tod wird gemeinhin verstanden als Verlöschen der integralen Persönlichkeit.** Gemeint ist hier das menschliche Individuum als leiblich-seelische Gesamtheit. Bei der Suche nach Todeskriterien weisen Birnbacher und Angstwurm und andere zu Recht auf die Notwendigkeit einer Todesdefinition hin, die bei allen Überlegungen vorausgesetzt werden müsse (Deutsches Ärzteblatt Nr. 90 vom 5. 11. 1993 S. 23).

Der Mensch könne nicht erst dann als tot angesehen werden, wenn alle Organe oder Einzelkomponenten zu funktionieren aufgehört haben. *Die Grenze zwischen Leben und Tod würde dadurch markiert, daß die einzelnen Organe und Organsysteme nicht mehr zentral gesteuert und nicht mehr zum Ganzen integriert werden können.* Die physische (körperliche) Seite des Todes sei nicht das Aufhören von Lebens- und Wachstumsprozessen in allen Teilsystemen des Körpers, sondern seine Desintegration als Ganzes, d.h. sozusagen ein Auseinanderfallen des Körpers als Gesamtheit.

In der Vergangenheit sind immer wieder Versuche unternommen worden, Neudefinitionen für bestimmte Lebensbegriffe zu finden, die dieses menschliche Leben zu qualifizieren und zu bestimmen versuchen. Gut in Erinnerung sind die Versuche von Singer, dem australischen Ethiker, in seiner *„Praktischen Ethik"* über seine Definition des Personenbegriffs, Menschen mit schwersten geistigen Behinderungen, altersdemente Menschen, z.B. das Personsein abzusprechen. Durch Koppelung des Wertes des menschlichen Lebens an bestimmte Qualitäten (z.B. Fähigkeit, sich mitzuteilen, Freude zu empfinden), werden bestimmte alte und kranke Menschen ausgegrenzt. Er führt aus, diese Menschen hätten keine erkennbare Fähigkeit zur Selbstbestimmung und Denkfähigkeit und seien somit teilweise unterhalb des Niveaus bestimmter Tiere anzusiedeln. Sie würden an sich kein schutzwürdiges Leben darstellen. Der Schritt hin zu *schutzwürdiger menschlicher Existenz gleich Person* beziehungsweise *fehlende qualitative Persönlichkeitsmerkmale gleich **nicht** schutzwürdiges Leben* ist nur ein kleiner und wird von Singer auch angeführt bei der Aussage, daß schwer mißgebildete Neugeborene unter Umständen getötet werden dürften.

Demgegenüber kommt das Gehirn als Integrationseinheit für Bewußtsein und zur zentralen Steuerung aller wichtigen Körperfunktionen dem Kriterium der Todeszeitbestimmung am nächsten.

Der Definition vom
● irreversiblen Verlust des Bewußtseins und
● irreversiblen Verlust der Integrierung von vitalen Körperfunktionen
kommt hierbei die wichtigste Funktion der (wohl trotzdem willkürlichen) Entscheidung zwischen Leben und Tod menschlicher Existenz zu. Wichtig ist hierbei die Feststellung, daß es sich um den Funktionsverlust des **gesamten** Gehirns handelt; somit sind auch Anenzephaliker geschützt, Neugeborene, die nur mit einem Stammhirn geboren werden, die normal atmen und einen normalen Herzschlag haben, aber durch eine Fehlbildung kein Großhirn entwickeln konnten und meist wenige Tage nach der

Geburt sterben. In den vergangenen Jahren wurde immer vehementer die Forderung laut, diese Neugeborenen zur lebenden Organspende heranzuziehen. Die Deutsche Gesellschaft für Transplantationsmedizin hatte in ihrer Entschließung in Marburg (1987) dies ausdrücklich nicht gebilligt. Die Behandlungspflicht ergibt sich für den Arzt aus seiner ihm aufgetragenen Verpflichtung, Leben zu bewahren und „den Patienten in jeder möglichen Weise helfend beizustehen" (Schweizer Akademie der medizinischen Wissenschaften, 1976 / Richtlinien zur Sterbehilfe). Während des Lebens ist die Hilfe, die er leisten kann, ausgerichtet auf die Erhaltung und die Verlängerung des Lebens. Weiter heißt es: „Zu den Pflichten des Arztes, welches Heilen, Helfen und Lindern von Leiden als hohes Ziel umfassen, gehört auch, dem Sterbenden bis zu seinem Tode zu helfen. Diese Hilfe besteht in Behandlung, Beistand und Pflege [3]."

Behandlung um jeden Preis?

Ist hiermit auch gemeint, die Behandlung, d.h. Diagnostik und Therapie, um jeden Preis fortzuführen?

Fallbeispiel 1:
Ein 82jähriger Patient wird im Rahmen einer Routineuntersuchung geröntgt. Hierbei fällt eine weichteildichte Verschattung auf. Ein Ultraschall des Oberbauchs ergibt multiple Lebermetastasen. Zur Klärung der Ursache werden viele, zum Teil sehr schmerzvolle und unangenehme Untersuchungen vorgenommen, der behandelnde Arzt erklärt dies mit der notwendigen „Focussuche". Nach 10 Tagen Krankenhausaufenthalt verläßt der bis dahin beschwerdefreie Mann deutlich geschwächt das Krankenhaus gegen den Rat der Ärzte.

Fallbeispiel 2:
Eine 26jährige, alleinerziehende Mutter mit Morbus Hodgkin (Lymphdrüsenkrebs) hat nach bereits erfolgter Knochenmarktransplantation ein Rezidiv. Sie entschließt sich, keine weitere Chemotherapie durchzuführen und wendet sich alternativen Heilmethoden zu. Mit Hinweis auf ihren 4jährigen Sohn insistieren die bisher behandelnden Ärzte und raten zur erneuten Chemotherapie. Diese wird nach langem Zögern seitens der Patientin durchgeführt (das Tumorleiden war deutlich fortgeschritten). Die Patientin stirbt 10 Tage später an einer Infektion bei der durch die Therapie ausgelösten Aplasie (Aufhebung des Immunsystems z.B. in Folge einer Chemotherapie).

Fallbeispiel 3:

Ein 68jähriger Mann wird mit einem nephrotischen Syndrom auf einer Allgemeinstation eines großen Krankenhauses aufgenommen. Die Ursache ist unbekannt, der Einweißverlust erheblich, so daß es zu einer deutlichen Hypoproteinämie gekommen ist, zu den rezidivierenden Pleuraergüssen, die immer wieder punktiert werden müssen. Bei einer solchen Punktion kommt es zu einem Pneumothorax, der Patient wird zur Behandlung und weiteren Überwachung auf die Intensivstation verlegt. Hier verschlechtert sich der Zustand zusehends, es kommt zu Herzrhythmusstörungen, die behandelt werden, u. a. mit einer Anlage eines passageren Herzschrittmachers. In den frühen Morgenstunden kommt es zu einem Kreislaufkollaps, der zuständige Arzt wird hinzugerufen und reanimiert und intubiert den Patienten. Dieser nun beatmete Mann hatte zu einem früheren Zeitpunkt erklärt, keine Respiratortherapie bei sich durchführen zu lassen. Als Folge der Reanimation kommt es zu einem akuten Nierenversagen. Aus diesen Gründen wird der kreislaufinstabile Patient hämofiltriert. Die Angehörigen drängen auf Einstellung der intensivmedizinischen Maßnahmen, der Patient, wach aber noch intubiert, signalisiert ebenfalls, daß er keine weiteren Maßnahmen wünsche. Die zuständigen Ärzte entscheiden jedoch, daß die Beatmung wegen des akuten Nierenversagens und des rezidivierenden Lungenödems weiterzuführen sei. Der Patient stirbt nach 2 Wochen. Die Angehörigen hatten versucht, mit Rechtsmitteln den Behandlungabbruch durchzusetzen, waren damit aber nicht erfolgreich.

Diese 3 Beispiele sind Situationen der alltäglichen Praxis. Sicher sind sie in manchen Aspekten etwas überspitzt, jedoch in ähnlicher Form haben sie sich ereignet.

- Läßt die zuvor erwähnte Behandlungspflicht nur den Weg der Maximaltherapie, der Behandlung um jeden Preis zu?
- Wie weit reicht die Behandlungspflicht?
- Wie steht es in diesem Zusammenhang mit dem Selbstbestimmungsrecht des Patienten?
- Haben sich die behandelnden Ärzte richtig verhalten?

In der Einführung zu den Richtlinien „Sterbehilfe" der Bundesärztekammer und der Schweizer Akademie für medizinische Wissenschaften heißt es grundsätzlich:

Beim sittlichen Auftrag ärztlichen Handelns, Leiden zu lindern, wo Wiederherstellung der Gesundheit und die Erhaltung des Lebens nicht mehr möglich sind, verzichtet der Arzt gegebenenfalls auf technische Möglichkeiten der Intensivmedizin und ermöglicht dem Sterbenden einen menschenwürdigen Tod [3].

Menschliches Leben durch sog. aktive Euthanasie zu beenden, wurde von der deutschen und internationalen Ärzteschaft als ethisch und rechtlich unvertretbar abgelehnt. Die Richtlinien im einzelnen: Es ist demnach zu unterstreichen, daß der Arzt bei einem Sterbenden Behandlungsmaßnahmen beenden oder bewußt unterlassen darf, wenn diese nicht mehr der Lebensverlängerung, sondern der Verlängerung des Sterbeprozesses dienen, und wenn dies vom Patienten gewünscht oder mutmaßlich gewollt wird.

Ein Sterbender, so steht es im Kommentar dieser Richtlinien, ist ein Kranker oder Verletzter, bei dem der Arzt aufgrund einer Reihe klinischer Zeichen zur Überzeugung kommt, daß die Krankheit irreversibel und die traumatische Schädigung infaust verläuft und der Tod in *kurzer Zeit* eintreten wird. In solchen Fällen könne der Arzt auf weitere technisch evtl. noch mögliche Maßnahmen verzichten. Sterbehilfe wird weiter definiert als die Beschränkung auf eine Linderung der Beschwerden bei gleichzeitigem Verzicht auf lebensverlängernde Maßnahmen beim Todkranken. Dies umfasse Unterlassen der Nichtfortsetzung von Medikation sowie von technischen Maßnahmen, z. B. Beatmung, Sauerstoffzufuhr, Bluttransfusion, Hämodialyse, künstliche Ernährung.

> Ärztliche Sterbehilfe sei dann begründet, wenn ein Hinausschieben des Todes für den Sterbenden eine nicht zumutbare Verlängerung des Leidens bedeuten würde und das Grundleiden eine infauste Prognose mit irreversiblem Verlauf angenommen hat [3].

Betonenswert erscheint hierbei, daß von einem *Hinausschieben des Todes* gesprochen wird (der Patient auf der Intensivstation im 3. Fallbeispiel), von *Verlängerung des Leidens* und von der *Bedeutung der Prognose* für die Gesamtbeurteilung der Situation.

> Der Grundgedanke ist nach wie vor, den Patienten in jeder erdenklichen Weise helfend beizustehen. Dies könne im Einzelfall auch für das therapeutische Team bei angemessener Würdigung und Abwägung aller Gegebenheiten ein schwieriger Entscheidungsprozeß sein.

In diese Überlegungen sind u.a. mit einzubeziehen:
- die Persönlichkeit oder der ausgesprochen oder mutmaßliche Wille des Patienten,
- seine Belastbarkeit durch Schmerzen und Verstümmelung,
- die Zumutbarkeit medizinischer Eingriffe,
- die Verfügbarkeit therapeutischer Mittel,
- die Einstellung der menschlichen und gesellschaftlichen Umgebung.

Anders ausgedrückt: Ausgesprochener und mutmaßlicher Wille des Patienten umfaßt das Selbstbestimmungsrecht, das es grundsätzlich zu respektieren gilt. Heißt dies auch, daß das therapeutische Team praktisch zum Erfüllungsgehilfen des Patientenwillens wird?

Schmerzen und Verstümmelung weisen auf den Leidensdruck bzw. die Lebensqualität des Patienten hin. Hier stellt sich die Frage, ob subjektive Auslegung von Lebensqualität und Leidensdruck immer dem Patienten gerecht werden, insbesondere dann, wenn sich der Patient nicht mehr klar äußern kann. Ergibt sich nicht auch die Gefahr, daß einige Sichtweisen und Ängste von seiten der Pfleger bzw. der Ärzte einfließen, die die Entscheidungen im Einzelfall dominieren können (z.B. lebenswertes Leben)?

Die Zumutbarkeit medizinischer Eingriffe weist auf die Verhältnismäßigkeit der Mittel hin, z.B.: Wie schmerzhaft dürfen Eingriffe zur Diagnostik sein, um eine Erkrankung nur zu untersuchen und eine Verdachtsdiagnose „abzuklären", wie es oft heißt?

Und schließlich ist zu überlegen, ob die Verfügbarkeit therapeutischer und diagnostischer Mittel ausreicht, um dem Patienten und allen anderen möglichen Patienten gerecht zu werden. Nicht nur die Situation unter besseren Bedingungen, wenn z.B. nur wenige Geräte für viele Patienten zur Verfügung stehen und entschieden werden muß, wer eine lebenserhaltende Maßnahme erhält und wer nicht, (Triageentscheidung), sondern auch besonders in letzter Zeit zunehmende sozioökonomische Faktoren, die durch die allgemeine Finanzknappheit bedingt sind, zwingen viele Krankenhäuser, Altenheime, niedergelassene

Ärzte und häusliche Krankenpfleger, Organisationen bzw. Sozialstationen dazu, das Angebot deutlich einzuschränken. Für kleinere Krankenhäuser stellt sich darüber hinaus die Frage, ob bei einzelnen Patienten die Therapie oder die Diagnose zu teuer würde und somit in größere Krankenhäuser verlegt wird, was zu erheblichen Problemen führen kann. Hier ist es wichtig, ebenfalls vom Patienten auszugehen, zu prüfen, ob es besser ist, ihn in seiner gewohnten Umgebung bei „weniger Diagnostik und Therapie" zu belassen, ihm dadurch aber evtl. eine menschliche Nähe im Kreise seiner Angehörigen und Freunde zu ermöglichen oder ihn in ein großes Krankenhaus weit entfernt zu verlegen. *Auch hierbei ist der Patientenwille entscheidend.* (Auf die Entscheidungsfindungsprozesse soll später noch eingegangen werden.)

Die eben angesprochenen Aspekte werden nun im einzelnen näher ausgeführt:

Der Patientenwille

Der Arzt geht mit der ihm obliegenden Garantenpflicht die Verpflichtung ein, bei der Übernahme der Behandlung eines Patienten alles in seiner Macht Stehende zu tun, um Gesundheit und Leben des Kranken zu fördern und zu bewahren. Der Wille des urteilsfähigen Patienten entscheidet über Art und Ausmaß der Behandlung, er kann die Behandlung deshalb auch abbrechen. In einem solchen Fall darf sich der Arzt auf palliative (leidensmindernde) Maßnahmen beschränken.

„Voluntas aegroti suprema lex esto." (Der Wille des Kranken ist das oberste Gebot.)

Ist der tödlich erkrankte Patient nicht mehr urteilsfähig, so muß der mutmaßliche Wille zugrunde gelegt werden. Auch hier kann nach Abwägen aller Für und Wider auf die weitere Therapie verzichtet werden. Soweit herrscht Einigkeit, wenn auch die Entscheidungen im einzelnen schwierig sein können.

Wie aber steht es, wenn der Patient kein unmittelbar Sterbender ist (wie im 2. Fallbeispiel dargestellt)? Oder wenn ein

Kranker nicht nur die weitere Behandlung ablehnt, sondern entweder selbst seinem Leben ein Ende setzen will oder einen Dritten (z. B. die Schwester oder den Arzt) darum bittet?

Der frühere Freiburger Pathologe Büchner unterscheidet bei der Interpretation dessen, was er unter Unverfügbarkeit des Lebens versteht, drei Aspekte voneinander:

- Das Verlangen eines Schwerkranken nach seiner Tötung ist mit mancherlei Problemen behaftet. Gilt es in gleicher Weise, wenn es in schmerzfreiem Zustand erfolgt im Vergleich zu dem Patienten, der auf der Höhe von Qualen und Schmerzen einen solchen Wunsch äußert?

- In nicht seltenen Fällen wird der hoffnungslos Kranke von seiner Umgebung gedrängt, die Bitte nach der Tötung auszusprechen. Oder noch häufiger: ihm wird bedeutet, daß er der Umgebung durch die Schwere seiner Erkrankung zur zunehmenden Belastung wird und er selbst der Meinung ist, daß er allen Beteiligten nur noch zur Last fällt.

- Mit der Unvermeidlichkeit menschlichen Irrtums in Diagnose und Prognose werden immer wieder lebensfähige Menschen geopfert werden.

Bei der hier angesprochenen Subjektivität, angesichts der absoluten Grenze „Tod" oder – wie Jüngel es ausdrückt – *„als Ereignis der die Lebensverhältnisse total abbrechenden Verhältnislosigkeit"* und des hohen Gutes des Lebens als solches müssen vor einer vorschnellen Zustimmung des Selbstbestimmungsrechts als *alleiniges* Kriterium Bedenken geäußert werden. Aus der täglichen Praxis wissen wir, daß das Arzt-Patienten-Verhältnis nur sehr selten von der kühlen, beinahe schon anonym anmutenden „Geschäftsbasis Behandlungsvertrag" geprägt ist. Ein kranker Mensch braucht zunächst einen Rahmen, in dem er sich ernstgenommen weiß und sich anvertrauen kann. Er sucht in den ihn behandelnden Mitgliedern des therapeutischen Teams Ansprechpartner nicht nur für die medizinischen Fragen, sondern – und dies besonders bei unheilbaren und chronischen Krankheiten – auch einen menschlichen Berater. Hier wird der Mediziner zum Arzt und die ihn betreuenden Mitglieder der Pflege zur Krankenschwester und zum Krankenpfleger. Es entsteht das, was keine Verordnung und kein Gesetzestext wiederzugeben vermag: das Vertrauensverhältnis zwischen dem Patienten, seinem Arzt und seiner Schwester.

Insoweit ist das Selbstbestimmungsrecht des Patienten, das zu Recht Grundlage aller Erwägungen sein muß, keine isolierte Größe, die den Ärzten oder Pflegern entgegensteht, sondern notwendige Voraussetzung einer partnerschaftlichen Beziehung, die einen Entscheidungsprozeß in Gang setzt und unterhält, in dessen Ziel eine optimale (nicht unbedingt maximale) Behandlung steht. Wer könnte sich nicht vorstellen, daß Kranke, die mit ihrem Selbstbestimmungsrecht allein gelassen werden, aus Depressionen oder falschverstandenem Einverständnis Entscheidungen treffen, die letztlich doch nicht ihrem eigentlichen Willen entsprechen, sondern vielmehr dem der anderen gefällig sind.

Es ist ein schmaler Grad zwischen paternalistischer Bevormundung und echter Entscheidungsfindung, zwischen dem Selbstbestimmungsrecht und kalter Anonymität.

Einfluß des gesellschaftlichen Umfeldes

Angesichts der immer wieder aufflackernden Diskussion zur aktiven Sterbehilfe, der aktiven Verkürzung des Lebens mit dem Ziel, dieses frühzeitig zu beenden, ist im Zusammenhang mit der Autonomie der Person ähnliches zu sagen. Was oft als letzter Akt freier menschlicher Entscheidungsgewalt über sich selbst hingestellt wird, ist nicht selten der Versuch, dem Sterben aus dem Weg zu gehen oder der Gesellschaft, den Angehörigen nicht zur Last zu fallen. Darüber hinaus haben Erfahrungen aus Holland gezeigt, daß die aktive Tötung eines Kranken durch den Arzt umgekehrt bei den schwer oder terminal Kranken, die keineswegs sterbewillig sind, zu Ängsten bei Krankenhausaufenthalten führt, weil sie befürchten müssen, daß sie aus „wohlmeinender Absicht" ebenfalls „erlöst" werden. Aus diesen Gründen wurde eine Credocard eingeführt, die in Holland sicherstellen soll, daß diese „Unfälle" vermieden werden.

Fallbeispiel:
Eine 68jährige Krankenschwester im Ruhestand stellte bei sich einen Knoten in der linken Brust fest. Zudem klagte sie über zunehmende Rückenbe-

schwerden, die sie auf berufsbedingte Überlastung des Rückens zurückführte. Eine Mammographie ergibt den hochgradigen Verdacht auf ein Mammakarzinom. Trotz des dringenden Rates ihres behandelnden Arztes lehnt sie jegliche Therapie und auch jegliche weitere Diagnostik ab. Sie habe genügend Patienten mit der gleichen Krankheit gepflegt und wisse, wie qualvoll die Behandlung und das Sterben sein können.

Statt dessen wird sie Mitglied in einer Organisation, die anbietet, bei Selbsttötung behilflich zu sein. Kurz vor dem geplanten Termin, an dem eine Mitarbeiterin der Organisation mit dem tödlichen Gift kommen wollte, hatte sie noch ein langes Gespräch mit einem befreundeten Kollegen. Hier vertraut sie ihm ihr Vorhaben an und bittet ihn, an dem betreffenden Tag dabeizusein. Ihr Kollege versucht, sie von dem Vorhaben abzubringen und sagt ihr auch, daß er nicht dabeisein könne. Er nimmt in ihr eine große Einsamkeit wahr, seit ihr Mann vor 3 Jahren starb.

Mehrere grundlegende Fragen stellen sich zu diesem Beispiel:

Hätte der Arzt auch auf eine Therapie drängen sollen? Hätte der befreundete Krankenpfleger bei der Selbsttötung dabeisein sollen oder sie selbst durchführen? Oder hätten diejenigen sogar, die von dem Vorhaben wußten dies ggfs. über eine Einweisung in die Psychiatrie verhindern sollen?

Diese Fragen sind sehr grundlegender Natur. Generell gilt, daß jeder Mensch über sein Leben bestimmen kann. Trotzdem macht dieses Selbstbestimmungsrecht im vorliegenden Beispiel einige wichtige Überlegungen notwendig:

- Die Motivation zur Entscheidung, aus dem Leben zu scheiden, kann nur in sehr ausführlichen Gesprächen und durch gute Kenntnis des Betroffenen nachvollzogen werden. Es ist deshalb notwendig, zunächst einmal zuzuhören („active listening", wie dies im anglo-amerikanischen Sprachraum genannt wird).

- In der Regel bedeutet „Ich möchte nicht mehr weiterleben" eigentlich „Ich kann *so* nicht mehr weiterleben". Dies beinhaltet einen klaren Appell an die Umgebung ggf. durch Abhilfe und Änderung das Leben weiter lebenswert zu gestalten (siehe Beitrag Kanzow). Das Beispiel von Patienten in zwei großen Einrichtungen für Querschnittsgelähmte zeigt, daß in einem mehrjährigen Beobachtungszeitraum niemand den Wunsch zur Tötung geäußert hatte. Der Bericht einer Illustrierten über einen Mann, der querschnittsgelähmt geworden war und seine Ärzte und Pfleger anflehte, ihm zum

Gnadentod zu verhelfen, hatte sich 2 Jahre später dahingehend entscheidend geändert, daß der Betreffende nun in keiner Weise mehr an Suizid dachte und nach Therapie und mit den zur Verfügung stehenden Hilfsmitteln sogar wieder an eine Berufsausübung dachte.

● Der Wunsch nach Selbsttötung, Beihilfe zur Selbsttötung oder sogar aktiver Tötung durch Dritte (aktive Euthanasie) wird oftmals unter dem Eindruck plötzlich aufgetretener radikaler Veränderungen von Lebensumständen (z.B. ein Unfall mit Verstümmelung; die Nachricht über das Vorliegen einer unheilbaren Krankheit) geäußert. Es gilt hier zunächst ein gemeinsames Aushalten der Situation anzustreben. Nur langsam wird der Mut wachsen, der Zukunft erneut zuversichtlich entgegenzusehen und Sinn im Leben zu finden. Dies setzt sehr viel Einfühlungsvermögen und auch Erfahrung auf seiten der Betreuenden voraus.

● Im Krankenhaus ist es notwendig, bei einem Patienten nach Suizidversuch einen Psychiater beratend hinzuzuziehen, um die weitere Suizidalität besser einschätzen und ggfs. eine Behandlung einleiten zu können. Zu warnen ist aber vor dem Verlangen von Patienten, ihnen bei einem Selbsttötungsversuch zu helfen. Für Angehörige von Heilberufen gibt es eine Fürsorgepflicht, die über die allgemeine Hilfspflicht für jedermann hinaus gilt. Eine Verletzung dieser Fürsorgepflicht – oder beim Arzt Garantenpflicht – wird demzufolge schwerer geahndet.

● Nun noch einmal zum vorliegenden Beispiel: Es ist offensichtlich, daß sich die ehemalige Krankenschwester in einer Grenzsituation befindet, die sicher schon länger besteht und jetzt durch die Mitteilung der Diagnose noch einmal verschärft wurde. Das medizinische Wissen und die langjährige Erfahrung sind nicht unbedingt hilfreich bei der Entscheidungsfindung, da sie vermutlich nur negative Krankheitsverläufe mit Qualen und viel Verzweiflung vor Augen hat oder den Eindruck hat, für eine Chemotherapie und Bestrahlung nicht mehr die Kraft zu haben. Dieser Wunsch ist unbedingt zu respektieren. Eine Behandlung oder auch weitere Diagnostik gegen den ausdrücklichen Willen der (bewußtseinsklaren) Patientin ist unzulässig und erfahrungsgemäß nicht sinnvoll. Schwieriger ist es mit der Entscheidung, ob ein Psychiater hinzugezogen wird. Hierzu müßten Einzelheiten bekannt sein. Der Eindruck ist aber eher, daß es sich nicht um eine sog. Kurzschlußreaktion (die eine psychiatrische Begutachtung ggf. Therapie erfordert), sondern um einen Entschluß nach reiflicher Überlegung handelt, der eher zu respektieren ist. Auf jeden Fall wäre aber eine Beihilfe zur Selbsttötung für den befreundeten Krankenpfleger nicht ohne Konsequenzen – er müßte mit einem Strafverfahren rechnen, da er seine berufsethischen Pflichten verletzen würde.

Abbruch der Behandlungsmaßnahmen, aufgezeigt am Beispiel der Intensivmedizin

Intensivmedizin ist bekanntlich dazu da, Kreislauffunktion, Atmung, Stoffwechselregulation des kritisch Kranken lückenlos zu überwachen und bei kurzfristigem Ausfall sog. vitaler Funktionen, diese ggf. zu ersetzen und so das Überleben des Gesamtorganismus zu ermöglichen. Die Machbarkeit der modernen Medizin zeigt sich hier am deutlichsten.

Sind Intensivmaßnahmen bei Akutintervention, wie etwa einem Unfall oder Herzinfarkt akzeptiert, werden diese in ihrer Sinnhaftigkeit bei den chronischen Krankheiten, Tumoren und altersbedingtem Versagen, häufig in Frage gestellt. Von Apparatemedizin ist dann die Rede. Die Frage, ob alles was machbar, auch angebracht ist, stellt sich immer dringender. Diese Tatsache unterhält ausgesprochene und unausgesprochene Ängste in der Bevölkerung; „man möchte nicht an Schläuchen sterben". Die Problematik der Intensivstation wird in diesem Buch weitergehend erläutert (siehe Beitrag Weber, S. 202 ff).

Zusammenfassung

> Statistiken allein können bei dem Problem des Abbruchs von Behandlungsmaßnahmen nicht helfen. Wesentliche Größen für eine so schwierige Entscheidung, die sinnvollerweise immer im therapeutischen Team besprochen werden sollte, wobei der Arzt als der Verantwortliche die letzte Entscheidungskompetenz haben sollte, sind Einflußgrößen wie das Menschenbild auf seiten des Patienten und auf seiten des therapeutischen Teams sowie das Verständnis der Würde des Menschen; Werte und Belange, Glaubensbezüge und Sinnhaftigkeit von Leben sind nur sehr begrenzt objektiv umschreibbar.

Sozioökonomische Faktoren

Gerade die Intensivmedizin ist eine sehr kosten- und personalintensive Behandlungsform. Die sog. *Kostenexplosion* im Gesundheitswesen hat gerade in letzter Zeit allen Betroffenen nachhaltig verdeutlicht, daß die bisher nahezu unbegrenzten Mittel einen drastisch engen Rahmen bekommen haben. Das Gesundheitsstrukturgesetz hat viele entscheidende Maßnahmen mit sich gebracht, die für Ärzte und Krankenhäuser schwierige, wenn nicht unmögliche Anforderungen zur finanziellen Gestaltung mit sich bringen. Wiederum ist es die Apparatemedizin und insgeheim auch das unkontrollierte Haushalten auf seiten der Medizin, das hierfür verantwortlich gemacht wird. Ist dies tatsächlich so? Hierzu einige Anmerkungen:

- Die sog. Kostenexplosion ist tatsächlich eine bereits Anfang der 70er Jahre vorhersehbare *Kostenentwicklung,* die ihre Ursache nicht zuletzt in soziodemographischen Veränderungen hat. Die Fallzahlerhöhung im stationären Bereich und Verweildauerverkürzung führen zu einem höheren Kostenaufwand im stationären Bereich. Während 1960 192,6 stationär behandelte Patienten je 100 Einwohner gezählt wurden, waren es 1985 schon 199,2 mit deutlich steigender Tendenz. Trotz sinkender Bettenzahlen verzeichnen wir heute steigende Fallzahlen, die nur so erreicht werden, daß die Verweildauer im Krankenhaus für den einzelnen Patienten gegenüber den früheren Jahren deutlich verkürzt ist.

• Dazu kommt erschwerend hinzu, daß wir es gemeinhin mit der Verbesserung der ambulanten Diagnostik und Therapiemöglichkeiten im stationären Bereich mit schwerer erkrankten Patienten zu tun haben. Verfeinerte Methoden in Diagnostik und Therapie führen dazu, daß auch bisher unbehandelbare Erkrankungen nun einer sehr differenzierten, z. T. sehr aufwendigen Behandlung unterzogen werden.

• Ein dritter erschwerender Punkt ergibt sich aus der veränderten Altersstruktur. Über einen Beobachtungszeitraum von 1950–1982 ist die Zahl der 60- bis 69jährigen um 30 % angestiegen, die Zahl der 70- bis 79jährigen um 100 %, der 80- bis 85jährigen um 210 %, der 86- bis 87jährigen über 300 % und der über 95jährigen um 1500 %. Dies ist nicht zuletzt auf eine bessere medizinische Versorgung zurückzuführen, hat aber zunehmend den Aspekt, daß ältere Menschen, die altersbedingt mehrere Erkrankungen haben (Multimorbidität), in ihrem Anteil an der Gesamtbevölkerung und in ihrem Anteil an der medizinischen Vorsorge deutlich zunehmen. So ist in einer Untersuchung bei über 65jährigen herausgekommen, daß 41 % im Laufe ihres Lebens einer intensivmedizinischen Überwachung unterzogen werden mußten [9].

• Ein vierter erschwerender Aspekt liegt in der gesellschaftlichen Entwicklung allgemein. Die Zahl der Einzelhaushalte stieg von 3,2 Mio. im Jahre 1950 auf 8,473 Mio. im Jahre 1980, bis zum Jahr 1990 ergab sich ein weiterer Zuwachs von 5% [11]. Dies hat zur Folge, daß bei Erkrankungen die meisten dieser sich allein versorgenden Menschen einer stationären Versorgung zugeführt werden müssen.

Zusammenfassung

Der Aufwand sowohl im Krankenhaus wie auch im ambulanten Bereich nimmt für die einzelnen Patienten deutlich zu. Diese Entwicklung verträgt sich nicht mit den Anhaltszahlen aus dem Jahre 1964 und führt zu einer chronischen Überbelastung aller Mitarbeiter im Krankenhaus. Der gleiche Personalschlüssel und die Tendenz, sogar Personal einzusparen, ist vor diesem Hintergrund ein sehr fragwürdiger Schritt und wird nicht zuletzt auf dem Rücken der Schwestern und Pfleger, vor allem aber der Patienten ausgetragen. Es muß nicht gesondert betont werden, daß die Qualität der Versorgung aller anderen Patienten natürlich unter diesen Bedingungen ebenfalls deutlich abnehmen muß. Darüber hinaus ist festzuhalten, daß alle Sparmaßnahmen eine Kostenentwicklung nicht umkehren, sondern allenfalls aufhalten können. Viele Fragen, die damit verbunden sind, wurden bisher von den Verantwortlichen nicht gelöst, und es erscheint dringend erforderlich, daß Schwestern, Pfleger und Ärzte sich deutlicher zu Wort melden als bisher und auf die Mißstände hinweisen. Insbesondere sollte sich das therapeutische Team nicht als Kostenpuffer mißbrauchen lassen. Ebenso ist selbstverständlich, daß unnötige Aufwendungen, z.B. bei älteren Patienten, die einen Krankenhausaufenthalt gar nicht wünschen, unter Umständen unterbleiben können. Es kann aber keinesfalls sein, daß die Kostenlast in einem sehr subtilen System den betroffenen Mitarbeitern im Krankenhaus, wie auch im niedergelassenen Bereich auferlegt werden, was durch die sog. Deckelung im stationären Bereich versucht wird. Dies ist auch aus ethischen Gründen nicht zu rechtfertigen, da die Folgen, wie angesprochen, zu unabsehbaren Härten und persönlichen Nachteilen von Patienten und Mitarbeitern führen muß. Der Versuch, Schwestern, Pfleger und Ärzte als Kostenpuffer zu mißbrauchen, kann darüberhinaus zu einer Belastung des Verhältnisses von Patient zu Arzt und Schwester und Pfleger führen. Dies sollte unter allen Umständen vermieden werden. Der Tendenz, Arzt, Schwester oder Pfleger am Krankenbett immer mehr in die Rolle des Funktionärs, Sachwalters und Managers zu drängen, ist energisch entgegenzutreten.

Notwendigkeit einer Ethik des Helfens – der Gedanke der Solidarität

Volker Eid umschreibt in seinem einleitenden Beitrag in diesem Buch und führt in einem vorangegangenen Beitrag zur Notwendigkeit einer Ethik des Helfens aus:

Institutionalisierung und Professionalisierung, so unausweichlich sie in einer modernen Gesellschaft sein mögen, führen aber, zusammen mit einer alle Lebensbereiche bestimmenden Technisierung und Rationalisierung, zur „Entsorgung" der unmittelbaren und konkreten mitmenschlichen Erfahrung von Hilfsbedürftigkeit. Für alles „Problematische" ist nämlich in der Industriegesellschaft verwaltungsmäßig vorgesorgt. Es gibt gewiß das Gefühl von Betroffenheit und Mitleid. Das Bewußtsein persönlicher und konkret-tätiger Haftung (Verantwortung) für den hilfebedürftigen Mitmenschen aber nimmt in der Folge der Entsorgung durch Verwaltung und Organisation ab. Es kommt zu einer merklichen Desensibilisierung, zum Bewußtsein des „Nichtzuständigseins".

Helfen, das keine problemreduzierende Behandlung darstellt, sondern echter Dialog ist, besitzt als unmittelbare Zuwendung wirkliche Kraft, die es zu entfalten gilt.

Hinter allem Leid (auch somatischem) verbirgt sich existentielle Not. Symptombehandlung und ein technisch gut funktionierender Sozialapparat genügen nicht, um dieser existentiellen Not zu begegnen. Exemplarisch sei hier die Hilfe beim Sterben ange-sprochen: Hilfsbedürftigkeit ergibt sich nicht nur aus psychi-scher Schwäche, sondern auch aus der mit einer schweren Krankheit meistens, zumindest anfänglich einhergehenden see-lischen Verunsicherung. Hier muß im therapeutischem Team eine Vorbereitung und Supervision stattfinden. Erfreulicher-weise werden Themen wie Tod und Sterben, Umgang mit Schwerstkranken immer häufiger in die Lehrpläne der Ausbil-dungen aufgenommen. (Anmerkung: Bezeichnenderweise ist dies bisher offiziell für die ärztliche Ausbildung nicht der Fall.)

Solidarität heißt hier zusammenstehen angesichts des allen gewissen Sterbenmüssens, mit der dabei auftretenden Verunsi-cherung, Depression, Beklemmung und Angst fertig zu werden. Solidarität heißt nicht, und hierauf weist Franz Christoph als Mitbegründer der Krüppelbewegung deutlich hin [10], die Unterteilung von Menschen in Starke und Schwache; Solidarität soll auch nicht die Überlegenheit des Starken gegenüber dem Schwächeren herauskehren und soll gegenüber Randgruppen in der Gesellschaft nicht als gnadenvoller Akt erscheinen. Bezogen auf die Belange von Behinderten, kann sie auch nicht an gesell-schaftliche Bedingungen allein gebunden sein und sich an den Normalitätsinteressen der Nichtbehinderten orientieren, son-dern es geht tatsächlich um das Zusammenstehen angesichts eines gemeinsamen Weges, der vielleicht im Moment zwischen Kranken und Gesunden „noch sehr unterschiedlich erscheinen mag", bei mehreren Erfahrungen, z.B. in der Begleitung eines Sterbenden über einen langen Zeitraum einerseits das Kräfte-zehrende, andererseits aber auch das Erfüllende dieser Erfah-rung deutlich werden läßt.

Sterbenden beistehen bedeutet demnach:

- Die Bedürfnisse des Sterbenden in den Mittelpunkt zu stellen.
- Einsamkeit und Ängsten zu begegnen, z.B. Angst vor Schmerzen, vor Verstümmelung, vor Verlust der Würde, vor Verlust der Selbstbestimmung. Durch eine gezielte Schmerz-therapie, wie sie glücklicherweise immer häufiger angewen-det wird, ist dem überwiegenden Teil aller Kranken eine weit-gehend schmerzfreie Zeit zu ermöglichen.

- Dem Kranken in Wahrheit und Wahrhaftigkeit zu begegnen. Max Frisch sagt in bezug auf die Wahrheit, sie solle dem Kranken wie ein Mantel angeboten werden, in den er schlüpfen kann, wenn der möchte und nicht als nasser Lappen um die Ohren geschlagen werden [5].
- Es ergibt sich von selbst, daß bei einer derartigen Behandlung die sinnvolle und vorsichtige Reduktion aller medizinischen Maßnahmen zugunsten einer mitmenschlichen Zuwendung erfolgen sollte [12].

Auf dieser Grundlage wird die Wahrscheinlichkeit, daß ein Patient um aktive Sterbehilfe, um aktive Euthanasie bittet, sehr gering. Solidarität angesichts der Grenze meint, daß Schwester, Pfleger und Arzt mit dem Patienten sich gemeinsam an die Grenzen/Begrenzungen herantasten und sie gemeinsam überwinden. Dies ist keine einseitig ausgerichtete Erfahrung, sondern ein wechselseitiges Geben und Nehmen, bei dem auch der andere immer persönlich bereichert wird. *Kern solidarischen Verhaltens ist der entschiedene Erweis der Nähe.* Nähe beinhaltet hier fühlbare Verläßlichkeit und fühlbares Mitaushalten (Volker Eid). Vielleicht wird es vor diesem Erfahrungshintergrund möglich, über Grenzen der Behandlung zu sprechen und den Ermessensspielraum zu nutzen. Grenzen liegen hierbei nicht nur im System, beim Patienten, sondern auch bei der Schwester, dem Pfleger, dem Arzt, ihren Ängsten (z. B. vor dem Tod) und Unzulänglichkeiten und möglicherweise differierenden Weltbildern (vgl. hierzu Schorberger, S. 242 ff).

Trotz aller Bestrebungen, Kosten im Gesundheitswesen zu begrenzen, ist und bleibt der Platz der Pflegenden und des Arztes an der Seite *ihres* Patienten. Ihm sind sie an erster Stelle verpflichtet. Ihn zu betreuen, auf ihn hingerichtet die Bemühungen zu gestalten, ihn ganz ernst zu nehmen in seinen Befindlichkeiten, Nöten und Ängsten und ihn ggf. auch zu schützen, ist das vornehmste Ziel der Behandelnden.

Literatur

in Schipperges H (1988) Die Technik der Medizin und die Ethik des Arztes, Knecht, S. 28/29

Schipperges H (1988) Die Technik der Medizin und die Ethik des Arztes, Knecht, S. 67

Bundesärztekammer (1988) Weissbuch Anfang und Ende menschlichen Lebens, Deutscher Ärzte-Verlag, Köln, S. 123–136, und 155–171

Jüngel E (1979) Tod, GTB, Gütersloh, S. 145

Schütz R (1989) in Sterbende Menschen begleiten – auch im Krankenhaus, Kathol. Krankenhausverband Deutschland, S. 15

Frey R (1978) in V Eid, R Frey (Hrsg) Sterbehilfe oder wie weit reicht die ärztl. Behandlungspflicht, S. 36–40

Eid V (1991) in Wagner, H Grenzen des Lebens – wider die Verwilderung von Sterben, Tod und Trauer, S 125–146

vgl Opderbecke H (1976) in A Eser (Hrsg) Suizid und Euthanasie, Enke, Stuttgart, S. 136–142

Hoffmann H (1988) in wann beginnt Leistungsbegrenzung inhuman zu werden?, Kath. Krankenhausverband, Freiburg, S. 17–19

Christoph F (1990) Tödlicher Zeitgeist – Notwehr gegen Euthanasie, Kiepenheuer und Witsch, Köln, S. 128–132

Statistisches Bundesamt, Wiesbaden, 1992

vgl. hierzu auch Kruse T, Wagner H (Hrsg) (1986) Sterbende brauchen Solidarität, Beck, München

Einflußnahme der Medizin auf Leben und Sterben

TH. WEBER

Die Rolle der Medizin

Der medizinische Fortschritt hat eine hohe Eigendynamik. Das Bedürfnis der Bevölkerung nach Gesunderhaltung oder Heilung wirkt sich hier ebenso aus wie der wissenschaftlich-technische Fortschritt, ökonomische Zwänge (Produktivitätsverlust durch Arbeitsausfall Erkrankter) und nicht zuletzt die Profitinteressen großer Wirtschaftszweige („medizinisch industrieller Komplex"). Menschliches Leben ist dabei wie noch nie zuvor mach- und manipulierbar geworden. Diese Tatsache hat in Verbindung mit der Schnelligkeit medizinischen Fortschritts dazu geführt, daß Machbares mit dem Herzen und dem praktischen Menschenverstand für viele *nicht* mehr nachvollziehbar ist. Ängste und Ablehnung sind oftmals die Folge. Die Machbarkeit kann für medizinische Maßnahmen nicht alleiniger Gradmesser sein. Aufgrund der Auswirkungen, die die Medizin auf Gesellschaft, Menschenbild und vorhandene ethische Prinzipien hat, müssen juristische und besonders ethische Grenzziehungen vorgenommen werden.

Die Medizin hat in der hochentwickelten „westlichen Welt", insbesondere im 20. Jahrhundert, zu einer enormen Ausweitung quantitativer Aspekte menschlichen Lebens geführt. Diese liegen auf der Hand und sind direkt ablesbar z. B. an verlängerter Lebensdauer, geringerer Säuglingssterblichkeit und verringerter Sterblichkeit an Infektionskrankheiten. Trotzdem weist die Therapie chronischer Krankheiten hohe Defizite auf. Zu einer Zunahme chronischer Krankheiten haben die Lebensverhältnisse (Zivilisationskrankheiten) und die mit dem Älterwerden erlebbaren Alterskrankheiten geführt.

Der Fortschritt der Medizin hat über die *Verbesserung quantitativer Aspekte* hinaus auch zu einer *verbesserten Lebensqualität* vieler geführt. Hierbei gibt es allerdings keine allgemeine Übereinstimmung darüber, was Lebensqualität sei. Während über einzelne Bestandteile des Begriffs „Lebensqualität" weitgehend Einigkeit herrscht, hat der Inhalt des Begriffs eine große individuelle Schwankungsbreite. Dies v.a. auch deshalb, weil hier Sinngebungskonzepte einzelner und Konsumaspekte einer modernen Gesellschaft mit eingehen.

Während der Arzt durch zunehmend verfeinerte Methoden körperliche Funktionsabläufe diagnostisch sehr genau erfassen kann, ist die Einschätzung zu erwartender Lebensqualität sehr viel schwieriger. Dies wirkt sich v.a. dann aus, wenn der Patient, z.B. im Fall einer Bewußtlosigkeit, sich selbst nicht mehr äußern kann. Auch kann der Arzt die Bewältigungsmechanismen einzelner Patienten nur schwer ermessen. Allein schon das Alter mit seinen in der Regel nicht zu umgehenden Altersbeschwerden ist ein Beispiel für unterschiedliche Bewältigungsmechanismen, je nachdem ob das Alter als naturgemäßer Prozeß oder als ärztliches Versagen vor dem Wunsch nach Jugend und Fitneß angesehen wird.

Angesichts der Zunahme chronischer Krankheiten und der bei steigender Lebenserwartung erlebbaren Alterskrankheiten wird eine Zunahme der Lebensqualität teilweise in Abrede gestellt. Die Diskussion um Lebensqualität wird auch angestossen durch die zunehmende Aggressivität lebenserhaltender moderner medizinischer Verfahren, z.B. in der Intensivmedizin, Schlagworte der Öffentlichkeit wie „Lebensverlängerung um jeden Preis" oder „Darf die Medizin, was sie kann?" deuten die oftmals emotional und kontrovers geführte Diskussion an.

Sowohl zur Durchsetzung und Sicherung quantitativer Aspekte (Lebensverlängerung) als auch qualitativer Aspekte bedient sich die Medizin gleicher oder ähnlicher Mittel (Medikamente, Operationen, Intensivmedizin). In Abhängigkeit von Zielsetzung, ethischen Kriterien von Ärzten und anderen Angehörigen von Gesundheitsberufen und der Selbstbestimmung des Patienten werden sie allerdings anders eingesetzt oder terminiert (z.B. Reanimation, Zytostatika).

Für den Arzt entsteht ein Spannungsverhältnis oft daraus, daß er sich um das Wohl des Patienten zu kümmern hat (Bewahrungsauftrag, Fürsorgeprinzip) und auf der anderen Seite das Selbstbestimmungsrecht des Patienten steht. Während in der Akutmedizin, z. B. einer Gallenkolik, der kurzfristige Therapieeffekt im Mittelpunkt der Betrachtung steht und die Kompetenz des Arztes für eine zwar zum Wohl des Patienten, aber vom Arzt getroffene Entscheidung wenig angezweifelt wird, tritt v. a. bei der Behandlung chronischer Krankheiten und der besonders hier relevanten Lebensqualität der Faktor Selbstbestimmung in entscheidendem Maße hinzu.

Nicht unproblematisch kann sich im Einzelfall auswirken, daß der Patient seinen momentan *leidfreien Zustand* (fehlender Leidensdruck) für eine spontane Entscheidung gegen eine unter prognostischen Zukunftsaspekten notwendige Therapie benutzt. Ebenso vermag ein stark *beeinträchtigender Zustand* mit Schmerzen und depressiver Verstimmung eine Entscheidung des Patienten gegen eine bestimmte Therapie hervorzurufen, während unter prognostisch-ärztlichen Gesichtspunkten die Entscheidung zum Wohl des Patienten anders ausfallen müßte. Auch verlangt der Patient in Einzelfällen auf sein Selbstbestimmungsrecht pochend Therapiemaßnahmen, die auszuführen den Arzt an die Grenzen seiner eigenen *ethischen Prinzipien* bringen (z. B. Abtötung von Feten bei im Rahmen der künstlichen Befruchtung entstandenen Mehrlingsschwangerschaften).

Die enge Verflechtung der Selbstbestimmung des Patienten mit Sinnfindungskonzepten oder auch nur lustbetonten Aspekten des menschlichen Lebens muß als Grundlage der Therapieentscheidung und zur Abschätzung seiner Bewältigungsstrategien bei chronischen Krankheiten mit berücksichtigt werden. Die anzustrebende Synthese aus der Fürsorge des Arztes und der Selbstbestimmung des Patienten ist die gemeinsam verantwortete Entscheidung.

Besondere Aufgaben des Arztes

Aufklärung des Patienten

Es gehört zur Würde des Menschen über den *eigenen* Gesundheitszustand Bescheid zu wissen. Auch aus juristischen Gründen soll der Patient die Wahrheit über seine Erkrankung und Prognose erfahren. Trotzdem muß geprüft werden, ob er die Wahrheit wissen will (Patienten fragen oft direkt: „Muß ich sterben?") und wie weit er sie auch verarbeiten kann. Das Unvermögen, die Wahrheit zu ertragen, mußte früher häufig als Begründung dafür herhalten, daß der Patient nur unzureichend informiert wurde. Heute wird eine Aufklärung in der Regel soweit als nur vertretbar durchgeführt. Relativ leicht läßt sich herausfinden, ob und in welchem Umfang der Patient aufgeklärt werden will. Schwerer abschätzbar ist, wie gut er die Konfrontation mit der Tatsache z. B. eines bösartigen Tumors auch verträgt.

Die *Aufklärung* setzt ein ausführliches Gespräch zwischen Arzt und Patient voraus. Spätestens hier muß der Patient als Ganzes mit seinem sozialen Umfeld und seiner Lebensgeschichte erfaßt werden. Es stellt sich häufig heraus, daß er manches, wenn auch nicht weiß, so doch schon ahnt. Seine Ängste, Verarbeitungsmöglichkeiten und Sinngebungskonzepte angesichts der Konfrontation mit einer schweren Krankheit oder gar dem Tod müssen in Erfahrung gebracht und in eine behutsame Aufklärung einbezogen werden.

Die Gesprächs- und Aufklärungstechnik ist prinzipiell erlernbar, erfordert jedoch Erfahrung und Einfühlungsvermögen. Die Aufklärung muß zum *richtigen Zeitpunkt* erfolgen. Es ist schwer, hier nicht zu früh (selten) und nicht zu spät (häufig) aufzuklären. „Zu früh" käme eine Aufklärung sicherlich dann, wenn die medizinische Diagnose bereits wahrscheinlich, aber noch nicht sicher ist, z. B. der aufgrund eines Röntgenbildes erhobene Tumorverdacht noch einer histologischen Bestätigung bedarf.

„Zu spät" ist es sicherlich, wenn der Patient bereits mit seinen Ängsten lange allein war, aus indirekten Reaktionen des Pflegepersonals oder des Arztes auf die schlechte Prognose schließen konnte, die Angehörigen vorher aufgeklärt wurden oder vorausgehend gar therapeutische Maßnahmen gegen ein Tumorleiden eingeleitet wurden, die der Patient eindeutig als solche interpretieren mußte.

Die Aufklärung eines Patienten erfordert die *Einbeziehung des gesamten therapeutischen Teams,* d.h. auch der Schwestern und Pfleger der Station. Am besten ist es, wenn ihre Kenntnisse und Eindrücke vom Patienten mit in die Bestandsaufnahme des aufklärenden Arztes eingehen. Da der Patient häufig Schwestern und Pflegern Fragen stellt, die sich auf seine Krankheit und auch auf das aufklärende Gespräch beziehen, ist es wichtig, dessen Durchführung oder Vollständigkeitsgrad ohne Zeitverzögerung zu übermitteln.

Bei der Aufklärung von unheilbar Kranken muß man wissen, daß informierte Patienten und aufgeklärte Angehörige u.U. eine Kluft des Schweigens und der Täuschung zwischen sich aufbauen. Auch verdrängen Patienten die einmal erfahrene Wahrheit nicht selten wieder und berichten trotz der Information über einen bösartigen Tumor wenige Tage später möglicherweise von einer Entzündung.

Todeszeitbestimmung

Mythologisch wird der Tod mit Bewußtlosigkeit, Regungslosigkeit gleichgesetzt. Der Tod wird damit zum Teil vorweggenommen.

> Der sog. *klinische Tod* ist gekennzeichnet durch Kreislaufstillstand und Atemstillstand. Er kann durch Wiederbelebungsmaßnahmen (Reanimation) in günstigen Fällen rückgängig gemacht werden. Wenn von „Berichten Verstorbener", die wiederbelebt wurden, die Rede ist, und dies nicht selten als Nachricht aus dem Jenseits interpretiert wird, so ist dies begrifflich falsch. Die Berichte sind dem Leben vor dem endgültigen Tod

zuzuordnen, da die Hirnfunktionen noch nicht irreversibel geschädigt waren.

Mit Sicherheit nicht rückgängig zu machen ist der Tod, wenn sichere Todeszeichen wie Leichenflecke und Totenstarre nachgewiesen sind *(biologischer Tod)* oder die Kriterien des Hirntodes erfüllt sind.

Während bei allen anderen Todesdefinitionen eine Beobachtung zugrunde liegt, wie sie der Arzt mit üblichen klinischen Mitteln oder gar die Angehörigen ohne zusätzliche Hilfsmittel durchführen können, ist der *Hirntod* eine schwer verständliche Situation. Dabei sind die Hirnfunktionen unwiderbringlich erloschen, während die übrigen lebenswichtigen Funktionen durch medizinische Maßnahmen noch aufrechterhalten werden können. Das Vorliegen eines Hirntodes gilt als gesichert, wenn die von Standesorganisationen hierfür aufgestellten Richtlinien (s. unten) erfüllt sind. Der nicht mehr rückgängig zu machende Ausfall des zentralen Nervensystems wird dabei dem Tod des Gesamtorganismus gleichgesetzt.

Hirntod (Kriterien):
a) Klinisch: Bewußtlosigkeit, Ausfall der Spontanatmung, lichtstarre, meist weite Pupillen, Fehlen von Reflexen, fehlende Schmerzreaktionen. Feststellung durch 2 unabhängige Ärzte.
b) Wiederholung nach 12–72 Stunden je nach Lebensalter und Grundschädigung.
Statt b) auch zulässig:
c) Nullinien-EEG über mindestens 30 min oder
d) fehlende evozierte Potentiale oder
e) Stillstand der Hirndurchblutung, nachgewiesen durch Ultraschalldoppler, Hirnszintigraphie oder röntgenologische Hirngefäßdarstellung.

Die Abgrenzung eines Hirntodes ist erforderlich, um nicht mehr sinnvolle Therapiemaßnahmen abbrechen und im Interesse von Lebenden Organtransplantationen vornehmen zu können. Dabei müssen bei Menschen, deren Organe ansonsten innerhalb kurzer Zeit dem biologischen Tod verfallen würden, lebenswichtige Funktionen wie Atmung und Herz-/Kreislauftätigkeit mit Hilfe der Intensivmedizin aufrechterhalten werden. Nur so verliert ein für einen fremden Menschen zur Organtransplantation vorgesehenes Organ seine Funktionsfähigkeit nicht.

Laien und selbst Ärzte können bei einem so „künstlich" am Leben gehaltenen Patienten, dessen Herz noch schlägt und dessen Brustkorb sich unter künstlicher Beatmung hebt und senkt, den Zustand des Hirntodes nicht ohne weiteres erkennen. Erst Methoden der High-tech-Medizin, z. B. das EEG-Gerät oder eine lange Beobachtungszeit (12–72 Stunden), ermöglichen eine Festlegung. Es ist daher verständlich, daß diese Konstruktion „Hirntod" bei aller Nützlichkeit zu Ängsten führen kann.

Sterbehilfe/Euthanasie

Die Begriffe Euthanasie und Sterbehilfe sind nicht eindeutig. *Euthanasie* bedeutet vom griechischen Wortbestandteil her würdiger und guter Tod. Nachdem der Begriff Euthanasie im III. Reich jedoch bei der Tötung eines von außen definierten „lebensunwerten" Lebens mißbraucht wurde, kann er in seiner ursprünglichen Bedeutung nicht mehr sinnvoll verwendet werden.

> Der Begriff **Sterbehilfe** meint Maßnahmen, die die Verkürzung eines nicht mehr menschenwürdigen Lebens zum Ziel haben. Oftmals wird hierunter auch **Sterbebegleitung** verstanden, d.h. menschlicher Zuspruch und seelsorgerische Hilfe angesichts eines nahenden Todes. Zur klaren Abgrenzung soll letzteres hier als Sterbebegleitung und nicht als Sterbehilfe bezeichnet werden.

- Unter *passiver Sterbehilfe* wird die Beendigung lebensverlängernder Maßnahmen verstanden, ohne daß eine aktive oder bewußte Tötung herbeigeführt wird. Hierunter fällt z. B. das Absetzen von Herzmedikamenten. Basale therapeutische Maßnahmen wie die Gabe von Flüssigkeit, Nahrung, schmerzlindernden Medikamenten werden jedoch weiterhin durchgeführt. Über die Durchführung von passiver Sterbe-

hilfe besteht eine weitgehende Übereinstimmung. Sie sollte
unheilbar Kranken gewährt werden, wenn sich der Tod absehen läßt und lebensverlängernde Maßnahmen entweder auf
Wunsch des Patienten selbst oder nach Einschätzung von
Ärzten und Angehörigen sinnlos geworden sind, d.h. diese
den Tod nur weiter hinauszögern würden.

● Ein seltener verwendeter Begriff ist *indirekte Sterbehilfe.* Man
versteht darunter, daß z.B. bei der Gabe morphinähnlicher
Präparate zur Schmerzlinderung ein dadurch infolge Atem-
lähmung früher eintretender Tod billigend in Kauf genommen
wird.

● *Aktive Sterbehilfe* bedeutet die bewußte Herbeiführung des
Todes. Graduelle Unterschiede bestehen darin, ob diese aus
Entscheidung des Arztes, der Gesellschaft oder des Individu-
ums (Beihilfe zur Selbsttötung) ausgeführt wird.

Während die aktive Sterbehilfe in der Bundesrepublik Deutschland strafrechtlich verfolgt wird, ergeben sich Lockerungsten-
denzen in anderen Ländern (z.B. Holland). Befürworter
machen geltend, daß es dem Selbstbestimmungsrecht des Menschen überlassen sein müsse, ob er im Endzustand eines schweren Leidens seinem Leben ein Ende setzen wolle, auch mit Hilfe
einer anderen, dann straffreien Person.

Die Durchführung aktiver Sterbehilfe steht in Widerspruch
zu grundliegenden ethischen Prinzipien, die das Verbot der
Tötung menschlichen Lebens zum Inhalt haben. Das Tötungs-
verbot ist auch Inhalt ärztlicher Standesregeln. Das Selbstbestimmungsrecht und die Machbarkeit menschlichen Lebens
haben individual- und sozialethisch ihre Grenzen. Unabhängig
vom Bestehen sittlicher Prinzipien würde die Institutionalisierung der aktiven Sterbehilfe eine scharfe soziale Verunsicherung
bedeuten. Es wäre angesichts einer zukünftig immer älter werdenden Bevölkerung, ein moralischer Druck denkbar, in eine
freiwillige Tötung („soziale Indikation") einzuwilligen.

Für Ärzte, Schwestern und Pfleger ist es wichtig zu wissen,
daß *Ruf nach Sterbehilfe häufig ein Ruf nach Hilfe* ist. Hierbei
können Einsamkeit, ein als sinnlos empfundenes Leben oder
Schmerzen die ausschlaggebenden Gründe sein. Sie müssen mit

menschlicher Zuwendung und z. B. Schmerzlinderung beantwortet werden. Bekanntermaßen bestehen auf beiden Ebenen
in der gesellschaftlichen Realität Defizite. Während das Problem auf der psychosozialen Ebene vielschichtig ist und u. a. mit
der oft inhumanen Einstellung unserer Gesellschaft zum alten
und kranken Menschen und zum Sterbenden zusammenhängt,
ist das Problem einer unvollständigen Schmerzlinderung lösbar.
Heutige schmerztherapeutische Verfahren geben dem Arzt die
Möglichkeit, nahezu jeden Schmerz ausreichend zu lindern.

Mittel der Manipulation
am Beispiel der Intensivmedizin

Bedeutung der Intensivmedizin für Individuum
und Gesellschaft

Die Intensivmedizin steht im Blickpunkt von Öffentlichkeit und
Medien. Gerade hier verdichten sich die Fortschritte der modernen Medizin und die Verunsicherung von Teilen der Bevölkerung angesichts der Manipulierbarkeit des Lebens.

Intensivtherapie ist gekennzeichnet durch eine lückenlose
Überwachung und intensivierte Therapie des kritisch Kranken,
d. h. des in seinen lebenswichtigen Funktionen (Vitalfunktionen) gestörten oder ernsthaft bedrohten Patienten. Mittels
High-tech-Medizin werden (im Idealfall für begrenzte Zeit) aus-
gefallene oder gestörte Körperfunktionen ersetzt:

- Kreislauffunktion,
- Atemtätigkeit und Gasaustausch über die Lunge,
- Stoffwechselregulation,
- Wasser-Elektrolyt- und Säure-Basen-Haushalt.

Die Intensivtherapie zieht v. a. durch Komponenten wie Wiederbelebung (Reanimation) und maschinelle Beatmung sowohl
Ängste als auch Hoffnungen der Bevölkerung auf sich.

Unsicherheit herrscht dabei in der Einschätzung der realen Zahlenverhältnisse der in der letzten Lebensphase auf einer Intensivstation Betreuten und Sterbenden. Im Wiesbadener Klinikum verstarben 1991 (1990) 811 (748) Patienten. Hiervon 264 (222) und damit 33 % bzw. 30 % auf einer Intensivstation. Daub berichtet von den Verhältnissen in Karlsruhe. Hier sind 1987 von 1211 Verstorbenen 112 (ca. 10 %) auf einer Intensivstation verstorben, nur 27 (2 %) unter den Bedingungen maximaler Intensivtherapie. Auch wenn gelegentlich von einem höheren Prozentsatz des Versterbens unter Intensivtherapie berichtet wird, so ist das Sterben unter maximaler Intensivtherapie doch eher Ausnahme als Regel.

Vorgehensweise bei Intensivtherapie

Der Beginn der Intensivtherapie eines Kranken erfolgt oft plötzlich *aufgrund einer lebensbedrohlichen Situation.* Ohne Zeitverzögerung muß eine maximale Therapie begonnen werden, soll nicht ein tödlicher oder das Leben schwer behindernder Ausgang eintreten. Aufgrund der Eilbedürftigkeit (eine Reanimation bei Herz/-Kreislaufstillstand muß innerhalb von wenigen Minuten begonnen werden, sollen nicht irreversible Hirnschäden zurückbleiben), kann eine sonst am Anfang aller medizinischen Maßnahmen stehende *Güterabwägung* oft nicht erfolgen. Auch eine Berücksichtigung des *Selbstbestimmungsrechts* des Patienten, eine Therapie z.B. wegen möglicher schwerer Nebenwirkungen ablehnen zu können, ist kaum möglich. Juristisch erfordert die „Garantenpflicht" unmittelbares Handeln.

Ob der Beginn einer Intensivtherapie sinnvoll war oder nicht, kann oft erst im nachhinein entschieden werden. Es muß dann festgelegt werden, ob eine Therapie fortgeführt oder beendet wird oder ob eine Zwischenlösung wie Zurücknahme der Therapie auf eine Basistherapie („nicht Verdursten, nicht Ersticken, keine Schmerzen, keine Angst") erfolgen soll. Möglicherweise auch die Festlegung darauf, daß bei erneutem Ausfall lebenswichtiger Funktionen keine Wiederbelebungsmaßnahmen eingeleitet werden (Abb. 1).

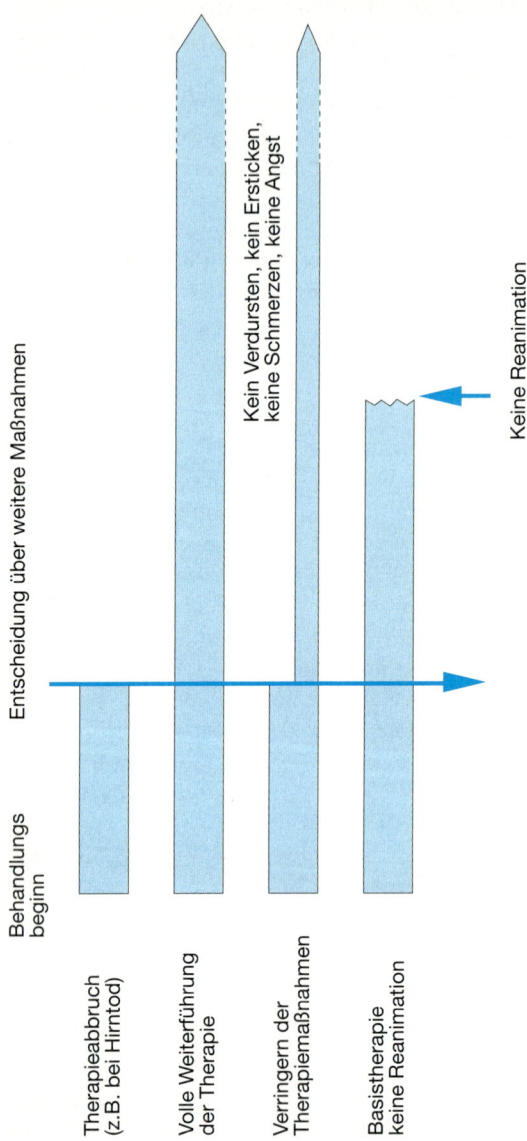

Abb. 1. Weiterführung einer begonnenen Intensivtherapie

Als Grundlage dieser Entscheidung muß eine Güterabwägung durchgeführt werden. Über rein quantitative Aspekte des Überlebens hinaus müssen qualitative Aspekte der Lebensqualität Berücksichtigung finden. Kritisch gewertet werden muß dabei der v. a. in der Vergangenheit vorherrschende Grundgedanke, daß Lebensverlängerung das höchste Ziel sei. Ein mögliches Überleben durch medizinische Maßnahmen sollte ein voraussichtlich sinnvolles Weiterleben beinhalten. Ansonsten kann, durch Verzicht auf maximale therapeutische Maßnahmen, auch ein gutes Sterben Therapieziel sein.

Therapieziele Intensivmedizin
- quantitativer Aspekt: Überleben.
- qualitativer Aspekt: Überleben bei voraussichtlich sinnvollem Leben, sonst gutes Sterben.

Für die Abschätzung der Erfolgsaussichten stehen dem Arzt Erfahrungsdaten in Form von Bewertungsskalen, sog. *Scores,* zur Verfügung. Dabei handelt es sich um eine Verdichtung von statistischen Daten, die z. B. ungünstige Faktoren (hohes Alter, Multiorganversagen, vorausgegangene Wiederbelebung, Koma) auflisten und für diese allein oder ihre Kombination prognostische Aussagen machen.

Allerdings liefern diese Scores nur *grobe* Anhaltspunkte für die Überlebenswahrscheinlichkeit eines Patienten. Zum einen muß der behandelnde Arzt diese Anhaltspunkte mit seinen eigenen ärztlichen Erfahrungen und dem Einzelfall korrelieren und zum anderen eine Restunsicherheit in Kauf nehmen.

Für die Anweisung, im Falle einer erneuten Verschlechterung der Situation keine Wiederbelebungsversuche zu unternehmen, gibt es nach Tomlinson 3 Gründe:

- Die Maßnahme wäre angesichts der Erkrankung sowieso von vornherein aussichtslos,
- die Lebensqualität nach einer Reanimation wäre stark reduziert und
- die Lebensqualität ist bereits vorher stark eingeschränkt.

Während die Entscheidung zum Therapieabbruch bei Hirntod klar definiert ist, ist die Situation bei schwerster Hirnschädigung mit nur minimaler Restfunktion (z. B. apallisches Syndrom) äußerst schwierig. Einem Rechtsverständnis, daß in dieser Situation kein Therapieabbruch erfolgen dürfe, stehen oft entschiedene Widerstände der Angehörigen und auch gerichtliche Einzelfallentscheidung gegenüber, die einen Therapieabbruch bei lange im Koma liegenden Patienten zulassen.

Ärztliche Fürsorgepflicht und Selbstbestimmungsrecht des Patienten

Ähnlich wie die Entscheidung für den Beginn einer Intensivtherapie in der Regel nicht in Absprache mit dem Patienten erfolgen kann, ist dies auch für das weitere Vorgehen (Weiterführung, Abbruch, Therapiereduktion) oft nicht möglich. Der Arzt muß sich bei seiner Entscheidung v. a. auf die Prognose und den mutmaßlichen Willen des Patienten stützen.

Besonders schwierig stellt sich die Situation dar, wenn der Arzt eine Entscheidung gegen einen vorher erklärten Willen des Patienten treffen muß. Dies ist häufig der Fall bei Selbstmordversuchen z. B. jugendlicher Patienten. Hier werden tagtäglich auf Intensiv- und Aufnahmestationen Entgiftungsmaßnahmen durchgeführt, bei denen sich der Arzt auf seinen Bewahrungsauftrag und ergänzend einen von ihm zu interpretierenden derzeitig mutmaßlichen Willen des Patienten stützen muß. Andernfalls greifenden Vorschriften liegt die Rechtssprechung des Bundesgerichtshofes zugrunde, nach der aufgrund des § 323 c Strafgesetzbuch für jeden und insbesondere für den Arzt eine Rechtspflicht zur Rettung besteht. Dem entgegen stehen juristische Veröffentlichungen, die diese Rechtssprechung weitgehend ablehnen, da sie die freie Willensentscheidung des Betroffenen mißachte. Letztere Überlegung ging in einen Alternativentwurf eines Gesetzes über Sterbehilfe ein (Arbeitskreis von Professoren des Strafrechts und der Medizin, 1986).

Um angesichts eines unheilbaren Leidens nicht wiederbelebt zu werden, tragen manche Menschen eine schriftliche Verfügung („Patiententestament"; nach Uhlenbruck) bei sich, in denen solche Maßnahmen den Ärzten untersagt werden (s. unten). Je

mehr die Prognose des Arztes und des die Verfügung schreiben-
den Patienten übereinstimmt und je kürzer die Verfügung des
Patienten zurückliegt, um so mehr wird der Arzt diese Willensäußerung respektieren. Trotz Vorliegen eines Patiententesta-
ments können sich Konfliktsituationen in der Praxis derart ergeben, daß der Arzt bei anderer Einschätzung der Prognose aufgrund seines Bewahrungsauftrages intensivtherapeutische Maßnahmen vornehmen muß.
Patiententestament (Auszug; nach Uhlenbruck 1978):

IV. Unabhänging von vorstehender Ermächtigung Dritter, zu dringend
indizierten ärztlichen Eingriffen im Falle meiner Bewußtlosigkeit oder
Bewußtseinstrübung für mich die notwendige Zustimmung zu erteilen,
erkläre ich in voller Kenntnis der medizinischen Situation und rechtlichen Bedeutung einer solchen Erklärung, daß ich im Falle irreversibler
Bewußtlosigkeit, wahrscheinlicher schwerer Dauerschädigung des
Gehirns (Decerebration) oder des dauernden Ausfalls lebenswichtiger
Funktionen meines Körpers oder bei infauster Prognose hinsichtlich meiner Erkrankung mit einer Intensivtherapie oder Reanimation nicht einverstanden bin. Für den Fall, daß durch eine solche ärztliche Maßnahme
nicht mehr erreicht werden kann als eine Verlängerung des Sterbevor-
ganges oder eine Verlängerung des Leidens, verweigere ich hiermit ausdrücklich die Zustimmung zu irgendwie gearteten ärztlichen Eingriffen,
zumal wenn sie mit erheblichen Schmerzen verbunden sind.

V. Sollten Diagnose und Prognose von mindestens zwei Ärzten ungeach-
tet der Möglichkeit einer Fehldiagnose ergeben, daß meine Krankheit
zum Tode führen und mir nach aller Voraussicht große Schmerzen bereiten wird, so bitte ich, von weiteren Medikationen sowie technischen
Maßnahmen wie z. B. künstliche Beatmung, Sauerstoffzufuhr, Bluttransfusionen, Hämodialyse, künstlicher Ernährung und so weiter abzusehen.
Ich wünsche keine ärztlichen Maßnahmen, die zu einer unnatürlichen Verlängerung des Lebens führen. Vor allem lehne ich ein Leben mit der
Maschine ab wie zum Beispiel mit einem künstlichen oder transplantierten Herz oder einer transplantierten Niere. Auch wünsche ich keine
Hemikorporektomie. Sollte ich eine Hirnverletzung oder Gehirnerkran-
kung haben, die meine normalen geistigen Funktionen schwerwiegend
und irreparabel geschädigt hat, so bitte ich um Einstellung der Therapie,
sobald durch mindestens zwei Ärzte festgestellt wird, daß ich künftig nicht
mehr in der Lage sein werde, ein menschenwürdiges Dasein zu führen.

VI. Vorstehende Erklärungen stellen keinen allgemeinen Verzicht auf
eine Therapie dar. Sie beschränken vielmehr meine Einwilligung in die
ärztliche Heilbehandlung auf eine Linderung von Leiden und Beschwerden für den Fall, daß ein Hinausschieben des Todes für mich eine nicht

zumutbare Verlängerung des Leidens bedeuten würde und das Grundlei-
den mit infauster Prognose einen irreversiblen Verlauf genommen hat.
Ich bin mir bewußt, daß es ein gesetzlich anerkanntes Recht auf einen
aktiv herbeigeführten Tod nicht gibt, auch wenn die nur passive Sterbehilfe zu einem qualvollen Leidensdasein führen sollte. Wenn ich die
Ärzte bitte, daß Recht auf einen mir gemäßen Tod zu achten, so heißt
das nicht, daß ich damit die ärztliche Hilfe und Behandlung in der Form
ausreichender Medikation und Leidensminderung ablehne. Vielmehr
setze ich mein Vertrauen in eine vom Arzt anzuordnende schmerzlin-
dernde Medikation, auch wenn sie zur Bewußtseinsausschaltung oder
wegen ihrer – vom Arzt nicht beabsichtigten – Nebenwirkungen zu
einem früheren Ableben führen sollte.

VII. Zur Entlastung meiner behandelnden Ärzte weise ich darauf hin,
daß auch in der juristischen Literatur überwiegend die Sterbehilfe durch
Einstellung der Intensivbehandlung oder durch das Abstellen des Atem-
gerätes bei irreversibler Bewußtlosigkeit oder Decerebration für zulässig
gehalten wird.

VIII. Ich verzichte durch meine Unterschrift ausdrücklich auf eine
besondere ärztliche Aufklärung über meinen Zustand und die Herbeiführung einer besonderen Einwilligung. Etwas anderes soll nur dann gelten, wenn Anhaltspunkte dafür bestehen, daß ich die vorstehend nieder-
gelegte Erklärung auf Grund eingehender ärztlicher Aufklärung wider-
rufen würde.

IX. Zur eigenen Absicherung sei meinen Ärzten empfohlen, diesen
Patientenbrief zu den Krankenunterlagen zu nehmen und im Kranken-
blatt zu vermerken, daß eine Intensivtherapie oder Reanimation angesichts des Befundes nur noch der nutzlosen Sterbensverlängerung
gedient hätte.

Arzt und Intensivmedizin

Die Frage, ob die Medizin tun dürfe, was sie könne, stellt sich
am schärfsten angesichts intensivmedizinischer Maßnahmen.
Hier schiebt der Arzt die als natürlich empfundene Grenzen des
Lebens hinaus und macht sich dadurch nach Ansicht von Kriti-
kern zum „Herrn über Leben und Tod". Wenn auch die Tatsache
allein, daß dies möglich ist, schon Verunsicherung schaffen
kann, so bezieht sich die Kritik oft darauf, daß der Arzt nicht
das richtige Maß habe.

Hierbei wird der akut die Entscheidung treffende Arzt von
Pflegepersonen, Angehörigen, der Öffentlichkeit, auch von

nicht beteiligten Kollegen kritisiert. Daß eine Entscheidung für die Weiterführung einer maximalen Therapie nicht selten als falsch angesehen wird, liegt sicherlich in manchen Fällen an Angst von *juristischen Konsequenzen* (Defensivmedizin), *mangelnder Erfahrung* oder gar *autoritären Strukturen* (Furcht, vom Chefarzt getadelt zu werden). Gar von ethischem Neutralismus (es wird getan, was technisch möglich ist) ist hier manchmal die Rede. Allerdings ergibt sich die Tatsache, daß die maximale Intensivtherapie manchmal als falsch angesehen wird, angesichts einer selten hinreichend sicheren Prognose oft bereits aus der Natur der Sache. Denn wenn auch zur Diskussion steht, ob Leben um jeden Preis erhalten werden müsse, so ist unzweifelhaft, daß bei Zweifeln an der Prognose auf jeden Fall alles menschen- und medizinisch mögliche getan werden muß.

Therapieentscheidungen des Arztes, die nicht nur eine Prognose bezogen auf das Überleben, sondern in Hinblick auf die zu erwartende Lebensqualität abgeben sollen, sind ungleich schwerer. Zwar kann bei einem schon vorher Kranken das Leben vor der Verschlimmerung als Bezugspunkt genommen werden. Aber selbst wenn hier z. B. aufgrund persönlichen Kennens des Patienten oder einer eindeutigen Aussage von Angehörigen eine Orientierung möglich ist, läßt sich die vermeintliche Lebensqualität nicht eindeutig definieren. Hängt sie doch nicht unwesentlich von Bewältigungsmechanismen des Patienten ab, die selten genauer bekannt sind, erst nach Eintritt der Erkrankung ihre Aktivierung erfahren können und vom individuellen Sinngebungskonzept des Einzelnen und seiner bisherigen Lebenserfahrung abhängen.

Patient und Intensivmedizin

Eines der Hauptprobleme der Intensivtherapie liegt darin, daß die Sterblichkeit während der Intensivtherapie bzw. bei Einbeziehung der nachfolgenden Zeit auf einer Normalstation hoch ist (Abb. 2). Der personelle, technisch-therapeutische und damit ökonomische Aufwand ist enorm. Der Intensivtherapie haftet eine große Aggressivität an, d.h. jede Maßnahme birgt

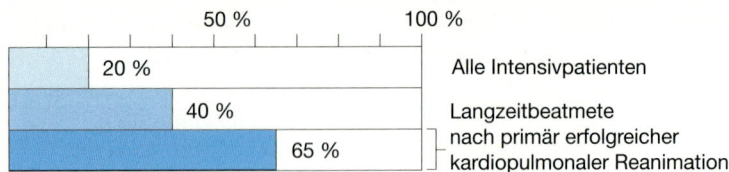

Abb. 2. Sterblichkeitsrate (Letalität) unter Intensivtherapie

ein hohes Maß an möglichen Nebenwirkungen und kann auch ängstigende Erlebnisse hervorrufen.

So berichtet knapp die Hälfte beatmeter Patienten über Erlebnisse von Angst und Furcht. Andererseits sehen Patienten nach Überleben der Intensivstation die durchgeführte Therapie überwiegend als positiv an. Patienten selbst beruhigt die Möglichkeit der Intensivtherapie offensichtlich, während Angehörige oder nicht betroffene Gesunde häufig von einer Bedrohung durch die Intensivtherapie sprechen.

Langzeitüberlebende nach Intensivtherapie scheinen in ihrer Mehrzahl ein gutes Leben zu führen (Abb. 3). So berichten über 2/3 der 1–2 Jahre nach Beendigung einer Intensivtherapie Befragten über eine im Vergleich zur Situation vor der Therapie vergleichbare Lebensqualität bzw. darüber, daß sie sich, auch bei Wahl eines umfassenden Gesundheitsbegriffes psychischen, physischen und sozialen Wohlbefindes, nicht beeinträchtigt fühlen.

Therapeutisches Team und Intensivmedizin

Im Alltag der Intensivstation treten konzentriert auch die Probleme auf, die Angehörige von Gesundheitsberufen bei der Anwendung moderner Medizin haben. Das therapeutische Team aus Ärzten und Pflegekräften wird hier auf seine Bewährungsprobe gestellt.

Zum einen muß das Team bei dem in seinen lebenswichtigen Funktionen bedrohten Patienten ständig einsatz- und reanimationsbereit sein. Häufig erforderliche Wiederbelebungen, Elek-

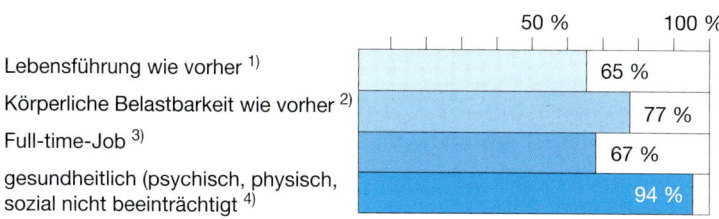

50 %   100 %

Lebensführung wie vorher [1]

Körperliche Belastbarkeit wie vorher [2]

Full-time-Job [3]

gesundheitlich (psychisch, physisch, sozial nicht beeinträchtigt [4]

65 %

77 %

67 %

94 %

[1] Bams u. Miranda 1985   [2] Jacobs et al. 1988   [3] Goldstein et al. 1986
[4] Sage et al. 1986

Abb. 3. Lebensqualität Überlebender 1–2 Jahre nach Intensivtherapie

troschockbehandlungen (z. B. bei Kammerflimmern nach Herzinfarkt) und andere Intensivmaßnahmen erfordern Schnelligkeit, ein hohes Maß an Konzentration und Teamarbeit.

Über die *physischen Belastungen* hinaus ergeben sich hohe *psychische Belastungen*. Dies steht nicht selten in Zusammenhang damit, daß Patienten mit extrem schlechter Prognose mit vollem Einsatz betreut werden müssen oder schon vermutlich hirntote Personen gepflegt werden, bis die absichernden diagnostischen Prozeduren abgeschlossen sind oder eine Organentnahme stattfinden kann.

Von Schwestern und Pflegern einer Intensivstation wird es angesichts ihres engen Kontakts mit dem Patienten oftmals als Defizit empfunden, in Therapieentscheidungen nur begrenzt einbezogen zu werden. Eine möglichst intensive Einbindung von Pflegenden und Angehörigen wird auch von Ärzten für erforderlich gehalten. Die Kenntnisse der betreuenden Schwester z. B. über Ängste des Patienten oder der Angehörigen über seine Einstellung zu Krankheit und Tod sind wichtige Entscheidungsgrundlagen. Allerdings können Entscheidungen z. B. über einen Therapieabbruch nicht auf einem mehrheitlichen Abstimmungsergebnis wechselnd zusammengesetzter therapeutischer Teams oder Angehörigengruppierungen basieren. Sie müssen angesichts des an den Arzt gerichteten Behandlungsauftrags und der eindeutigen Rechtsprechung hierzu von ihm verantwortet werden.

Die so letztlich vom Arzt zu treffende Therapieentscheidung fällt angesichts oft nicht sicherer Prognose häufig zugunsten einer maximalen Therapie aus. Dies kann manchmal nicht von allen am Krankenbett Tätigen nachvollzogen werden. Selten können sich Pflegende dabei von der Pflege bestimmter Patienten freistellen lassen, wie dies in der Praxis einige Schwestern bei der Pflege des „Erlanger Baby" taten, eines Embryos im Bauch einer hirntoten Mutter auf einer Erlanger Intensivstation 1992.

Ein persönlicher Kontakt zu Intensivpatienten ist häufig nur über ganz kurze Zeit möglich. Werden doch wieder bewußtseinsklare Patienten relativ schnell auf eine Allgemeinstation verlegt.

Zusammenfassung

An der Intensivmedizin verdichten sich Hoffnungen von Patienten auf Überleben aber auch Ängste der Bevölkerung vor einer übermäßigen Manipulierbarkeit menschlichen Lebens.

Der Aufwand und die Sterblichkeit auf einer Intensivstation ist hoch. Für viele Patienten in sonst aussichtsloser Situation bedeutet Intensivtherapie jedoch die Chance zu überleben.

Angesichts lebensbedrohlicher Zustände müssen intensivmedizinische Maßnahmen oft ohne Zeitverzug und ohne letzte Sicherheit über ihren Sinn begonnen werden. Erst später erfolgt in solchen Fällen eine Güterabwägung und eine Entscheidung über Weiterführung oder Abbruch maximaler Intensivtherapie. Ein vollständiger Abbruch der Intensivtherapie ist allerdings nur beim Hirntod zulässig.

Die Selbstbestimmung des Patienten wird weitgehend durch eine aus der Fürsorgepflicht hergeleitete Entscheidung des Arztes ersetzt. Um einer maximalen Therapie bei geringen Erfolgsaussichten zu entgehen, erstellen manche Patienten ein sog. Patiententestament. Dies gibt dem Arzt

Hinweise auf den mußmaßlichen Willen eines Bewußtlosen, ist jedoch angesichts der Verpflichtung des Arztes, Leben zu erhalten, nicht allein für sich schon bindend.
Da angesichts häufig nicht sicherer Prognose in Zweifelsfällen eher übertherapiert wird, nimmt hier eine Reihe von Problemen für den Arzt und das Pflegepersonal ihren Ausgang und entzünden sich daran Diskussionen in der Öffentlichkeit.

Organtransplantation

Aktuelle Situation der Organtransplantation

Die Organtransplantation ist einer der Brennpunkte der modernen Medizin. An ihr verschärfen sich exemplarisch ethische Fragestellungen der High-tech-Medizin.

Unter **Organtransplantation** vesteht man die Übertragung von Organen von einem Organismus auf einen anderen oder (seltener) innerhalb eines Organismus selbst. Dabei werden überwiegend Organe eines toten Spenders auf einen lebenden Empfänger übertragen. Die Organentnahme bei einem lebenden Spender, z. B. die Spende der Hälfte eines paarig vorhandenen Organs wie der Niere, innerhalb eines engen Verwandtschaftsverhältnisses ist selten.

Die Übertragung innerhalb des eigenen Körpers *(autologe Transplantation)* bedarf kaum ethischer Überlegung. Diskussionsbedarf besteht hingegen für die Übertragung von Mensch zu Mensch *(homologe Transplantation)* oder bei einer Übertragung vom Tier auf den Menschen *(heterologe Transplantation)*. Zahlenmäßig überwiegen die Transplantationen von Mensch zu Mensch bei weitem.

In der Bundesrepublik Deutschland wurden 1992 2092 Nierentransplantationen, 516 Herztransplantationen und 502 Lebertransplantationen durchgeführt. Gegenüber dem Jahr 1985 hat sich damit die Gesamtzahl der Organtransplantationen etwa verdoppelt (Abb. 4). Seltener durchgeführte Organtransplantationen sind die Übertragung von Bauchspeicheldrüse und

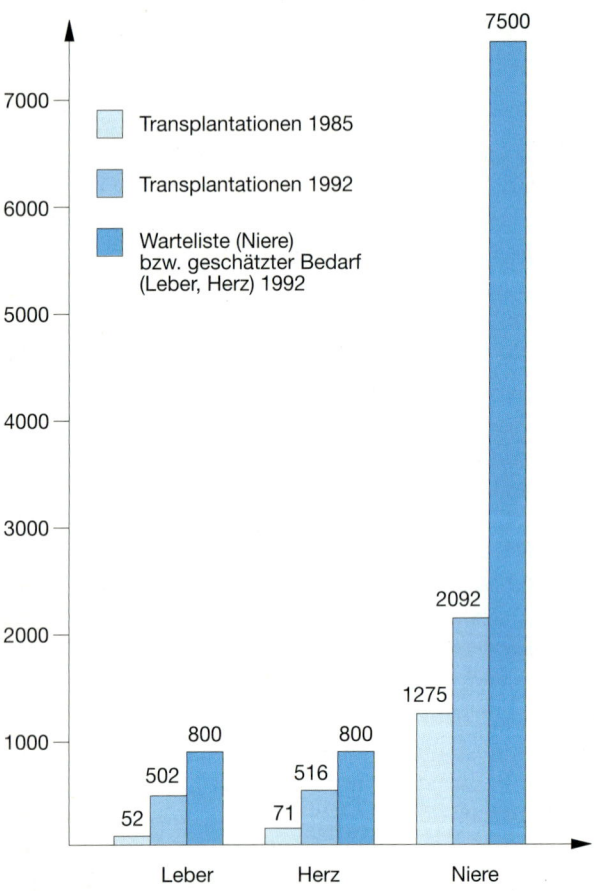

Abb. 4. Die häufigsten in der Bundesrepublik Deutschland durchgeführten Transplantationen im Vergleich

Lunge. Die häufigsten Gewebstransplantationen – im Unterschied zur Organtransplantation werden hierbei nur Organteile übertragen – sind die von Hornhaut und Knochenmark.

Während in der Bundesrepublik Deutschland jedem Patieten mit einer chronischen Nierenfunktionsschwäche (Niereninsuffizienz) eine künstliche Niere (Dialysebehandlung) zur Verfügung steht, besteht bei der Zahl der notwendigen Organtransplantationen ein deutliches Defizit. Die Zahl der durchgeführten und die Zahl der eigentlich benötigten Transplantationen sind in Abb. 4 gegenübergestellt.

Die Differenz zwischen Bedarf und tatsächlich durchgeführten Transplantationen nimmt nicht ab sondern zu. Hierfür verantwortlich ist in erster Linie die Tatsache, daß, insbesondere bei Nierentransplantationen, die Zahl der Patienten, die ein fremdes Organ benötigen, stetig wächst. Dem gegenüber steigen die Transplantationszahlen nicht und sinken seit 1991 wegen des Organmangels sogar ab.

Medizinisch-ethische Probleme bei der Organtransplantation

Die medizinisch-ethischen Probleme bei Organtransplantationen resultieren in erster Linie aus

- dem Interessenkonflikt Menschenwürde und Recht am eigenem Körper einerseits und Hilfe bzw. Lebensrettung für einen Mitmenschen andererseits,
- dem in der Praxis resultierenden Mangel an Spenderorganen (Einverständnisproblematik) und hieraus dem Problem der Verteilung,
- der Kombination eines hohen medizinisch-technischen und medikamentösen Aufwands sowie hoher Risiken bei einer Arzneimittelbehandlung und einem nur beschränkten Therapieerfolg.

Mangel an Spenderorgangen

Der bestehende Mangel an zur Verfügung stehenden Organen ist eines der gravierendsten Probleme bei der Organtransplantation.

Primär läßt sich dieses Defizit mit dem *mangelnden Einverständnis* der Bevölkerung erklären, im Falle des eigenen Todes als Organspender zur Verfügung zu stehen. Sind die gesetzlichen Regelungen bei uns doch so, daß das Einverständnis des Verstorbenen selbst (z. B. Organspenderpaß) oder seiner nächsten Angehörigen vorliegen muß. Dem stehen in vielen anderen Ländern Regelungen gegenüber, die eine Organentnahme beim Tod schon dann erlauben, wenn kein ausdrücklicher Widerspruch vorliegt.

Die Zurückhaltung oder gar Angst in der Bevölkerung hängt z. T. sicherlich damit zusammen, daß geargwöhnt wird, man sei im Einverständnisfall noch nicht wirklich tot, wenn es zur Organentnahme komme. Kulturell religiöse Gründe und der Wunsch nach Unversehrtheit auch im Tod können ebenfalls ursächlich eine Rolle spielen.

Voraussetzung der Organentnahme und ganz entscheidendes Problem für Mediziner und Laien ist die *Feststellung des Hirntodes*. So sehr Definition und Kriterien des Hirntodes von Medizinern, Ethikern und auch den Kirchen akzeptiert werden, so sehr scheint er ein Angstpotential in sich zu bergen. Handelt es sich doch um eine nur bei hohen medizinischen Kenntnissen verständlichen Zustand, der sich der Erkenntnis durch Augenschein entzieht. Einer möglichen Pflichtenkollision bei behandelnden Ärzten und der Diagnoseunsicherheit bauen Standesregeln und klar definierte und offengelegte Verhaltensregeln zwischen den europäischen Transplantationszentren vor.

In der Praxis wird bei gewünschter Organentnahme folgendermaßen verfahren: Falls nicht zu Lebzeiten des potentiellen Spenders eine Erklärung unterschrieben wurde (Organspenderausweis) werden vor den behandelnden Ärzten nach zweifelsfreier Feststellung des Hirntodes die Angehörigen befragt. Entscheidend ist dabei der über die Angehörigen erfragte mutmaßliche Wille des Verstorbenen. Im Extremfall kann auch ohne

Einverständnis der Angehörigen eine Güterabwägung zwischen den Postulaten Lebenserhaltung (Empfänger) und Unversehrtheit des Körpers (Toter) durchgeführt werden. Zu letzterem Verfahren wird in der Praxis allerdings nur in Ausnahmefällen gegriffen, wenn keine Angehörigen vorhanden und eine anderslautende Willensäußerung des Verstorbenen nicht bekannt ist. Eine gesetzliche Regelung (Transplantationsgesetz) ist in der Bundesrepublik überfällig.

Paarige Organe von Lebendspendern (z. B. Nieren) werden entsprechend getroffener Absprachen zwischen den Transplantationszentren nur von engen Angehörigen transplantiert, wenn feststeht, daß der Entscheidung völlige Freiwilligkeit vorausgeht. Nicht akzeptiert werden bei uns bezahlte Nierenspender. Dieses Prinzip wird allerdings nicht weltweit eingehalten.

Verteilungsproblem als Folge des Organmangels

Ein Folgeproblem des Mangels an Spenderorganen ist das Verteilungsproblem.

Wesentlich sind bei der Organzuteilung objektiv nachvollziehbare, ethisch und sozial abgesicherte Kriterien, die der Öffentlichkeit bekannt gegeben werden müssen. Als solche gelten derzeit:

● Dringlichkeit,
● Erfolgsaussicht,
● verstrichene Wartezeit.

Hierbei steht bei der Transplantation von Leber und Herz die *Dringlichkeit* als Bemessungskriterium an erster Stelle, da ein Patient bei nicht möglicher Transplantation verstirbt. Bei der Nierentransplantation, deren verzögerte Durchführung meist durch Dialyse überbrückt werden kann, steht zur Verhinderung der Abstoßung das Kriterium „Erfolgsaussicht" im Vordergrund. Hierunter wird nach derzeit im deutschsprachigen Raum angewandten Kritierien eine weitgehende Übereinstimmung im HLA-System (das angestrebte „full house" bedeutet Übereinstimmung in Locus A, B und DR dieses an weißen Blutkörper-

chen bestimmbaren Systems) sowie eine nicht pathologisch aus-
fallende direkte Gewebsverträglichkeitsprüfung (T-Zell-„cross-
match") verstanden.

Zur Sicherstellung einer einerseits effektiven, andererseits
sozial gerechten Verteilung nach objektiven und für alle geltenden Kriterien sind internationale Organisationszentralen einge-
richtet worden. Diese Funktion erfüllt für die Bundesrepublik
Deutschland, die Benelux-Staaten und Österreich die Trans-
plantationszentrale „Eurotransplant" im holländischen Leiden
nahe Amsterdam.

Die erforderliche Transparenz innerhalb der Eurotransplant
angeschlossenen Länder wird gewährleistet durch eine mittels
Computerverbindung mögliche gegenseitige Einsichtnahme in
die bei Eurotransplant und in einzelnen Transplantationszentren
gespeicherten Daten. Die Warteliste von Hannover und München kann so z. B. von Mainz aus abgerufen werden, ebenso bei
Eurotransplant gespeicherte Daten von Hamburg oder Berlin
aus.

Rechtfertigung eines hohen Aufwands angesichts fehlender Alternativen

Der Aufwand für eine Organtransplantation ist hoch. Es müssen
u. a. belastende Operationsverfahren und nachfolgende neben-
wirkungsreiche medikamentöse Therapien zur Verhinderung der
Transplantatabstoßung durchgeführt werden.

Ähnlich wie bei der Tumorbehandlung hat der hohe Aufwand
allerdings seine Rechtfertigung im *Fehlen tragfähiger Alternativen.* Führen die durch Transplantationen behandelten Krankheiten doch sonst unweigerlich zum Tod (ausbehandeltes Herzlei-
den, Leberzirrhose) oder gehen mit einer erheblichen Reduktion der Lebensqualität einher (z. B. Niereninsuffizienz mit drei-
mal wöchentlicher Dialyse).

Die individuelle Bereitschaft zur Inkaufnahme aufwendiger
und riskanter therapeutischer Strategien nach oft jahrelangen
Wartezeiten ergibt sich aus dem Leidensdruck und sonst fehlenden Behandlungsmöglichkeiten bzw. deutlich reduzierter

Lebensqualität. Bedeutet doch eine Nierentransplantation einen wesentlichen Zuwachs an Lebensfreude (z. B. Essen und Trinken nicht mehr eingeschränkt) und statt Anbindung an eine Maschine Mobilität (z. B. die Freiheit, in Urlaub zu fahren). Bei einer 1-Jahresfunktionsrate einer Transplantatniere von derzeit ca. 85 % und einer 5-Jahresfunktionsrate von ca. 65 % entspricht die individuell nicht vorhersehbare Transplantatabstoßung aber einem über dem Kopf hängenden Damoklesschwert. Bei einer Zweittransplantation verschlechtern sich die Chancen aufgrund von Antikörperbildung.

Ethische Konfliktsituationen bei der Organtransplantation

Die Praxis der Organtransplantation ist über die genannten Problemstellungen hinaus konfliktträchtig hinsichtlich einer Reihe in der Vergangenheit und heute relevanter ethischer Postulate. Genannt seien beispielhaft die *Menschwürde,* die *nicht erwünschte Verstümmelung* und das *Selbstbestimmungsrecht* des Menschen. Die Bandbreite weiterer Konfliktsituationen soll an zwei Sonderfällen dargestellt werden.

Es ist verlangt worden, ohne Großhirn zur Welt kommende Säuglinge (Anenzephale) für eine Organtransplantation verfügbar zu haben. Hierbei steht bei aller Verständlichkeit für das Rechtsgut Leben bei einem sonst vielleicht nicht überlebenden Menschen das Lebensrecht des trotz fehlender Großhirnanteile lebenden Säuglings im Vordergrund. Auch hier müssen die üblichen Kriterien des Hirntodes Anwendung finden.

Ethische Konflikte, die allerdings nicht von allen geteilt werden, können sich auch daraus ergeben, daß zunehmend in der experimentellen und beginnenden klinischen Therapie bestimmte Hirnkrankheiten wie der Morbus Parkinson durch Einpflanzung embryonalen Gehirngewebes gebessert werden können. Embryonale Zellen werden offenbar immunologisch nicht als fremd erkannt und dadurch nicht abgestoßen. Sie übernehmen sogar stellvertretend Stoffwechselleistungen des geschädigten Gehirns.

Das ethische Problem ergibt sich aus der Tatsache, daß es sich um *embryonales Zellmaterial handelt, das aus Schwangerschafts-abbrüchen stammt.* Es ist in Extremfällen die Gefahr nicht von der Hand zu weisen, daß Schwangerschaftsabbrüche regelrecht zum Zweck der Gewebsgewinnung durchgeführt werden. Ein weiteres ethisches Problem ist die Tatsache, daß die Einpflanzung fetaler Gehirnanteile die Persönlichkeitsstrukturen des entsprechenden Menschen verändern könnte. Wird doch das Gehirn allgemein als Sitz der Persönlichkeit angesehen.

Zusammenfassung

Zusammenfassend sind bei der Organtransplantation operativ-technische Probleme schon gelöst oder nicht mehr unlösbar. Der hohe Aufwand und die möglichen Nebenwirkungen der nachfolgenden medikamentösen Therapie werden aufgrund des hohen Leidensdrucks und der fehlenden Alternativen akzeptiert. Der medizinische Fortschritt ist unbestreitbar, hat aber auf dem Sektor Organtransplantation eine anhaltende Diskussion um ethische Werte und gesellschaftliche Prioritäten in Gang gesetzt.

Es gilt in konkreten Einzelfallentscheidungen eine Güterabwägung durchzuführen und u.a.

- die Selbstbestimmung und die Menschwürde,
- das Ziel der Lebensrettung oder die Verbesserung einer nachhaltig gestörten Lebensqualität und
- die soziale Gerechtigkeit und Verträglichkeit

in Einklang zu bringen.

Literatur

Arbeitskreis (Professoren des Strafrechts der Medizin sowie ihre Mitarbeiter (1986) Alternativentwurf eines Gesetzes über Sterbehilfe. Thieme, Stuttgart New-York

Bams JL, Miranda DR (1985) Outcome and costs of intensive care. Intensive Care Med II: 234–241

Bedell SE, Delbanco TL, Cook EF, Epstein FH (1984) Survival after cardiopulmonary rescitation in the hospital. N engl J Med 310: 1089–1093

Bergdom-Engberg L, Haljamäe H (1989) Assessment of patients experience of discomforts during respirator therapy. Crit Care Med 17: 1068–1072

Bron B (1986) Ethische und juristische Aspekte des Suizidproblems. Fortschr Neurol Psychiatry 54: 232–239

Daub D (1989) Sterben im Zeitalter der Apparatemedizin. In: Matouschek KE (Hrsg) Arzt und Tod, Schattauer, Stuttgart, S 137–145

Detsky AS, Stricker SC, Mulley AG, Thibault GE (1981) Prognosis, survival, and the expenditure of hospital resources for patients in an intensive-care unit. N Eng J Med 305: 667–672

French Multicenter Group of ICU Research (1989) Factors related to outcome in intensive care: French multicenter study. Crit Care Med 17: 305–308

George AL, Folk BP, Crecelius PL, Barton Campell W (1989) Pre-arrest morbidity and other correlates of survival after in-hospital cardiopulmonary arrest. Am J Med 87: 28–34

Goldstein RL, Campion EW, Thibault GE et al. (1986) Functional outcomes following medical intensive care. Crit Care Med 14: 783–788

Jacobs CJ, Vliet JA van der, Roozendaal MT van, Linden CJ van der (1988) Mortality and quality of life after intensive care for critical illness. Intensive Care Med 14: 217–220

Pilz G, Werdan K (1989) Scoresysteme in der Intensivmedizin. Internist 30: 82–87

Sage WM, Rosenthal MH, Silverman JF (1986) Is intensive care worth it? An assessment of input and outcome for the critically ill: Crit Care Med 14: 777–782

Schreiber HL (1990) Rechtliche Aspekte der „Lebensqualität". In: Schölmerich P, Thews G (Hrsg) „Lebensqualität" als Bewertungskriterium in der Medizin. Fischer, Stuttgart New-York, S 247–256

Schuster HP (1988) Scoresysteme optimieren die Intensivmedizin. Med Klin 83: 6–70

Schuster HP (1990) „Lebensqualität" als Bewertungskriterium in der Intensivmedizin. In: Schölmerich P, Thews G (Hrsg) „Lebensqualität" als Bewertungskriterium in der Medizin. Fischer, Stuttgart New-York, S 193–212

Schuster HP (1991) Intensivtherapie im Alter. Med Klin 869: 473–481

Sitzmann A (1986) Intensivtherapie im Alter. Inaug.-Diss., Universität Erlangen-Nürnberg

Sporken P (1988) Ethische Aspekte therapeutischer Grenzsituationen in der Intensivpflege. Chirurg. 59: 577–581

Starr RJ, Pearlman RA, Uhlmann RF (1986) Quality of life an resuscitation decisions in elderly patients. J Gen Int Med I: 373–379

Tomlinson T, Brody H (1988) Ethics and communication in do-not-resuscitate orders. N Engl J Med 318: 43–46

Uhlenbruck W (1978) Der Patientenbrief – die privatautonome Gestaltung des Rechtes auf einen menschenwürdigen Tod. N Jur Wochenschr 12: 567

Sterben und Tod im Krankenhaus*

G. SCHORBERGER

> Höre mich,
> auch wenn kein Laut über
> meine Lippen dringt.
> Spüre meinen Atem,
> selbst wenn meine Brust
> sich nicht hebt.
> Denke an mich,
> wenn ich nicht mehr bin,
> und höre mich jetzt,
> denn gerade zerspring ich.
> *Andreas M.*[1]

Als ich dieses Gedicht eines 25jährigen AIDS-Patienten unserer Station in der thematischen Einheit „Sterben und Tod" den Krankenpflegeschülern und -schülerinnen vortrug, reagierten diese mit heftigem Protest. Ein Schüler sagte: „Am Wochenende war ich allein auf einer Dreißigbettenstation, woher soll ich da die Zeit nehmen, noch einem Sterbenden zuzuhören?" Wie eine Schleuse, die sich plötzlich öffnete, berichteten mir die Auszubildenden von ihren ersten, oft schockierenden Erfahrungen, was das Sterben im Krankenhaus anbelangt. Sie sagten:

- „Bei uns auf der Station wurde eine neue Krebspatientin im Endstadium eingeliefert. Sie bekam auf dem Flur mit, wie die Schwester den Arzt anschrie, warum er ihnen auch noch dieses Kuckucksei zugewiesen habe? Es genüge, daß schon drei Todeskandidaten auf der Station liegen, um die sich kein Arzt kümmere."
- „Ich mußte gestern einen Toten sofort in die Kühlkammer bringen, weil der Oberarzt bei seiner Visite keine Leichen mehr auf der Station sehen will. Die Angehörigen des Verstorbenen kamen fünf Minuten zu spät."

---

* Erfahrungen in der Frankfurter Universitätsklinik, insbesondere unter Berücksichtigung dessen, was sich durch AIDS-Patienten verändert hat.

- „Auf der Intensivstation habe ich mitbekommen, wie jemand sagte, daß es hier wieder einmal wie auf einem Schlachtfeld aussehe, und die Person fragte sich dann lauthals, warum die achtzigjährige Selbstmordkandidatin eine Dreiviertelstunde wiederbelebt werden mußte."
- „Ich sollte letzte Woche einen bewußtlosen Patienten ins Bad schieben. Der Pfleger sagte mir, daß dieser Patient sowieso nicht mehr mitbekäme, ob er im Zimmer oder im Bad liegt."
- „Bei der Visite sagte der Chefarzt zu einem Patienten: Opa, es wird schon wieder, mach dir keine Sorgen, nächstes Jahr fährst du wieder in Urlaub. Draußen im Stationszimmer sagte er uns, daß der alte Patient keine drei Tage mehr überleben werde."

Als ich das zweite Unterrichtsthema: „Sterben zu Hause" behandelte, konnte sich keiner dieser Schüler/-innen vorstellen, freiwillig im Krankenhaus zu sterben. Folgende Gründe wurden von ihnen angegeben:

- „An einem todkranken Patienten hat doch kein Arzt mehr Interesse."
- „Als Schwesternschülerin gelte ich gleich als Faulenzerin, setze ich mich zu einem Sterbenden ans Bett."
- „Auf den Stationen wird mit Schmerzmitteln immer noch gespart."
- „Bist du halbtot, dann hast du in der Klinik keine Rechte mehr."
- „Selbst im Finalstadium dürfen unsere Patienten ihre Angehörigen nur zu den vorgeschriebenen Besuchszeiten bei sich haben."
- „Auf der Intensivstation wird jeder über siebzig noch an Apparate angeschlossen und nicht sterben gelassen, denn Forschung hat immer Vorrang."

Diese teilweise emotional vorgetragenen Aussagen der Krankenpflegeschüler/-schülerinnen über die Situation Sterbender im Krankenhaus finden bei einigen Sterbeforschern ihre sachliche Bestätigung, wenn es da heißt:

„Das Sterben-Lassen, vor allem das In-Frieden-Sterben-Lassen eines Patienten wird oft, ganz sicher auf den Intensivstationen, wie eine verlorene Schlacht erlebt und hinterläßt neben dem Toten eine Reihe ermatteter medizinischer Krieger, die rasch und geschäftsmäßig, oft heimlich und hilflos, das Opfer des Todes beiseite schaffen."[2]

„Jeder möchte seinen Tod sterben, den er auch mit seinen Wünschen färben kann; die stationären Einrichtungen aber versuchen, nur jenen Tod zuzulassen, der nicht stört und keine Bedürftigkeit äußert."[3]

„Persönliches Sterben ist oft nur im Widerstand gegen feste Strukturen in Krankenhäusern und dergleichen möglich; denn der Tod, den die Institutionen anbieten, ist ein fremder, kein persönlicher."[4]

„Der Medizinstudent erfährt über den Tod nur das, was ihm in den Präpariersälen der Anatomie über Leichen und in Demonstrationskursen der Pathologie über zerstörte Organe mitgeteilt wird. Der Umgang mit Sterbenden und ihren Angehörigen steht nicht auf dem Programm der Studiengänge, und die Prüfungsordnung verlangt keinen Nachweis über Kenntnisse auf diesem Gebiet."[5]

„Dem Arzt muß die Kompetenz bestritten werden, die Sterbesituation vorrangig zu bestimmen. Das gleiche gilt für die Zuständigkeit des allgemeinen Akutkrankenhauses. Es soll hier bestritten werden, daß das allgemeine Akutkrankenhaus die adäquate Institution für die Bewältigung der Sterbesituation ist, soweit es sich um den Typ des „erwarteten Todes" handelt."[6]

„Wenn man sich die Kritik und Vorwürfe von Außenstehenden und die Klage von Patienten und Mitarbeitern der Krankenhäuser anhört, kann man kaum noch glauben, daß das Krankenhaus ein guter Platz zum Sterben ist. Warum? Eine sehr schwerwiegende Ursache des Unbehagens liegt in dem System des Gesundheitswesens und in der Organisation und Struktur der Krankenhäuser. Die Kostendämpfungspolitik und der Druck der Sozialleistungsträger auf die Pflegesätze zwangen die Krankenhäuser zur Rationalisierung."[7]

„Die Ziel-Mittel-Konstellation des Krankenhauses ergibt sich aus der Definition des Krankenhauses in dem vom Bundesministerium für Jugend, Familie und Gesundheit erarbeiteten und inzwischen verabschiedeten Entwurf eines Gesetzes zur wirtschaftlichen Sicherung der Krankenhäuser und zur Regelung der Krankenhauspflegesätze: ,Einrichtungen, in denen durch ärztliche und pflegerische Hilfeleistung Krankheiten, Leiden oder Körperschäden festgestellt, geheilt oder gelindert werden sollen oder Geburtshilfe geleistet wird und in denen die zu versorgenden Personen untergebracht und gepflegt werden können.' Eine spezifische Hilfeleistung gegenüber dem Sterbenden ist also in der offiziellen Zielformulierung des Krankenhauses nicht gegeben. Das kirchliche Krankenhaus unterliegt diesen institutionellen Bedingungen in gleicher Weise."[8]

> „Dennoch stirbt der überwiegende Teil terminal Kranker derzeit im Krankenhaus. Bundesweit sind es 50 bis 60 %, in den Großstädten bis zu 80 % der Todesfälle."[9]
>
> „Jeder Mensch, und also auch der Sterbende, hat fünf Bedürfnisse: – des Körpers, – nach Sicherheit, – nach Liebe, – nach Achtung, – nach Selbstverwirklichung."[10]

Diese Aussagen der Krankenpflegeschüler/-innen zusammen mit den Zitaten aus der wissenschaftlichen Literatur über das Sterben im Krankenhaus lassen in mir ein Befremden entstehen angesichts der wertvollen Literatur zum Thema Sterben, Tod, Krankenhaus aus den 60er, 70er und 80er Jahren, wie z. B. die Bücher von Frau Kübler-Ross, Paul Sporken, Franco Rest, Kautzky usw., wie insbesondere die zahlreichen, äußerst hilfreichen Berichte von Betroffenen.

Beste Erfahrungen im Umgang mit Sterbenden stehen hier im schroffen Gegensatz zu alltäglichen Krankenhauserlebnissen. Dennoch gab es unter den Ärzten wie dem Pflegepersonal in unserem Lande rühmliche Ausnahmen. Zum Beispiel wurde in der Kölner Universitätsklinik in Zusammenarbeit mit dem Krankenhauspfarrer 1983 die erste palliative Station aufgemacht. Beschämend ist gleichzeitig zu bemerken, daß es meines Erachtens die einzige Station in Deutschland bis heute geblieben ist.

Die Situation Sterbender im Krankenhaus hat sich für mich durch eine neue Patientengruppe, die der Aids-Patienten, radikal verändert, seit ich 1983 in der Infektionsklinik als Krankenhausseelsorger begonnen hatte.[11] Das Klinikpersonal sah sich plötzlich einer Patientengruppe, ausschließlich homosexueller Männer gegenüber, die alle um den tödlichen Ausgang ihrer Krankheit wußten, sich nicht belügen, noch tabuisieren lassen wollten, sondern offen über ihre Krankheits-, Lebens- und Sterbesituation sprachen. Als Sterbende klagten sie ihre Rechte ein, die letzte Zeit ihres Lebens selbst zu gestalten, wie den Therapieverlauf selbst mitzubestimmen. Bei meinen Besuchen sagten die Patienten mir:

- „Hier habe ich die beste Pflege."
- „Mit den Ärztinnen habe ich abgesprochen, daß ich meine Behandlung selbst mitbestimme."
- „Mein Freund darf auf der Aids-Station rund um die Uhr bei mir bleiben. Im Patientencafe hier sind wir beide täglich Stammgäste."
- „Gutes Essen erhalte ich am Montag, wenn das Patienten-restaurant der Aids-Hilfe für uns kocht."
- „Schwester Christa ist meine Freundin geworden, ich weiß, daß sie in meiner Sterbestunde bei mir sein wird."
- „Mit dem Pfleger Detlef spreche ich offen darüber, ob ich mich lieber einäschern oder in der Erde begraben lassen soll."
- „Nur noch einige Tage habe ich zu leben, die Travestieshow beim Jahresfest am kommenden Wochenende lasse ich mir dennoch nicht entgehen."
- „Ich bin ein Versuchskaninchen für die Medizin, das ist o.k., weil ich einverstanden bin. Mir selbst wird die Forschung nicht mehr helfen, aber sie kommt meinen Freunden zugute, die an Aids erkrankt sind."

Diese Aussagen der Patienten lassen mich an das Buch von Franco Rest erinnern, wenn es dort u.a. heißt:[12]

„Mein Leben gehört mir und auch mein Sterben."
„Dem individuellen Leben entspricht ein individuelles Sterben."
„Sterbebeistand ist keine Hilfe für jemand, sondern nur mit dem Kranken vollziehbar."
„Beseitigen wir besonders am Sterbebett jede Hierarchie, der einzige, der uns führen darf, ist der sterbende Mensch."

Wenn Franco Rest fragt; „Wie können wir die Rechte Sterbender in der Öffentlichkeit, in den Krankenhäusern, Pflegeheimen und Universitätskliniken vertreten und durchsetzen?"[13], so stelle ich am Beispiel homosexueller Aids-Patienten fest, daß sie Pionier-arbeit geleistet haben und einen anderen Umgang mit Sterben-den in der Frankfurter Infektionsklinik ermöglicht haben, was auch heißt, daß sich Pflege- wie Ärztepersonal dort bereitwillig und mit Sympathie auf diese neuen Patienten eingelassen haben.

Als Krankenhausseelsorger ist es für mich eine Bereicherung, von den Patienten eingeladen zu werden, an ihrem Leben mit all seinen Sonnen- und Schattenseiten teilzunehmen, Charme, Selbstbewußtsein, Kreativität und Ausstrahlung mitzubekommen. Ebenso erlebe ich auch ihr Interesse an meiner Person, an meiner Lebenseinstellung und seelsorgerischen Arbeit. Jedoch auch Unwissenheit, eigene Ängste, Fragen tauchen bei mir in der Begegnung mit den schwerkranken und sterbenden Aids-Patienten immer wieder auf. Fragen wie diese: Was sage ich einer Frau, die sich vor Jahren bei einer erfolgreichen Krebsoperation über eine Bluttransfusion den Virus geholt hat? Was sage ich einem Besucher, der auf nächtlichem Heimweg zusammengeschlagen worden ist, weil sein Freund wegen Aids im Krankenhaus liegt? Wie gehe ich auf Homosexuelle zu? Wie sieht es mit meinen Vorurteilen aus? Was sage ich einem 19jährigen auf unserer Station, der mir begeistert erzählt, daß er sich neu verliebt hat? Was sage ich einer jungen, intravenös-drogenabhängigen Frau, die Angst vor Zwangsmaßnahmen hat? Ratlos blieb ich gegenüber einem Bluterpatienten, der nicht mehr wagt, mit seinen Kindern die Großeltern in Holland zu besuchen, seitdem er von dem Erlaß des Innenministeriums hörte, alle HIV-Infizierten an der Grenze zurückzuweisen. Was sage ich einer älteren Patientin, die sich das Leben nehmen will, da nun die volle Immunschwäche bei ihr ausgebrochen ist? Sie will die qualvolle Behandlung nicht mitmachen und den Ärzten nicht als Versuchskaninchen dienen.

Viele Erfahrungen mit Aids-Patienten sind neu für uns. So wird zum Beispiel zum ersten Mal in der Geschichte der Krankenpflege das überwiegend heterosexuelle Krankenhauspersonal mit der Persönlichkeit des Homosexuellen konfrontiert. Hier setzt die Reflexion des eigenen Verständnisses ein. Da wir uns selbst immer wieder neu dieser und anderen Fragen stellen, entstand auf unserer Station eine Atmosphäre der *Offenheit statt Tabuisierung, Gastfreundlichkeit statt Verdrängung, Zuwendung statt Ausgrenzung.* Aufgrund dieser Atmosphäre wird es manchem Patienten leichter gemacht, ohne Angst zu sagen – entsprechend dem Lied aus dem Musical *La Cage aux Folle:* „Ich bin, was ich bin – ich bin, was ich geworden bin." Wie für mich auch liegt hier der Schlüssel für Schwestern, Pfleger, Ärzte, Putzfrauen, Seelsorger, Sozialarbeiter, Krankengymnasten, auf dieser Station trotz erheblicher physischer und psychischer Belastungen zu bleiben.[14]

Die Arbeit auf der Aids-Station

Im folgenden wird der Stationspfleger *Detlef Engel* über seine Arbeit und seine Befragungen mit Aids-Patienten berichten, der Stationsarzt *Bernhard Knupp* von seinem Erleben mit dem Umgang mit den Sterbenden in der Klinik. Anschließend gebe ich einige Aussagen der Kranken angesichts ihres physischen wie sozialen Todes, wie auch ihre religiösen Erfahrungen in der Sterbesituation wieder.

Zur Veranschaulichung stellen einige Abbildungen die sozial-ethischen Bedürfnisse Sterbender im Krankenhaus dar, Bedürfnisse und Rechte Sterbender, die, wenn eben möglich, in der Frankfurter Infektionsklinik gelebt werden.

Detlef Engel:[15]
Ich arbeite auf einer Station mit 17 Betten für Aids-kranke Patienten, in den unterschiedlichsten Stadien der Erkrankung oft mit Sterbenden. Das Durchschnittsalter des Personals beträgt 35 Jahre, das der Patienten/Patientinnen ist etwa gleich. Dieser Fakt ist zu berücksichtigen, wenn man die Belastung des Pflegepersonals bei der Versorgung von Aids-Patienten betrachtet.

Über unsere Patienten

In erster Linie homo- und bisexuelle Männer, i. v.-Drogenkonsumenten, selten Hämophile und Patienten die durch Bluttransfusionen oder Patientinnen, die durch ihre bisexuellen Männer oder Freunde angesteckt wurden.

Wir werden sehr stark mit Randgruppen unserer Gesellschaft konfrontiert: Homosexuelle in ihren verschiedenen Schattierungen, Transvestiten, Junkies, Prostituierte, Stricher, Dealer, Kriminelle (Beschaffungskriminalität). Zu jeder dieser Gruppen hat jeder Mensch seine besonderen Vorstellungen, Urteile und Vorurteile, ganz gleich worauf diese beruhen.

Die wichtigste Voraussetzung für die Arbeit auf unserer Station ist vor allem Akzeptanz.

- *Akzeptanz diesen Menschen gegenüber.* Sie sollte in großem Maße vorhanden sein, kann aber auch erworben werden, indem man sich mit den Patienten auseinandersetzt. Man wird erkennen, daß es Menschen sind wie wir alle, mit ihren Freuden, ihrer Trauer, Liebe und Haß, Wünschen, Bedürfnissen und Ängsten.
- *Akzeptanz ihrer Lebensweise.* Akzeptieren, wenn ein Mann einen Mann küßt, wenn ein Junky sich auf der Station einen Schuß setzt. Akzeptieren, wenn als nächster Angehöriger der Name des Freundes steht und nicht, wie bei einem Mann mittleren Alters zu erwarten, die Ehefrau.

Das kann für jedermann, der nie direkten Kontakt mit Schwulen hatte oder der geprägt ist von Vorurteilen der Gesellschaft, der Erziehung, Probleme mit sich bringen. Dessen sollte man sich bewußt sein.

Wie tritt uns der Patient gegenüber?

Homosexuelle

Hier sind drei Aspekte bei der Berücksichtigung der psychischen Situation des Patienten wichtig:

- Seine *Eigenidentität* ("coming out"):
  Wie steht er zu seinem Schwulsein, sich selbst gegenüber, seiner Familie? – Weiß sie es oder lebt er in zwei Welten?
  Der Gesellschaft gegenüber?
  Hat er sich, so wie er ist, voll akzeptiert?
  Oder kommen Gedanken wie: Vielleicht ist die Erkrankung doch die Strafe dafür, daß ich schwul bin?!
- Seine *soziale Stellung:*
  In der Gesellschaft, im Arbeitsbereich, noch voll erwerbsfä-

hig. Oder hat er schon einen Antrag auf Sozialhilfe oder Rente gestellt? Den sozialen Abstieg, der unweigerlich erfolgt, bekommen auch wir mit.

● Seine *Erkrankung:*
Sein Wissen von seinem Positivsein.
Wie lange weiß er schon Bescheid? Ist es die Erstmanifestation?
Oder hat er schon einige Erkrankungen hinter sich?
War er vielleicht schon mal auf der Station?
Hat er bisher sein HIV verdrängt?
Wie weit hat er sich mit dem Tod auseinandergesetzt?
Sieht sich damit konfrontiert?

Fixer

Bei den Fixern ist es meist etwas anders. Das Coming out fällt bei ihnen weg. Sie reden nicht so offen über ihre Erkrankung. Sind meist nicht sehr kooperativ in der Pflege, wollen in Ruhe gelassen werden. Ihre Ansprüche sollen jedoch meist erfüllt werden, ohne Rücksichtnahme auf andere Patienten. Wie ein kleines Kind, das nur sich und seine Wünsche sieht. Hauptsache sie bekommen ihre Remedacen oder ihr Polamidon.

Bei ihnen stellen sich auch andere Probleme: Wohin, wenn die Entlassung naht? (Viele sind obdachlos und haben alle sozialen Kontakte verloren, einige haben noch Haftstrafen abzusitzen.) Wie sieht es mit einem Therapieplatz aus? Wie kommen sie ins Polamidonprogramm?

Hämophile

Hämophile haben sich mit ihrer Grunderkrankung meist soweit auseinandergesetzt, daß sie eine HIV-Infektion als zusätzliche Schicksalsfügung ansehen, gegen die sie ankämpfen (meist jüngere) oder der sie sich fügen (meist ältere Patienten).

Patienten, die ihre Infektion durch eine Bluttransfusion bekommen haben, hadern oft mit ihrem Schicksal. Da kommt die Frage: Warum ausgerechnet ich, vergleichbar vielleicht mit Krebspatienten, aber noch zusätzlich mit der Angst vor der Isolierung durch die Gesellschaft, die bei Krebs nicht so offen ist.

Patientinnen, die durch ihren bisexuellen Ehemann oder Freund infiziert wurden, sind meist sehr depressiv. Der Gedanke an die tödlich verlaufende Erkrankung, das oft erstmalige Eingeständnis der Bisexualität des Ehemannes und der damit in Frage gestellten Beziehung, Liebe, Jahre währenden Ehe, ja oft ihres ganzen bisherigen Lebens. Daraus ergeben sich Probleme, mit denen wir die Patienten oft allein lassen müssen, wo eine psychologische Betreuung notwendig wäre, die bei uns auf Station jedoch nicht erfolgt und wo wir hilflos danebenstehen, ihnen höchstens ein Gespräch mit uns anbieten können oder einfach nur zum Zuhören da sind.

Anforderungen an die Pflegenden

Es gibt keine spezielle Pflege bei Patienten mit Aids. Es kommt alles vor, was uns auch auf anderen Stationen begegnen kann:

- Kopfschmerzen, neurologische Erkrankungen mit zerebralen Ausfallerscheinungen, zerebralen Krämpfen, Sensibilitätsstörungen und Lähmungen der Extremitäten (Lymphom, Toxoplasmose).
- Dermatologie – Hautveränderungen wie Karposi-Sarkom (KS), Allergien durch Medikamente, Hautschäden durch Strahlentherapie.
- Atemnot bei Pneumonien wie Pneumocystis carinii-Pneumonie (PCP), Aspergillus, Tuberkulose, Kaposi-Sarkom in der Lunge.
- Sehschwäche bis vollständige Blindheit bei cytomegalievirus-Retinitis.
- Gastrointestinale Beschwerden, Schluckbeschwerden, Appetitlosigkeit, Erbrechen durch Soorösophagitis, KS, Stenosen durch ein Lymphom, massive Durchfälle, z.B. bei Kryptosporidien.

Das Wichtigste ist eine optimale Grundpflege und eine gute Krankenbeobachtung während des Krankenhausaufenthalts. Frühzeitiges Erkennen von Veränderungen: das fängt bei der Haut an (z.B. bei beginnendem KS), der Eßgewohnheiten

(Soor?) und geht bis hin zu psychischen Veränderungen (Toxoplasmose).

Die Arbeit der Pflegenden auf Station

● Wir versuchen, uns bestmöglich an den persönlichen Bedürfnissen und Lebensgewohnheiten der Patienten zu orientieren. Das fängt schon morgens an. Wenn jemand gerne länger schläft, versuchen wir das zu berücksichtigen, wenn nicht gerade ein Termin für eine Untersuchung vorgegeben ist. Ansonsten Terminabsprachen.

● Individualität beim Essen. Wir haben eine Stationsküche, die für alle Patienten und Besucher zugänglich ist. Der eine möchte morgens lieber ein gekochtes Ei, der andere Rührei, der eine möchte Pudding, für den anderen machen wir Brei. Das Essen in der Uni-Klinik ist nicht sehr gut, wir haben aber durch die Möglichkeit der Zusatzanforderungen von z. B. Obst, Müsli, Milch, Saft, Sahne usw. einen gewissen Handlungsspielraum. Mittagessen können wir jederzeit in der Mikrowelle warm machen, so daß kein Patient an bestimmte Essenszeiten gebunden ist.

● Montagabend kocht die Aids-Hilfe, was bei allen Patienten großen Anklang findet.

● Neben der Station gibt es das Patientencafé, wo Ehrenamtliche nachmittags Kaffee und Kuchen für Patienten und Besucher anbieten und auch für ein Gespräch außerhalb des Krankenzimmers zur Verfügung stehen.

● Zeit haben für Gespräche gehört auch zu unseren Aufgaben. Dies ist jedoch nur möglich, wenn das von allen Pflegenden so gesehen wird und niemand denkt: Jetzt sitzt die schon wieder bei dem Patienten und arbeitet nichts. Abwägen zwischen Erwartungen, Ansprüchen des Patienten und allgemeinen Arbeitsanforderungen.

● Wir haben keine festen Besuchszeiten. Durch die Möglichkeit, jederzeit Besuch empfangen zu können, versuchen wir, die sozialen Kontakte der Patienten aufrechtzuerhalten. Das ist sehr wichtig.

Auf Wunsch kann auch der Freund beim Patienten übernachten, was wir auf jeden Fall anbieten, wenn es dem Patienten schlechter geht.

Motive für die Arbeit auf einer Aids-Station

Diese Frage hat sich jeder von uns gestellt. Wir sind alle freiwillig da; jeder hat seine eigene Motivation.

Welches Ziel hat unsere Arbeit, welchen Sinn?

Bei uns geht kein Patient gesund nach Hause. Das muß uns allen klar sein. Der Patient kann von seiner akuten Erkrankung, seinen momentanen Beschwerden befreit sein, aber es ist uns bewußt, daß er irgendwann wiederkommt. Meist in einem schlechteren Zustand als bei seinem letzten Aufenthalt. Er kommt immer wieder, bis er eines Tages bei uns stirbt oder wir die Nachricht von seinem Tod erhalten. Wenn man sich das klar macht, dann stellt sich die Frage: Was hat unsere Arbeit gebracht?

Meine Antwort: Für den Patienten da sein, wenn er es braucht, – nicht mehr, aber auch nicht weniger!

Nicht um jeden Preis helfen wollen, akzeptieren, wenn der Patient in Ruhe gelassen werden will, auch wenn die Bettdecke nicht so sauber ist, wie man es sich vorstellt oder wenn man meint, ein Gespräch würde dem Patienten gerade ganz besonders gut tun. Akzeptieren, wenn der Patient die Hilfe oder die Therapie ablehnt, auch wenn wir meinen, wir könnten noch was tun. Akzeptieren, wenn der Patient sich für den Tod, auch den Freitod, entscheidet! Unsere Pflege in keinem Fall aufzwingen, aber ständig anbieten, aber nicht aufdringlich sein. Klarmachen, daß wir da sind, wenn der Patient es möchte, auch wenn er vorher unsere Hilfe abgelehnt hat. Man sollte sich immer in die Situation des Patienten versetzen, denn in seinem Zustand, mit seiner Prognose ist außer seinem Wohlbefinden *alles* andere zweitrangig.

Wir erfüllen dem Patienten aber nicht jeden Wunsch. Es gilt auch Grenzen zu setzen, so daß es manchmal zu Meinungsverschiedenheiten kommt. Konflikte, die konstruktiv ausgetragen und aufgearbeitet werden müssen, von beiden Seiten. Denn auch in der Auseinandersetzung erlebt sich der Patient als Persönlichkeit, teilnehmend am Leben. Auf unsere Autorität oder die der Ärzte zu pochen hat keinen Sinn. Konstruktive Zusammenarbeit und Absprachen (z.B. Therapiezeitplan) sind wichtig.

Im Laufe der stationären Aufenthalte kann es zu sehr persönlichen, ja fast intimen Beziehungen zwischen Pflegendem und Patient kommen. Man muß sich klar sein, inwieweit man einen Patienten gefühlsmäßig an sich herankommen läßt, inwieweit man bereit ist, auf ihn zuzugehen, mit ihm seinen Weg zu gehen. Wenn es ihm dann schlechter geht, wenn er stirbt, ist es so, als ob der eigene Bruder, die Schwester oder der Partner stirbt. Dies ist bei uns schon jedem einmal so ergangen. Doch man kann sich darauf einlassen, mit der Gewißheit, daß man von seinen Kolleginnen und Kollegen aufgefangen wird und daß dafür Verständnis da ist. Nach so einem Erleben blockt man gefühlsmäßig erst einmal ab. Sagt sich, soweit soll es nicht noch einmal kommen, aber man kann seine Gefühle ja nicht steuern.

Mit welchen Ängsten werden wir konfrontiert?

Ängste der Patienten

Da Aids heute noch immer letztendlich zum Tode führt, werden wir mit einer großen Anzahl von Angstzuständen konfrontiert.

Neben den üblichen Ängsten, wenn man ins Krankenhaus muß, wie: fremde Umgebung, fremde Menschen, Ausgeliefertsein, Angst vor Operationen, Diagnostik oder Therapie, Angst vorm Alleinsein, Angst vor der Diagnose, kommen bei unseren Patienten noch einige hinzu:

● Angst vor dem sozialen Abstieg (die meisten werden Rentner mit Sozialhilfeanspruch aufgrund ihres jungen Alters), Arbeitsplatzverlust, Arbeitslosigkeit.

- Angst vor dem Verlust der sozialen Kontakte, kein Vereinsleben, Freunde, Bekannte, Familienangehörige wenden sich eventuell ab, wenn sie es erfahren.
- Angst, die Wohnung zu verlieren.
- Angst vor Entstellung, den eigenen ästhetischen Ansprüchen nicht mehr zu genügen.
- Angst vor Hilflosigkeit und Abhängigkeit.
- Angst vor Schmerzen.
- Und dann die Angst vor dem Sterben und dem Tod.

Mit diesen Ängsten müssen auch wir uns auseinandersetzen. Wir können den Patienten in einigen Fällen helfen. Wir können sie spüren lassen, daß sie nicht allein sind. Daß wir ihnen bei ihrer Hilflosigkeit helfen, jedoch keine falschen Hoffnungen in bezug auf den Krankheitsverlauf machen, ihnen aber auch den Mut zum Weiterkämpfen nicht nehmen. Daß sie ihre Gefühle offen zeigen können. Daß jemand da ist, der keine Berührungsängste hat. Ihnen zeigen, daß wir sie so akzeptieren, so annehmen wie sie sind, und nicht moralisierend den Zeigefinger heben, nach dem Motto: das kommt davon. Wir versuchen die Angst vor dem Sterben zu nehmen. Das ist sehr schwierig, weil jeder Mensch, auch wir, Angst davor haben.

Unsere eigenen Ängste

Damit kommen wir zu den Ängsten bei uns. Angst, sich bei der Arbeit auf Station mit einem todbringenden Virus zu infizieren. Diese Angst ist jedoch unbegründet. Aber wir müssen uns fragen, woher unsere Angst kommt? Wenn wir die normalen hygienischen und berufseigenen Sicherheitsvorschriften einhalten, kann nichts passieren. Während unserer täglichen Arbeit kommt uns die Angst vor einer Infektion gar nicht ins Bewußtsein, sonst könnten wir auf dieser Station nicht arbeiten.

Unsicherheit und Angst vor einer Infektion überträgt sich auch auf die Patienten, die sehr sensibel sind, bedingt durch ihre Erfahrungen mit ihren Mitmenschen seit dem Bekanntwerden ihres Positivseins.

Ängste, die wir haben, dürfen wir nicht verdrängen. Wir müssen uns mit ihnen auseinandersetzen und erforschen, woher sie kommen. Angst vor dem Fremden, dem Unbekannten. Angst vor den Schwulen, den Junkies, den Randgruppen. Dabei ist es wichtig, ob und welche Erfahrungen wir vor unserer Arbeit auf Station mit diesen Randgruppen hatten.

Auswirkungen der Arbeit mit Aids-Kranken auf unser Leben

Wir leben bewußter. Konfrontiert mit Leid und Tod oft Gleichaltriger, machen wir uns Gedanken über unser eigenes Leben, unseren eigenen Tod und versuchen, unserem Leben mehr Inhalt zu geben – sinnvolleren Inhalt. Wir werden aber auch problembewußter.

Es ist jedoch nicht so, daß wir in unserer Freizeit uns nur noch mit dem Tod beschäftigen. Wir brauchen einen entsprechenden Ausgleich zu unserer Arbeit. Wir brauchen unbedingt unsere Freizeit zur Regeneration, zum Abschalten und Auftanken, um das Burning-out soweit wie möglich hinauszuschieben; irgendwann kommt es bestimmt.

Unsere Arbeit auf der Station hat auch Auswirkungen auf unseren Freundes- und Bekanntenkreis. Einige, die uns gut verstehen, vollstes Verständnis haben, ohne Berührungsängste sind, und die es bewundern, daß wir dort arbeiten. Andere, die es gut finden, aber einem am liebsten nicht mehr die Hand geben würden: man weiß ja nie, ob man nicht doch so einen Virus mit nach Hause bringt. Und wieder andere, die kein Verständnis dafür haben, daß wir bei Schwulen und Fixern arbeiten.

Es ist sehr wichtig, daß wir in unserer Familie, in der Beziehung Verständnis finden, auch um unsere Probleme und Ängste zu besprechen. Voll aufgeklärte Partner, ohne Angst vor einer Infektion, die ja auch sehr unwahrscheinlich ist, sind sehr wichtig für uns.

Es mag unglaubwürdig klingen, aber die Arbeit auf Station mit unseren Patienten macht auch Spaß. Wir lachen viel bei unserer Arbeit, können Freude zeigen, aber auch unsere Trauer, wenn jemand gestorben ist. Es gibt kein Verstecken der Gefühle. Wir können bei unserer Arbeit wir selbst sein.

Bernhard Knupp:[16]

Bedeutung von Sterben und Tod im Rahmen der HIV-Infektion

Welche Bedeutung haben Sterben und Tod im Rahmen der HIV-Infektion? Ist es eine Nebensächlichkeit, sich auf wissenschaftlichen Kongressen zum Thema Aids mit Sterben und Tod zu befassen? – Demgegenüber soll hier einmal gefragt werden: Gibt es ein wichtigeres Thema im Rahmen der HIV-Infektion als Sterben und Tod? Was wäre heute die HIV-Infektion ohne ihren tödlichen Ausgang? Wo bliebe die Mobilisation breiter wissenschaftlicher, politischer und finanzieller Mittel? Können Sie sich jährliche nationale und internationale Kongresse vom Ausmaß der Aids-Kongresse vorstellen in bezug auf eine andere Infektionskrankheit, etwa Gonorrhö, Syphilis oder Hepatitis B?

Der Chefarzt einer der größten amerikanischen Universitätskliniken sagte, er habe vor zwanzig Jahren das Fachgebiet Infektiologie gewählt, um nie wieder mit Todkranken zu tun zu haben. Heute verzeichnet seine Abteilung mehr Todesfälle als jede andere.

Fragen Sie HIV-Infizierte, wie sie ihr positives Testergebnis erlebt haben, erzählen über 80 %, dies sei für sie wie das Todesurteil gewesen.

In der Realität wie auch in unbewußten Bildern ist Aids immer mit Sterben und Tod verbunden. Verdrängung und Verleugnung dieser Tatsache funktionieren offensichtlich auch auf wissenschaftlicher Ebene. Es war der 4. Deutsche Aids-Kongreß überhaupt, auf dem „Sterben und HIV-Infektion" Thema eines eigenen Symposiums war.

Die Bedeutung von Sterben und Tod im Rahmen der HIV-Infektion ist vielfältig (s. unten). Jeder in der Betreuung von HIV-Infizierten Engagierte wird im Laufe seiner Arbeit mit den dargestellten Bereichen konfrontiert. Der folgende Abschnitt beschränkt sich auf wenige Hauptaspekte. Dabei sollen vor allem die wesentlichen Zusammenhänge aufgezeigt werden. In der hier gebotenen Kürze kann nur angedeutet werden, wie sich im Sterben jedes Patienten ganze Lebensschicksale und Krankheitsverläufe verdichten.

Die Bedeutung von Sterben und Tod im Rahmen der HIV-Infektion:
- epidemiologisch,
- klinisch,
- sozial,
- psychologisch,
- spirituell,
- ethisch,
- juristisch.

Patienten, die sich heute in den Vorstadien befinden, werden zur Hälfte in den nächsten 10 Jahren krank werden und sterben.

Von den 872 Aids-Patienten, die bisher in unserer Ambulanz behandelt wurden, sind über 570 gestorben. Das bedeutet für alle Mitarbeiterinnen und Mitarbeiter nach und nach den Verlust von Hunderten junger Menschen, zu deren Lebens- und Krankengeschichte in vielen Fällen eine enge Beziehung gewachsen war.

Sterben und HIV-Infektion betrifft damit nicht nur die Kranken, sondern alle, die in irgendeiner professionellen oder nicht-professionellen Weise mit ihnen verbunden sind. Abbildung 1 zeigt das Beziehungsgeflecht, in das der einzelne Sterbende eingebunden ist.

Auf der Infektionsstation der Frankfurter Universitätskliniken starben vom 1. Januar bis zum 29. Februar 1993 15 Aids-Kranke. Das sind im Durchschnitt 2 pro Woche.

Doch die Durchschnittszahlen treffen nicht die Realität. Es gibt Zeiten, in denen 6 Patienten in 10 Tagen sterben. Die Belastungen für das Personal sind extrem hoch. Oft haben sich enge persönliche Bindungen zu den bis zu 2 oder 3 Monaten gepflegten und behandelten Schwerkranken ergeben. Wer könnte so nach dem Sterben „seines" oder „ihres" Patienten gleich wieder zur Tagesordnung übergehen, wenn das gerade frei gewordene Bett bereits am nächsten Tag wieder mit einem neuen, schwerkranken Patienten belegt wird?

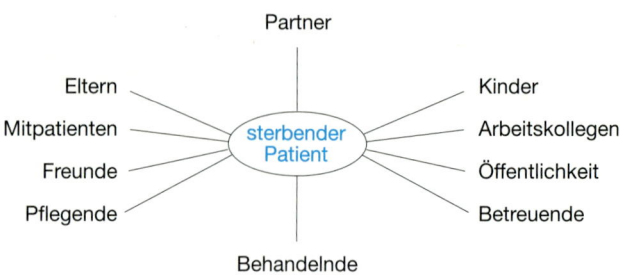

Abb. 1. Beziehungsgeflecht eines sterbenden Patienten

Wie Abb. 1 andeutet, betreffen Sterben und Tod im Rahmen der HIV-Infektion ebenso die Partner, Eltern, Kinder, Mitpatienten. Oft brauchen diese indirekt Betroffenen eine intensivere Betreuung und Versorgung als die Kranken selbst.

In einer eigenen Studie wurde untersucht, wie 32 Patienten im Vollbild Aids ihre Krankheit erleben ("Leben und Sterben mit Aids", VAS Frankfurt am Main). Dabei wurden den stationären Patienten freie Gespräche im Rahmen einer persönlichen Begleitung angeboten. Die Analyse der protokollierten Gespräche zeigt 3 Themenschwerpunkte im Krankheitserleben der Betroffenen: Krankheit, Umfeld und Persönlichkeit. Diese drei Bereiche sind wechselseitig miteinander verbunden (Abb. 2).

Für Aids-Kranke wird das Krankheitserleben zum Erleben ihres Sterbens. Sterben zeigt sich dabei als ein ganzheitlicher Prozeß, wie Krankheit ein ganzheitlicher Prozeß ist. Kein Mensch lebt und stirbt ohne seinen Körper, ohne seine Umgebung, ohne seine seelischen und geistigen Anteile. In bezug auf Aids nur einige Beispiele:

● Ein äußerlich entstellendes Kaposi-Sarkom (Krankheits-Symptomatik) kann zur sozialen Isolation (Umfeld-Beziehungen) führen und Depression oder Regression (Persönlichkeit) des Patienten zur Folge haben.

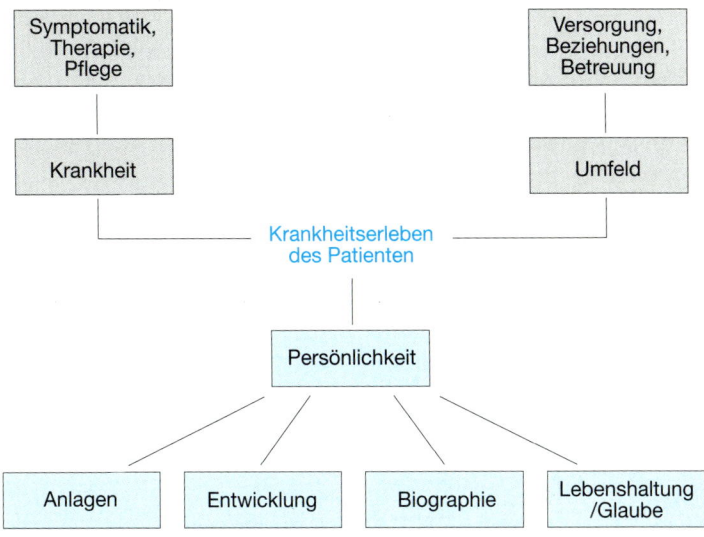

Abb. 2

- Stützende Beziehungen, z. B. zum Lebenspartner oder zu den Eltern (Umfeld) können seelische Tiefen auffangen (Persönlichkeit), sichern die soziale Versorgung und sind machmal für eine optimale ambulante Therapie unerläßlich (Krankheit).
- Auch die Möglichkeit, ob ein Patient zu Hause sterben kann, wird wesentlich von den 3 Faktoren Krankheit, Umfeld und Persönlichkeit bestimmt.

Die Behandlung und Betreuung Sterbender muß die 3 Bereiche gleichermaßen berücksichtigen. Während des Krankheitsverlaufs kann einmal der Bereich Umfeld besonders wichtig sein (wenn z. B. ein Patient wenige Wochen vor seinem Tod versucht, den seit Jahren abgebrochenen Kontakt zu seinen Eltern noch einmal herzustellen), ein anderes Mal überschattet ein Krankheitssymptom (z. B. drohende Erblindung bei CMV-Retinitis) alle anderen Bereiche. Im Mittelpunkt steht jedoch immer der eigentlich betroffene Patient. Seine Entscheidung sollte in jedem Fall respektiert werden, auch wenn dies in bezug auf

Therapie, Pflege, Versorgung oder Beziehungen weitreichende Konsequenzen hat (z. B. drohende Erblindung oder Lähmung, geringe Nahrungsaufnahme und Gewichtsverlust, ambulante Krankenpflege und Sterben zu Hause).

Kennzeichnend und einzigartig für die HIV-Infektion ist der wechselhafte und unvorhersehbare Krankheitsverlauf. Selbst schwere Komplikationen wie die Pneumocystis-carinii-Pneumomie, Soor-Ösophagitis oder ein Herpes zoster können bei rechtzeitiger Therapie zur Ausheilung kommen. Fest steht jedoch – und das wissen alle Beteiligten –, daß andere Komplikationen über kurz oder lang folgen werden. „Es wird immer schlechter", sagte eine Patientin 6 Wochen vor ihrem Tod. Mit jedem neuen Symptom, mit jedem neuen Krankenhausaufenthalt stirbt der Aids-Kranke einen neuen kleinen Tod.

Sterben mit Aids ist Sterben vieler kleiner Tode

HIV-Infizierte leben ein Leben mit ungewisser Dauer, ungewissem Verlauf und ungewisser Qualität. Im Grunde leben wir alle so. Aids-Kranke erfahren allerdings in intensiver Weise die Dynamik des ständigen Auf und Ab von Besserung und Verschlechterung, von Hoffnung und Resignation. Ein 23jähriger Patient sagte dazu 8 Wochen vor seinem Tod: „Du lebst wie hingeworfen in einem Zeitraffer." Tatsächlich schrumpft die Lebensperspektive in der Terminalphase immer mehr und konzentriert sich am Ende nur noch auf diesen Tag, diese Stunde, diesen Augenblick.

Daß für den Sterbeprozeß die Krankheit selbst eine wichtige Rolle spielt, ist bei der HIV-Infektion offensichtlich, wurde jedoch bisher in der thanatologischen Forschung kaum berücksichtigt. Hier sei nur die bekannte Sterbephase-Theorie erwähnt, die von Elisabeth Kübler-Ross Ende der 60er Jahre beschrieben wurde. Die bisherigen Modelle der Thanatologie wurden überwiegend von Psychologen, Psychiatern oder Sozialwissenschaftlern entwickelt und schränken den Prozeß des Sterbens entweder auf psychologische oder soziale Aspekte ein.

Zur Diagnostik und Therapie terminaler Aids-Kranker wurde an anderer Stelle geschrieben. Hier soll nur darauf hingewiesen werden, daß die Kranken selbst nicht an den Diagnosen, die ihre Ärzte hauptsächlich beschäftigen, sondern an ihren Beschwerden leiden.

Die folgende Übersicht listet derartige Krankheitssymptome bei Patienten im fortgeschrittenen Stadium der HIV-Erkrankung auf.

Krankheitssymptome terminaler Aids-Patienten:

- Schmerzen,
- Übelkeit, Erbrechen,
- Gewichtsverlust,
- Appetitlosigkeit,
- Fieber,
- Atemnot,
- Durchfälle,
- Lähmungen,
- Entstellungen,
- Erblindung,
- Vergeßlichkeit, Verwirrtheit.

Finale Aids-Patienten leiden oft an einer Fülle derartiger Komplikationen gleichzeitig. Hierzu nur ein Beispiel:

Ein 33jähriger Patient, 46 kg Gewicht, mit täglich 4–5 Durchfällen, zunehmender Erblindung durch CVM-Retinitis, Schmerzen in den Beinen bei HIV-Polyneuropathie und rezidivierenden Fieberschüben bei Verdacht auf eine atypische Mykobakterieninfektion.

Bei derartigen, letztlich noch unbehandelbaren Komplikationen ist die Kunst der palliativen Medizin gefragt. Die Meinung, daß hier nichts mehr zu machen ist, ist ebenso falsch, wie sie dem Patienten schadet.

In bezug auf das Umfeld stellen die sozialen Probleme sterbender Patienten ihre Betreuer vor vielfältige schwerwiegende Aufgaben (s. folgende Übersicht).

Soziale Probleme terminaler Aids-Patienten:

- Schwerbehindertenausweis,
- finanzieller Unterhalt/Rente,
- Schwerpflegebedürftigkeit,

- ambulante Krankenpflege/Betreuung,
- stationäre Behandlung/Betreuung,
- Versorgung der Partner, Eltern, Kinder,
- Testament,
- Beerdigung,
- Nachlaß.

Hierzu einige Beispiele:

- Ein 36jähriger Patient stirbt in der Klinik. Die HIV-positive Ehefrau versorgt zwei Kinder, 4 und 5 Jahre, beide HIV-negativ. Was wird in Zukunft aus der Familie? Was wird aus den Kindern?
- Wochenlang liegt ein schwerkranker, zunehmend dementer Patient in der Universitätsklinik. Die Angehörigen wollen nichts von ihm wissen. Fragliche Freunde kümmern sich um eine Vollmacht für sein Bankkonto und den Wohnungsschlüssel. Eine ambulante Krankenpflege ist nicht zu organisieren, d.h. niemand bezahlt, zu wenig Personal. Wohin mit dem Patienten?
  Er wird behandelt, gepflegt, betreut. Außer Rühreiern und Schokoladenpudding will er bald nichts mehr essen. Er stirbt nach über 3 Monaten stationärem Aufenthalt in der Universitätsklinik. Um die Beerdigung kümmert sich ein Arbeitskollege.

Auf unserer Infektionsstation wurden schon Hochzeiten, Taufen und viele Geburtstage gefeiert. Das ist keine Sterbestation. Auch sterbende Patienten leben. Wir sollten sie nicht vorzeitig zu Verstorbenen machen. Auf der Station wurden schon Testamente notariell besiegelt, Nachlässe geregelt und Beerdigungen bis ins Kleinste geplant. Bei der Betreuung Sterbender haben viele ihre besonderen Aufgaben. In dem Beziehungsgeflecht um den sterbenden Patienten (Abb. 5) brauchen auch die Helfenden oft Hilfe.

Einige Mitpatienten erleben den Tod von bis zu 6 oder mehr Kranken auf der Station; dies zwar meist nicht im eigenen Zimmer, aber die Tatsache, daß der Hans oder die Sabine nicht mehr in den Patiententreff kommen oder man auf einmal deren Freunde nicht mehr sieht, läßt sich nicht verheimlichen.

Manche Partner, Freunde, Eltern kommen noch nach dem Tod des Patienten immer wieder zu den Schwestern, Pflegern und Ärzten auf die Station, die für sie ein Stück Heimat und Solidarität wurde. Viele einsam Trauernde suchen und finden hier Kontakte und Gespräche. In einer Trauergruppe für Angehörige verstorbener Aids-Patienten machten wir die Erfahrung, daß der Verlust des Angehörigen oft ebenso schwer zu ertragen war, wie die Unfähigkeit, irgend jemand von der Erkrankung des Verstorbenen zu erzählen. Isolation und Diskriminierung treffen über den Tod des HIV-Infizierten hinaus dessen Partner, Eltern, Geschwister und Kinder.

Im Hinblick auf die Persönlichkeit der einzelnen Patienten erleben wir oft eine intensive Auseinandersetzung mit dem eigenen Kranksein. Wie Abb. 3 zeigt, beeinflussen die drei Bereiche Krankheit, Umfeld und Persönlichkeit dabei die innere Auseinandersetzung des Sterbenskranken mit seiner gegenwärtigen Situation.

Sterben und Tod sind in drei Viertel aller Gespräche wichtige Themen. Dabei äußert kaum ein Patient Angst vor dem Tod,

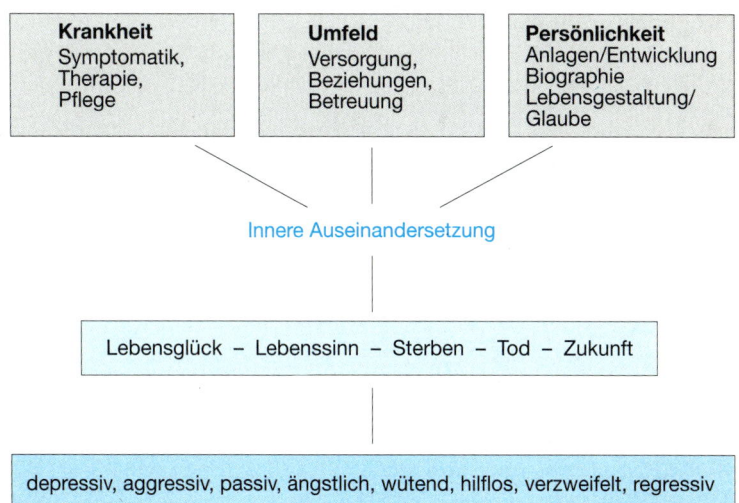

Abb. 3

während über zwei Drittel die Vorstellung des Sterbens als belastend empfinden.

Nach dem Durchleben unzähliger Höhen und Tiefen im Verlauf der HIV-Infektion, dem Sterben vieler kleiner Tode, hat kaum einer mehr Angst vor dem Tod als Abschluß der Krankheit. Manchen ist der Tod gleichgültig, andere sind gespannt, wieder andere freuen sich darauf. Das folgende Zitat eines Aids-Kranken zeigt das Bedürfnis des Patienten, auch über diese Themen mit anderen zu sprechen:

> Irgendwie hab' ich keine Angst vor dem Tod; im Gegenteil: das wird vielleicht schön ... Die meisten Leute haben Angst davor, – auch darüber zu reden. Wir werden ja so erzogen.

Demgegenüber wird die Vorstellung des Sterbens als massive Bedrohung erlebt. Eine 33jährige Patientin erinnert sich in dem folgenden Zitat an die Zeit, als sie nur unter maximaler intensivmedizinischer Therapie mit maschineller Beatmung ihre erste Pneumocystis-carinii-Pneumonie überlebte.

> Es hat mich sehr gewundert, wie groß meine Angst vor dem Sterben ist. Irgend etwas hat sich in mir so verkrampft... Ich konnte nicht loslassen und ruhig sterben.
> Die Angst ist wohl die vor der tiefen Einsamkeit der Ungewißheit und dem eigenen inneren Unfrieden.

Untersucht man die meist diffus geäußerte Angst vor dem Sterben genauer, werden 6 verschiedene Aspekte der Furcht vor ganz konkreten Zuständen oder Prozessen deutlich (s. folgende Übersicht).

Als Ausdruck der Furcht vor:
- Schmerzen („krepieren"),
- körperlichem und geistigem Verfall („dahinvegetieren"),
- Hilflosigkeit und Ohnmacht („so daliegen"),
- Abhängigkeit („pflegebedürftig"),
- Verlust („alles verlieren"),
- Ungewißheit („Was dann?").

Wenn Patienten solche Ängste äußern und sie sich bewußt werden, verlieren diese einen Teil ihrer unheimlichen, oft unbewußten Bedrohung. Darüber hinaus kann in einem offenen Gespräch über die Möglichkeit der lindernden Therapie und Pflege informiert werden, was nicht selten zur Beruhigung der Kranken beiträgt. Der Prozeß des Sterbens ist in dieser Phase ein Lernen, das anzunehmen, was unausweichlich kommt, und das loszulassen, was unwiederbringlich geht. Für die Betreuerinnen und Betreuer von Sterbenden bedeuten diese Prozesse ein hohes Maß an Flexibilität, Offenheit und Selbstreflexion. Mag sein, daß auch hierin ein Grund für die eingangs erwähnte Verleugnung und Verdrängung von Sterben und Tod im Rahmen der HIV-Infektion liegt.

Die Behandlung und Betreuung terminaler Aids-Patienten betrifft körperliche, seelische/spirituelle und soziale Bereiche. Für die Sterbenden verdichten sich diese zu einem komplexen Prozeß. So wichtig wie die Beziehung und ständige Kommunikation mit dem Kranken selbst ist – auch wenn er oder sie nicht mehr sprechen kann – so wichtig ist auch die ständige Kommunikation der unterschiedlichen behandelnden und betreuenden Personen. Die Bereiche einer ganzheitlichen Behandlung und Betreuung sterbender Aids-Patienten sollten die Person des einzelnen Kranken in den Mittelpunkt stellen (s. Übersicht). Für die Begleitung Sterbender haben die einzelnen Aspekte die gleichwertige Bedeutung von Wissen, Einfühlungsvermögen und Selbstreflexion hervorzuheben.

Behandlung und Betreuung terminaler Aids-Patienten
- Beziehung,
- Kommunikation,
- Therapie,
- Pflege,
- Versorgung,
- Betreuung,
- Weiterbildung,
- Forschung.

Es wird in Zukunft weder den „Sterbedoktor" geben, noch den Thanatotherapeuten". Auch wird nie alle Last auf den eilig herbeigerufenen Seelsorger abgewälzt werden können.

Das ständige Auf und Ab der HIV-Infektion mit der großen Bedrohung des Todes gleicht einer Woge. Sowohl auf den einzelnen Betroffenen als auch auf die Gesellschaft im allgemeinen droht die HIV-Infektion wie eine gewaltige Welle hereinzubrechen.

Es gibt Hinweise, wie die Arbeiten des amerikanischen Psychoanalytikers Arnold Mindell gezeigt haben, daß die letzten Lebenswochen eines Menschen in bezug auf seine Persönlichkeitsentwicklung ebenso wichtig sind wie die ersten Wochen nach seiner Geburt. Die Beschäftigung mit Sterben und Tod ist keine Nebensächlichkeit – insbesondere nicht im Rahmen der HIV-Infektion.

Gregor Schorberger:
Erfahrungen des Krankenhausseelsorgers
Als Krankenhausseelsorger erfahre ich hier in der Infektionsabteilung wie auf keiner anderen Station, in welcher Offenheit die Aids-Patienten und -Patientinnen über ihr Sterben reden. Sie sagen mir[17]:

- „Ich bin ein Sterbender."
- „Ich möchte nicht auf dem Heimatfriedhof beerdigt werden, sondern hier in der Stadt, wo ich meine Lebensmitte im Freundeskreis gefunden habe."
- „Ich will mir im Wohnzimmer eine Urne aufstellen, um gemeinsam mit meinem Lebenspartner das Sterben zu erlernen."
- „Ich stelle meinen Körper der Aids-Forschung zur Verfügung."
- „Ich lasse meinen Besitz homosexuellen Flüchtlingen in aller Welt zugute kommen."
- „Was wird aus meinen Kindern, wenn ich nicht mehr bin?"
- „Meiner Familie habe ich gesagt, daß wir nun zum letzten Mal Weihnachten gefeiert haben."
- „Als Sterbender habe ich das Recht, meine Fragen ehrlich beantwortet zu bekommen."

- „Wie Heinrich Böll, will ich mit allem gut abschließen, ich will in die Kirche wieder eintreten."
- „Ich will keine unnötigen Behandlungen mehr, ohne Komplikationen will ich schmerzfrei sterben."
- „Versprechen Sie mir, daß mein Freund in der letzten Stunde bei mir ist?"
- „Halten Sie mir die Hand, wenn ich nicht mehr sprechen kann?"
- „Hören Sie, diese Musik möchte ich bei meiner Trauerfeier spielen lassen!"
- „Weder hier auf der Station noch in einem Hotelzimmer will ich meine letzten Tage verbringen. Können Sie mir nicht ein Zuhause besorgen, wo ich in Würde sterben kann?"

Nur einige Patienten sind wegen der Schwere ihrer Erkrankung darauf angewiesen, bis zu ihrem Tod in unserer Klinik zu bleiben. Die meisten gehen nach erfolgreicher Behandlung ihres Krankheitsbildes wieder in ihr Privat- und Arbeitsleben zurück. Auf der Station ist allen gemeinsam die Offenheit und das Ver-

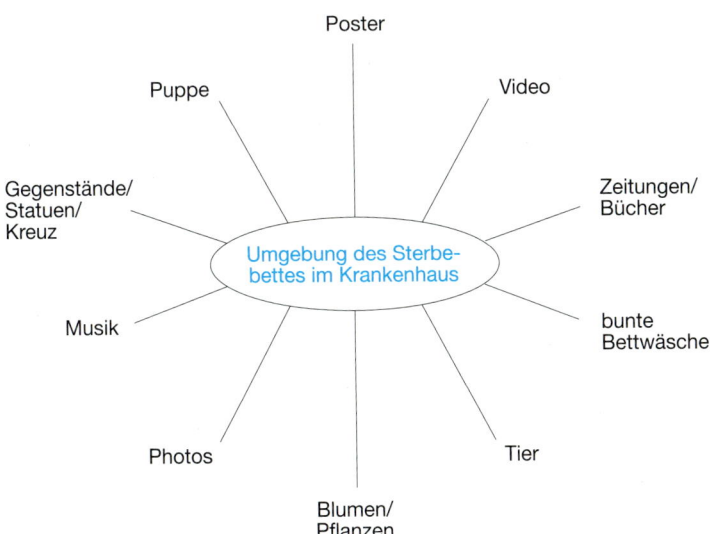

Abb. 4

langen, über ihre unheilbare HIV-Infizierung zu sprechen. Finden sie ehrliche Gesprächspartner und eine Bereitschaft des Zuhörenden, gefühlsmäßig mitzugehen, dann sprechen die Patienten auch über ihre Angst vor Schmerzen, vor Ablehnung, qualvoller Behandlung, Isolation, Ausgrenzung und Verurteilung.

Der soziale Tod

Neben dem bevorstehenden physischen Tod erleiden viele der Hauptbetroffenen mit der Nachricht ihres Testergebnisses: „Sie sind positiv", d.h. HIV-infiziert, spätestens mit dem Ausbruch des vollen Krankheitsbildes Aids einen sozialen Tod. Sie berichten mir:[18]

- „Letzte Woche hatte ich dermaßen Zahnschmerzen, 15 Zahnärzte haben mich abgewiesen, nachdem ich ihnen gesagt habe, daß ich positiv bin."
- „Ich gebe niemandem mehr die Hand. Seit ich zu mir stehe und sage; Ich bin Aids-krank, haben mir viele Leute die Hand verweigert."
- „Keiner kommt mehr zum Essen zu mir nach Hause, seit meine Freunde wissen, daß ich auf der Aids-Station gelegen habe – dabei ist Kochen mein einziges Hobby."
- „Wissen Sie, Herr Seelsorger, ich habe Angst, in meiner Abhängigkeit hier auf der Station von den moralischen und religiösen Vorstellungen anderer vereinnahmt zu werden."
- „Wie damals die Juden und Schwulen im KZ, will auch heute eine Gruppe von Ärzten alle HIV-Infizierten tätowieren, sie wollen mir einen Stempel in mein Fleisch brennen."
- „Bei Nacht und Nebel ist mein Freund nach Bekanntgabe der bayrischen Gesetze aus München geflüchtet, er hat Arbeit und Wohnung verloren."
- „Ein holländischer Kardinal hat uns Schwule im Radio als abartig erklärt und Hausbesitzern recht gegeben, die uns wegen unserer Liebe kündigen."

Immer sollte sich ein Umgang mit HIV-Infizierten und -kranken Menschen nach den Bedürfnissen der konkreten Person richten,

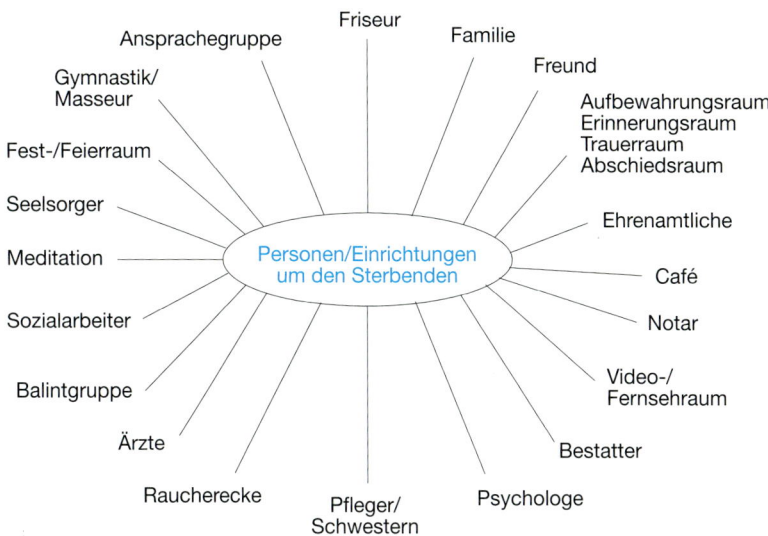

Friseur
Ansprachegruppe   Familie
Gymnastik/   Freund
Masseur
Fest-/Feierraum   Aufbewahrungsraum
Erinnerungsraum
Trauerraum
Seelsorger   Abschiedsraum

Meditation   Personen/Einrichtungen   Ehrenamtliche
um den Sterbenden
Café
Sozialarbeiter   Notar
Balintgruppe   Video-/
Fernsehraum
Ärzte   Bestatter
Raucherecke   Pfleger/   Psychologe
Schwestern

Abb. 5

nach seinen Möglichkeiten, sich selbst zu helfen oder sich helfen
zu lassen, das bedeutet, auch seine Wut und seinen Lebenswil-
len zu finden und zu stärken. So hatte sich z. B. bei einem jungen Mann, der 5 Jahre zuvor bei uns auf der Station wegen seines Kaposi-Sarkoms in einem kritischen Krankheitszustand
gelegen hatte, keine erneute opportunistische Infektion einge-
stellt. Er kämpfte gegen Diskriminierung und für seine sozialen
Rechte bei den städtischen Ämtern, was ihm letztlich eine Wohnung und einen Schwerbehindertenausweis einbrachte. Er ver-
stand seine tödliche Krankheit und seine Auseinandersetzung
mit dem Sterben anderer Patienten als Aufgabe und nicht als
Selbstaufgabe.

Für mich als Krankenhausseelsorger ist Aids theologisch
gesehen kein dämonisches Geschehen, sondern eine natürliche
Krankheit. Schon in Joh. 9 fragten die Jünger Jesu, als sie einem
blindgewordenen Mann begegneten: „Meister, wer hat gesündigt, dieser oder seine Eltern, daß er blind geboren?" Jesus
dagegen gab den Fragern eine deutliche Absage, indem er

betonte, daß weder er noch seine Eltern gesündigt hätten. Viele Kranke, denen Jesus begegnete, waren wie heute die HIV-Infizierten und -Kranken aufgrund damals geltender Berührungsängste isoliert und von der Gemeinschaft ausgeschlossen. Doch gerade auf sie ging Jesus zu und stiftete Gemeinschaft. Ja, er setzte sich über die damals geltenden Gesetze und Überzeugungen hinweg, er wollte das Elend der Kranken erleichtern oder beseitigen. Für ihn war die Krankheit nicht Strafe Gottes. Jesus überließ die Kranken nicht ihrem Schicksal, sie wurden nicht moralisch disqualifiziert oder abgestempelt. Jesus blieb, wenn andere sich aus dem Staub machten. Er ging auf die Kranken zu, sprach sie an, ließ sich ansprechen, legte ihnen die Hände auf, berührte sie, ließ sie berühren und *küßte sie.*

Erfahren die Patienten, daß ich von dieser frohen und befreienden Botschaft Jesu getragen bin und erleben meine emotionale wie körperliche Zuwendung am Krankenbett, so durfte ich oftmals als Vertrauensperson an dem Ringen einzelner teilnehmen, ob sein Lebensentwurf gelungen oder mißlungen ist, wie er mit seinen Beziehungen, Intimerlebnissen, Stärken und Schuldgefühlen umgegangen ist. Immer neu stellt sich für einige Patienten die Frage nach Gott, Schöpfung, christlichem Leben, Kirche, anderen Religionen und Weltanschauungen, häufig auch unter dem Aspekt: Was geschieht in meinem Sterben, was ist nach dem Tod, was wird von mir bleiben, was *wieder auferstehen?*[19]

Ein Interview mit dem Patienten Roger Delaet:

„Es soll keine Therapie gemacht werden. Es wird aber in Krankenhäusern trotzdem immer gemacht, weil anscheinend Ärzte nicht fähig sind, das einfach so zu akzeptieren, so wie die wenigsten fähig sind vom Gefühl her, das zu akzeptieren, daß jemand stirbt. Ich kenne das aus eigener Erfahrung, wo ich Aids-Kranke betreut habe. Ich bin damit angefangen, weil sonst niemand mit mir noch was zu tun haben wollte, und die Aids-Kranken waren dankbar, daß da jemand war, der ihnen zu trinken gegeben hat, der sie mal richtig gesetzt hat, vielleicht noch in den Rollstuhl gesetzt hat, und ich hab' da 'ne Erfüllung gefunden, bin bis heute da geblieben. Meinen letzten habe ich gerade zwei Tage, bevor ich selbst schwer erkrankt bin, noch zur Erde getragen, und ich habe dort 'ne Erfüllung gefunden, aber habe dann auch erfahren, daß viele Bedürfnisse da sind, die einfach von unserer Gesellschaft nicht befriedigt werden, weil man sich die Augen verschließt und weil man meint, ja, Aids ist *nicht mein Problem.*"

„Am Anfang, da bin ich aus die Haut gefahren, da hab' ich gedacht, ich halt' das nicht durch, ich muß das abbrechen, ich schaff' das irgendwo nicht, mich so intensiv mit Sterbenden auseinanderzusetzen. Allmählich habe ich dann gelernt, wo für die Betroffenen der Wert liegt, nicht für mich, weil es ist immer ein eigenes Gefühl, das einen leitet, aber ich habe gelernt, was wichtig ist für den, der geht. Und daß man den seinen Bedürfnissen entsprechend auch begleitet. Daß man seine eigenen Ängste vielleicht abbaut und daß man sieht, wo liegen die Bedürfnisse von jemandem, der stirbt. Und daß man das auch lernt, daß sie Flüssigkeit brauchen, daß sie vielleicht nur mal 'ne Hand spüren wollen, daß die ja – daß die Zuneigung brauchen, daß die das Gefühl haben, *da sind Menschen da.*"

„Das Problem aber liegt bei denen, die begleiten, gerade wegen dieses Gefühls der Ohnmacht, und das hab' ich heute immer noch: ich habe das grade mit Herbert noch erlebt, ich hab' abends noch bei ihm gesessen, gesagt, ich komm morgen vorbei, da hat er gesagt, o.k.; ich bin, an dem Tag hatt' ich einen Vortrag in einer Gesellschaft von Sozialpädagogen, ich bin dort hingefahren in Begleitung, ich bin da hingefahren worden, eigentlich besser ausgedrückt, ich bin zurückgekommen und hab' meine Begleitung gefragt, doch an der Uni vorbeizufahren, weil ich hatte so'n komisches Gefühl, und da war er tot. Also ich war nicht direkt bei ihm dabei, aber sogar wenn man nicht direkt dabei ist, ist dieses Gefühl der Ohnmacht da."

„Das Problem aber bei mir lag darin, daß ich nicht soweit war wie der Sterbende... daß ich nicht loslassen konnte und daß ich auch das Bedürfnis nach Heulen hatte, gut, dann hab' ich halt eben geheult, das is' 'ne Emotion, laß' sie zu, es is' 'ne schöne Emotion, und heute is' es so, daß es mir immer noch weh tut, es tut weh, Menschen zu verlieren, die ich mag. Aber es bereitet mich auf meinen eigenen Tod vor. Da jeder von uns sterben muß, finde ich, daß sich jeder auch ein bißchen darauf vorbereiten soll."

„Welche geheimen Wünsche, Sehnsüchte haben Sie?"
„Ich habe zwei Wünsche, und ich glaube, beide werden mir verwirklicht werden, und ich habe keine Angst. Also der erste Wunsch ist, daß ich zu Hause sterbe, und ich bin heute von Menschen umgeben, auch von Professionellen, bei denen die Bereitschaft vorhanden ist, mich da zu unterstützen. Und das sind nicht eine und nicht zwei, das sind mittlerweile so viele, daß mir da die vierundzwanzigstündige Pflege gewährleistet ist.
Der zweite Punkt ist, also wenn ich im bestimmten Moment eine Erkrankung habe, bei der ich weiß, daß keine Therapie möglich ist, dann gehe ich nach Hause. Die Angst vor Schmerzen aber ist da, insofern, weil Schmerzen einen Menschen unerträglich machen. Wenn ich Schmerzen hab', dann bin ich nicht fähig, mit jemandem zu kommunizieren, dann bin ich eben ein Schmerz, und dann bin ich mitunter ungerecht, weil mein Schmerz mit dazu beiträgt, daß ich mich nicht mehr auf was anderes konzentrieren kann als *nur auf den Schmerz.*"

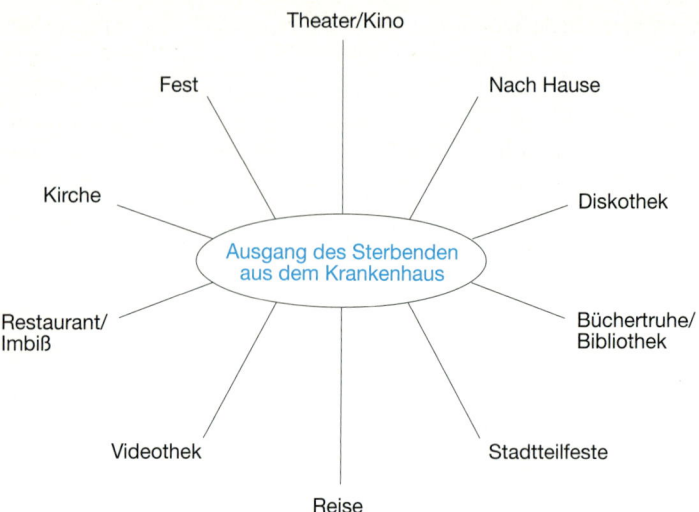

Abb. 6

„Und gerade weil ich den Wunsch habe, mein Sterben so nahe wie möglich an den Tod bewußt mitzuerleben, habe ich dort die Angst, daß das geschehen könnte. Also muß ich da ein bißchen aufpassen, daß ich nicht neurotisch werde, weil ich mich kontrolliere, ob das Gehirn auch noch richtig funktioniert und ob ich auch noch richtig lesen kann und ob ich auch noch mein richtiges Gleichgewicht habe, also irgendwie muß ich da schon aufpassen, daß ich mich nicht hypochondrisch verhalte, denn die Angst ist da, und die Angst, die verleitet dazu, manches Unkontrollierte zu tun. Also da ist keine Angst, der Tod, Respekt, keine Angst, der Tod flößt mir keine Angst mehr ein, weil ich gesehen hab', was Tod ist, weil ich Menschen hab' sterben sehen.

Ich brauch' den anderen, um Lebenswille und Lebenskraft zu kriegen. Das schenkt mir zwar nicht das ewige Leben, aber es schenkt mir vielleicht ein oder zwei Jahre mehr, wenn ich weiß, daß Menschen da sind, die zu mir stehen, die mir helfen. Und, wie gesagt, ich habe die Erfahrung gemacht, daß es *diese Menschen gibt.*"

Nachtrag

Heute in der Mittagspause im Haus der Klinikseelsorge summte ich ein Lied. Meine Kollegin kam hinzu und erzählte: „Ich bin gerade zu einem Sterbenden auf die Aids-Station vom Pflegepersonal gerufen worden. Der Sterbende lag im Koma, neben ihm saß ernst und gespannt sein Lebenspartner. Hinter dem Bett stand die Mutter des Patienten. Ich begrüßte beide und stellte mich neben den Sterbenden. Ich nahm seine Hand, da wir uns von früher her gut kannten. Mich fröstelte es. Nach einiger Zeit des Schweigens hörte ich, wie der Freund ein Lied summte oder brummte. Ich ermunterte ihn, lauter zu brummen. Dann erkannte ich die Melodie: „Der Mond ist aufgegangen", und habe einfach mitgesungen, auch die Mutter sang mit. Plötzlich kam in den fast erstarrten, trauernden Freund Leben; er weinte, berührte und liebkoste seinen sterbenden Lebenspartner.

Die Atmosphäre im Sterbezimmer war wie verwandelt, lebendiger, wärmer. Das Gesicht des Patienten sah entspannter aus. Der Atem wurde ruhiger. Ich selbst fühlte mich viel wohler. Es war einfach gut für mich, die nächste halbe Stunde dabeizusein, bis er starb.

Während der letzten Augenblicke im Leben des Patienten kam ein Krankenpfleger herein. Er blieb ruhig am Fußende des Bettes stehen. Als der Tod eintrat, nahm er still die Mutter in seinen Arm während ich den hinterbliebenen Freund in meinem Arm hielt. Dann – nach einigen Minuten des Schweigens – fragte der Pfleger sehr einfühlsam und behutsam die Angehörigen, ob sich einige Patienten aus den Nachbarzimmern von dem soeben Verstorbenen verabschieden dürften.

Als er das Ja hörte, ging er hinaus. Was ich dann erlebte, berührte mich sehr. Nacheinander kamen trotz ihrer eigenen schweren Krankheitsbilder die Patienten herein, einen schob der Pfleger im Rollstuhl. Ein jeder nahm auf seine Weise Abschied am Bett des gerade verstorbenen Mitpatienten.

Gemeinsam stellten wir im anschließenden Mittagsgespräch fest, daß hier in der Uni-Klinik, einem Lehrkrankenhaus, auf einer allgemeinen Infektionsstation eine Hospizatmosphäre entstanden ist aufgrund des Miteinanders der Patienten/Patientinnen, der Angehörigen aller Haupt- und Ehrenamtlichen dieser Station.

Anmerkungen

1. G. Schorberger (1988) Höre, was ich dir sagen will, Begleitung von Aids-Kranken, Tonbildserie, Beiheft S. 3, Limburg
2. E. Weingarten (1984) Bemerkung zur sozialen Organisation des Sterbens im Krankenhaus in Winau/Rosenmeier: Tod und Sterben S. 349.
3. F. Rest (1981) Den Sterbenden beistehen S. 41, Heidelberg.
4. Vgl. Anm. 3 S. 61.
5. E. E. Lau (1981) Tod im Krankenhaus; anläßlich des interdisziplinären Fortbildungskongresses der Deutschen Akademie für Medizinische Forschung: „Sterben zwischen Angst und Hoffnung" am 2./3. 10. 1981, Bad Nauheim.
6. Vgl. Anm. 3.
7. P. Sporken: Menschlich sterben, vgl. Anm. 5.
8. Engelke: Institutionelle Rahmenbedingungen der Begegnung mit Sterbenden, vgl. Anm. 5.
9. J. Janik (1992) Leben bis zum Tod, Die Konzeption des Franziskushaus in Frankfurt am Main vor dem Hintergrund der Hospizbewegung und der Krankheit Aids, Diplomarbeit bei Prof. Hans Mausbach S. 7, Frankfurt.
10. Vgl. Anm. 3 S. 41.
11. G. Schorberger (1987) Aids-Station, München.
12. Vgl. Anm. 3.
13. Vgl. Anm. 3.
14. G. Schorberger (1988) In: T. Kruse/H. Wagner: Aids. Anstöße für Unterricht und Gemeindearbeit, S. 33 f., München.
15. D. Engel (1991) HIV/Aids im Beruf, Vortrag anläßlich eines Seminars für Pflegekräfte vom 27. bis 29. 11. 1991 in Chemnitz.
16. B. Knupp (1990) Die Bedeutung von Sterben und Tod im Rahmen der HIV-Infektion, Vortrag anläßlich des 4. Deutschen Aids-Kongreß vom 25. bis 28. 3. 1992 in Wiesbaden, vgl. Knupp, Bernhard: Leben und Sterben mit Aids, Frankurt.
17. G. Schorberger (1989) In: Stille/Helm/Nolde: Aids das Spektrum des Krankheitsbildes in Kasuistiken S. 195, Stuttgart.
18. J. Bussmann, G. Schorberger: Aufgaben und Chancen der Krankenhausseelsorge bei Aids-Patienten S. 96 f., in Aids – sozialer und ethischer Prüfstein für Kirche und Staat.
19. G. Schorberger (1992) Möglichkeiten und Grenzen der Seelsorge bei Aids-Kranken anläßlich des 4. Deutschen Aids-Kongresses vom 25. bis 28. 3. 1992 Wiesbaden.
20. Vgl. Anm. 1 S. 12 f.

Sachverzeichnis